看護学テキスト NiCE

微生物学・感染症学

編　集

中野　隆史

南江堂

執筆者一覧

編集

中野　隆史　大阪医科薬科大学医学部微生物学・感染制御学教室　教授

執筆者一覧（執筆順）

中野　隆史　大阪医科薬科大学医学部微生物学・感染制御学教室　教授
中田　裕二　藍野大学医療保健学部看護学科　教授
呉　　紅　大阪医科薬科大学医学部微生物学・感染制御学教室　講師
鈴木　陽一　大阪医科薬科大学医学部微生物学・感染制御学教室　講師
金子　幸弘　大阪市立大学大学院医学研究科細菌学　教授
太田　伸生　鈴鹿医療科学大学保健衛生学部医療栄養学科管理栄養学専攻　教授
武内　　徹　大阪医科薬科大学病院リウマチ膠原病内科　科長
川村　尚久　労働者健康安全機構大阪労災病院感染制御・小児科　部長
森松　伸一　大阪医科薬科大学　特別講師
河野　武弘　大阪医科薬科大学病院輸血室　室長
髙崎　智彦　BML総合研究所　顧問
上田英一郎　大阪医科薬科大学病院医療総合管理部QI管理室　室長
浮村　　聡　大阪医科薬科大学病院医療総合管理部感染対策室　室長

はじめに

　私は医学部の教員ですが，看護専門学校，看護学部でも微生物学を20年以上教えてきました．いつも最初にお話しするのは「微生物の知識が要らない人はいない」ということです．将来どのような領域に進もうとも，微生物が起こす病気＝感染症の患者さんは必ずいますし，感染症を予防することが必要になります．さらに医療専門職者としてはもちろん，社会人としても微生物・感染症の知識は必要なのです．たとえば自分に子供が生まれたなら，予防接種についていろいろ考えて判断しないといけなくなります．

　教員として微生物学を教えながら，いままで何冊かの教科書を使いましたが，各々に一長一短がありました．それなら自分で一から教科書をつくりたいと思うようになりました．その気持ちをすべて注ぎ込んだ本書は，類書にない以下のような特徴をもっています．

○微生物・感染症を「面」で理解する

　微生物学の各論では，微生物の分類順で勉強することが一般的です．しかし，患者さんは「私は○○菌に感染しているみたいです」といって病院を訪れるわけではありません．たとえば肺炎のような症状であなたの前に現れるわけです．そういう意味では，微生物が起こす病気を臓器・器官別に分けて，その順番で勉強したほうがより実際に近いかもしれません．ところが現場では，病気の原因となる微生物がいったん明らかになると，その続発症について予測して看護をしないといけませんし，同時に他の患者さんにうつさないよう感染予防策についても考えないといけません．すると「その微生物がもっている性質」を理解しておく必要があります．そのためには，微生物の分類や性質を理解することがやはり重要なのです．

　本書では，微生物の分類を「縦糸」，臓器・器官別感染症の分類を「横糸」として，両方を記載することにしました．すると，どちらの切り口でも勉強することができますし，重要な微生物・感染症は本書では2回出てくることになります．たとえばインフルエンザ（ウイルス）は，「ウイルス各論」の「RNAウイルス」のところと，「感染症各論」の「呼吸器感染症」のところで出てきます．あなたの頭のなかで，縦糸と横糸が織り合わさって，1つの布＝面として，2次元で微生物・感染症を理解することができるようになります．

○臨地実習や生涯学習の「現場」でも使える

　現場に出ると，たとえば患者さんの検査データを見ることになります．そこにはいろんな微生物の名前が出てきます．いままで聞いたことがない名前であれば，教科書で調べたいと思うでしょう．本書は，できる限りたくさんの微生物を収載するようにしました．せめてどんな種類の微生物かがわかるだけでも，その微生物の性質がわかりますので，その患者さんのケアについて考えることができますし，より深く調べるための一助となります．

○「総論」を重視している

　本書を編集しているときに，新型コロナウイルス感染症が発生しました．

もちろん，その時点ではどの教科書にも載っていないものです．さきほどは，できる限りたくさんの微生物を載せる方針だ，といいましたが，まだ知られていない病原体を記述することはできません．つまり，教科書の各論はいずれ古くなる可能性があるのです．しかし，総論で述べられている「原理・原則」は基本的には変わりません．たとえば本書では，感染症は感染源・感染経路・感受性宿主の「3要素」がそろわないと広がらない，と説明しています．この原則は，今回の新型コロナウイルス感染症にもそのまま当てはまります．もちろん，今後発生するかもしれない未来の「新興感染症」にも対応可能であり，その意味では古くならないのです．

その他にも，本書では，微生物学・感染症学に関する基本的な考えかたについて，理解しやすい記述と，わかりやすい模式図を掲載したこと，学びを深められるコラムや用語解説を多数設けたこと，微生物学の各論に出てくる微生物と感染症各論で扱う感染症との対応を一覧表にしたことなど，さまざまな工夫を施しています．

みなさまがこの教科書を活用し，そして長く使ってもらうことによって，多くの患者さんを助けてくださることを期待しています．

末筆ですが，本書がよりよい教科書になるようご提案くださり，絶えずご助力いただきました，南江堂編集部の竹田博安様，山口慶子様，赤間恵様に感謝申し上げます．

令和2年の秋

中野　隆史

目次

1 微生物学・免疫学

第4章　ウイルス総論（ウイルスの性質）　　　　　　　鈴木陽一　77

第7章　原虫・蠕虫　　　　　　　太田伸生　133

第8章　免疫学　　　　　　　　　　　　145

２　感染症学

第9章　感染症総論　　　　　　　　　　　　　　　　　　　中野隆史　179

第11章　感染症各論2　その他の感染症　　　　283

微生物学・
免疫学

第1章　微生物学総論

1 ｜ 微生物学を学ぶ意味

　微生物（microorganism / microbe）とは，肉眼では観察することのできない小さな生物の総称である．一般的には細菌，藻類，真菌，原虫，ウイルスなどが含まれる．微生物はヒトが地球に出現する以前から地球上に存在している．その意味ではわれわれの祖先であり先輩であるということができる．看護学において微生物学を学ぶ意味を考えてみよう．

　地球上にはさまざまな種類の微生物が無数に存在している．それは私たちの身の回りも同様であり，たとえば花瓶の水をしばらく替えずにいて白く濁った状態になっている水のなかには，緑膿菌[1]などが1mLあたり10^{10}個（100億個）以上存在している．

[1] p.48, 緑膿菌

　微生物は，自然界のなかでは微生物どうし，または他の生物と関係をもちながら生活している．ヒトとの関係を考えてみると，一部の微生物は味噌，醬油や納豆などの発酵食品，酒などを造るのに使われ，有用微生物とよばれる．またほんの一部の微生物がヒトに病気を起こす．このような微生物を病原微生物といい，病原微生物が起こす病気を感染症という．

[2] p.180, 宿主・病原体関係

　病原微生物とその宿主であるヒトとの関係を宿主・病原体関係[2]というが，その関係によってヒトは病気になったりならなかったりする．微生物が生きものとしてどのような性質（生物学的性質）をもっていて，どのようにしてヒトに病気を起こすのか（病原性・病原メカニズム）を知ることによって，私たちは，そのような病原微生物が起こす感染症を予防し，ヒトが感染症にかかっているかいないかを調べる（診断する）ことができ，罹患している患者を適切にケアし，治療することができるようになる．看護学において微生物学を学ぶ重要な意味の1つはそこにある．

　感染症は人から人へ，環境から人へ，動物から人へと伝播することができる．これは他の疾患とは決定的に異なる点である．糖尿病や高血圧症がうつることはないが，感染症は伝播する可能性があるので，感染症患者へのケアだけではなく，その周りにいる他の人にも気を配る必要がある．適切な感染対策は感染症患者のケアをする医療従事者本人が感染しないという意味でも重要である．自分の身を守るということはもちろん，自分が感染源となって伝播を広げてしまうことを防ぐことが大事である．微生物の性質を知ることにより，感染症の伝播を止め，感染を予防することができる．科学的根拠（エビデンス）を基盤として感染症を予防するために，看護学では微生物学の知識が必須なのである．

　一方，病原微生物は現在知られているものだけとは限らない．自然界には

[3] p.315, 新興・再興感染症

さまざまな微生物が存在することは述べたが，現在ヒトと関係がないように
みえる微生物であっても，環境の変化などによってヒトと関係するようにな
り，新たな病気を起こす可能性がある．このような感染症を新興感染症[3] と
いうが，新興感染症が現れたとき，看護師は医療職の一員として，未知の感
染症と対峙することになる．そのような新興感染症に備えるためにも，自然
界における微生物の生態を知っておくことは重要である．

2 | 微生物と環境，微生物とヒト

A 微生物と環境

　微生物が地球上にいない世界を想像してみよう．植物の枯枝，枯葉がうずたかく積み上がり，動物の死骸がゴロゴロと転がる．まさに死の世界がそこにある．微生物の働きの 1 つは，動植物の体を構成する物質が不要になったとき，それらを分解して他の生物が再利用できる形にリサイクルすることである．

　食物連鎖の底辺を支えるという意味でも，微生物は重要な役割を演じている．水中や土壌中にいる微生物の一部は小型動物のえさとなり，そのような小さな動物は魚介類のえさとなる．そしてそれをヒトや大型動物が食べる．また植物の栄養分となる窒素源は，動植物の死骸を細菌が分解したアンモニアから硝化菌によって硝酸となったものであり，一部は空気中の窒素がマメ科植物の根に共生している根粒菌によってアンモニアとなったものが由来である．そのような栄養分で大きくなった植物は草食動物のえさとなる．しかしウシ・ヒツジなどの草食動物は植物を完全には消化できない．彼らは自身の腸内に存在する細菌によって植物を消化する手助けをしてもらっているのである．このようにして大きくなった草食動物を今度は肉食動物やヒトが食べる．そしてこれら動植物の死骸や排泄物はまた微生物の働きで土に還っていくのである（**図 1-1**）．

B 微生物とヒト

　微生物のなかには有毒なダイオキシン類を分解したり，ある種のプラスチックを分解したり，水質汚染の原因となる重油を分解できるものもある．下水の浄化には古くから**活性汚泥***が使われているが，その正体は微生物による分解反応である．環境常在微生物どうしの闘いから生まれたであろう**抗生物質**は，現在では微生物による病気＝感染症の治療手段として利用されている．このような有用微生物としては，**発酵食品**の製造に古くから利用されているものもある．パンを発酵させるパン酵母や酒を造る**酵母**は真菌の一種である．日本酒は，米に含まれるでんぷんを糖化するために**コウジカビ**を利用し，さらにその糖をアルコールに変えるために酵母菌を使うという，異なる微生物を組み合わせた巧みな発酵技術を使っている．味噌，醤油，ヨーグルト，納豆，漬物などの発酵食品だけでなく，工業的に生産されるうまみ調

***活性汚泥**
有機物を酸化分解する好気性微生物を多く含んだ泥のこと．

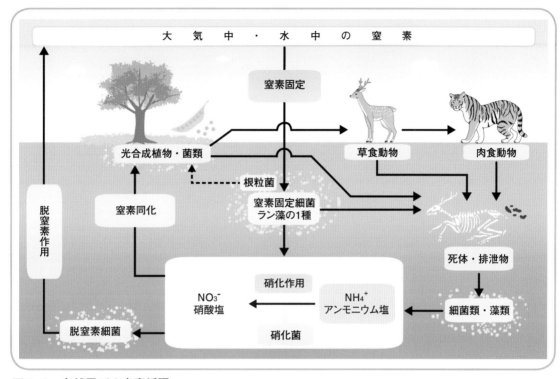

図1-1　自然界での窒素循環

味料（L-グルタミン酸）や人工甘味料（アスパルテーム）などにも微生物による発酵技術を利用しているものがある．

　また，近年進歩が著しい**遺伝子工学**においても，微生物の助けがなければ実現できなかったものがある．たとえば**PCR**（ポリメラーゼ連鎖反応）による DNA 断片の増幅[1] は遺伝子工学や分子生物学的研究に欠かせない反応であるが，高温環境に生活している**高温菌***の DNA ポリメラーゼ（合成酵素）を利用することで実現できたものである．

　前述したとおり，われわれ医療職に必要な微生物学の知識とは，ヒトに病気を起こす微生物についての理解，つまり**病原微生物学**である．しかしながら人類の生活において，微生物はなくてはならない存在であることは忘れてはならない．過去，われわれはすべての病原微生物を駆逐できるという夢物語を描いていた時代もあったが，現在では，病気を起こす微生物であっても，それらとうまくつきあっていくという考え方，**感染制御**[2] が医療現場での基本的な考え方となっている．

　地球が誕生してから46億年，その地球上にはじめて誕生した生命体がまさに微生物であったことを考えると，微生物はわれわれの偉大な先輩であるということができる．高名な物理学者であるスティーヴン・ホーキング（Stephen WH）は，「核戦争で自分たち自身を地上から一掃しても，細菌は（中

[1] p.188，微生物特異的構成成分の存在証明

*高温菌
ヒトに病気を起こす細菌の多くは45℃以上では生息できないが，60℃以上の高温環境で長く生息できる細菌も環境中には存在する．

[2] p.323，感染制御

略）うまくやっていき，私たちが自滅した後も生き残るでしょう」と述べている[1].おそらく人類が滅亡しても微生物は地球上に存在しつづけるであろう.

●引用文献
1）佐藤勝彦（訳）：ホーキング，未来を語る，スティーヴン・ホーキング（著），SB 文庫，2006

3 微生物学の歴史

　微生物学の歴史は，まさに微生物の発見からはじまるのであるが，それ以前から先人たちは「どうしてヒトは病気になるのか」，つまり「病気の原因は何か」ということを追究してきたはずである．ヒトの病気はヒトのはじまりからあり，その原因を知ることは常に重要な関心事であったであろうことは容易に想像でき，これは生活習慣病やがんなどが生命予後を決定するような現代でも変わりはない．

A 微生物が発見されるまで

　古代，ヒトの病気は神様からの罰であるという考え方が主流であったと思われる．しかしギリシア時代になり，伝染病が地震，洪水などの天災の後に多く起こることに注目したヒポクラテス（Hippocrates, BC459-377）は，自然災害などで空気が汚れ，その汚れた空気（ミアズマ［miasma］／瘴気）を吸うことでヒトは病気になると考えた(ミアズマ説)．このような考え方は基本的に中世まで修正されることはなかった．インフルエンザ[1]（influenza,「influence＝影響」と語源が共通）やマラリア[2]（malaria,「悪い空気」の意）などの病名にはそのような考え方をみることができる．

　中世になってヨーロッパでは，黒死病（ペスト[3]）の大流行が起こり，またコロンブスのアメリカ大陸の発見後に梅毒[4]がヨーロッパにもたらされたことなどにより，しだいに「空気の汚れ」より「患者との直接接触」が病気の伝播の原因ではないかと考えられるようになった．この考えは1546年，フラカストロ（Fracastoro G, 1483-1553）によってコンタギオン説としてまとめられることとなる．彼は現在でいう直接接触感染，間接接触感染，空気感染の3つの感染経路を考え，さらに病気の原因として「生きた伝染源（生物）（contagium vivum／contagium animatum）」を提唱した．まさしくこれは病原微生物そのものであるが，当時は病原微生物を確認するすべがなく，微生物の存在は推測の域を出なかった．

B 微生物の発見

　肉眼では観察できない微生物を観察するには顕微鏡が必要である．オランダのレーウェンフック（Leeuwenhoek A, 1632-1723）は自らレンズを磨いて作った手製の顕微鏡によって雨水や歯垢など，あらゆるものを観察し，現在

[1] p.102, インフルエンザウイルス

[2] p.137, マラリア原虫

[3] p.54, ペスト菌

[4] p.68, 梅毒トレポネーマ

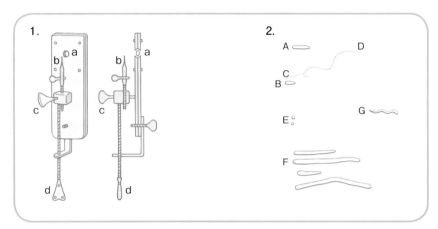

図1-2　レーウェンフックの顕微鏡と観察スケッチ
1：レーウェンフックの顕微鏡．aがレンズで，bのピンの先に標本を付け，cとdのネジで標本を焦点の合う位置にセットし，aの穴から覗いて観察する．手のひらにのる程度の大きさという．
2：レーウェンフック自身が微生物を観察したと考えられるスケッチ．Aは桿菌，Eは球菌，Gはスピロヘータと思われる．Bの微生物はCからDに動いたことを点線で示している．
［今井康之，増澤俊幸（編）：微生物学—病原微生物と治療薬，改訂第7版，南江堂，2016より引用］

でいう原虫や細菌などを観察した（**図1-2**）．彼はそのような生きものを「アニマルクル（animalcule）/小動物」と呼んだが，病気の原因と考えることはなかった．

　その後，顕微鏡が改良されるとともにさまざまな種類のアニマルクルが発見された．エーレンベルク（Ehrenberg CG, 1795-1876）はバクテリウム（bacterium）（細菌，もともとは「棍棒」の意）という用語をはじめて用い，コーン（Cohn FJ, 1828-1898）は球状の細菌をコッカス（coccus）（球菌），棒状の細菌をバシラス（bacillus）（桿菌）とよび[5]，今日でも使われている細菌の名称が用いられるようになった．

[5] p.22, 細菌の形態・構造と機能

C　自然発生説の否定と病原微生物の発見

　生物は生物からのみ生まれることは現在では受け入れられているが，かつてはうじ虫のような小さい生物は自然に発生すると考えられていた（**自然発生説**）．17世紀になってうじ虫はハエが入らないようにすれば発生しないことが証明されたが，微生物についてはその後も自然発生するものと信じられていた．この考え方が否定されないままであれば，現在の感染制御法は通用しないことになり，病原微生物の発見すら難かしかったはずである．

　19世紀まで続く微生物の自然発生説に関する議論に終止符を打ったのがパスツール（Pasteur L, 1822-1895）である．彼は自然発生説を支持する学者が信じる「空気中に存在する，微生物の自然発生に必要な因子」が入れるように密閉しない形のフラスコをつくり，そのなかに肉汁を入れ煮沸した．さ

パスツールによる空気中の微生物の証明

空気を綿で濾過し，その綿にたくさんの微生物がくっついていることを証明した.

らに空気中に微生物が存在することを示したうえで，そのような微生物がフラスコの肉汁のなかに入らない（空気は通るが微生物は通れない）よう，フラスコの先端を細くＳ字型に伸ばした（白鳥の首フラスコ［swan-neck flask］）．これにより空気中の因子が交通できるにもかかわらず肉汁が腐敗しない，つまり微生物が自然発生しないことを1859年に示した（**図1-3**）．パスツールはその原則に従い，ぶどう酒の低温殺菌法（パスツリゼーション）などを開発し，フランスの醸造産業を守った.

イギリスのリスター（Lister J，1827-1912）は下肢切断など当時行われていた外科手術において，術後の敗血症による患者の死亡に悩んでいたが，パスツールが示した，空気中に微生物が存在するという事実にヒントを得て，術野や手術器具に石炭酸（フェノール）を噴霧する無菌手術を行い，術後死亡率の劇的な改善をみた．これによりリスターは外科学の父とよばれている（**図1-4**）.

前述のようにフラカストロによって病気の原因として「生きた伝染源（コンタギオン）」が提唱されていたが，実際にその存在は証明されていなかった．1840年，ドイツのヘンレ（Henle J，1809-1885）はコンタギオンとしての微生物が病気の原因であるためには，以下の3つの条件が必要であるとの考えを提唱した（ヘンレの3原則）.

①ある疾患にはつねにある微生物の存在が証明されること
②その微生物を宿主から分離できること
③分離した微生物を感受性のある動物に接種してその疾患を再現できること

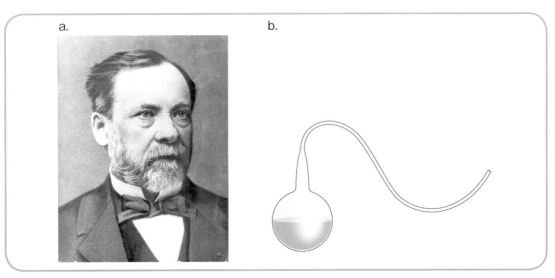

a.
b.

図1-3 パスツール（a）と白鳥の首フラスコ（b）

a.

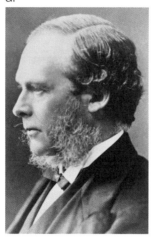

b.

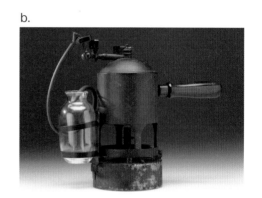

図1-4　リスター（a）とリスター式石炭酸（フェノール）噴霧器（b）

　　しかし当時，微生物を分離培養する方法は確立されていなかった．ヘンレ
の教授を受けていたコッホ（Koch R, 1843-1910）（**図1-5**）は，炭疽にか
かった動物から一定の微生物を分離培養し，さらにその微生物を別の動物に
接種することで炭疽を再現し，その結果，炭疽菌を発見した．彼はヘンレの
3原則に加え，

④接種した動物からさらにその微生物が分離できること

の条件を重視した．これらの4原則はのちにコッホの4原則と称され，感染
症の起因微生物を特定する科学的原則として用いられるようになった．この

[6] p.55, コレラ菌
[7] p.61, 結核菌

原則に従い，コッホは炭疽菌をはじめコレラ菌[6]，結核菌[7]などをつぎつぎ
に発見した．その後さまざまな研究者が種々の感染症を引き起こす病原微生
物を発見し，微生物学の黄金期が訪れることになる．ただし，現在ではコッ
ホの4原則は必ずしもすべての感染症とその病原微生物との関係に適応でき
ないことも知られている．
　　コッホの4原則が適応できない例としては，現在以下のような疾患と微生
物の関係が知られている．

[8] p.297, 日和見感染症

● 日和見感染症[8]のように，その微生物が存在していても，宿主の状態に
　よっては必ずしも発症しないことがある．

[9] p.117, 肝炎ウイルス

● 一部の肝炎ウイルス[9]のように，疾患モデルとなる適切な実験動物がな
　かったり，ヒト以外の動物に感染しない微生物がある．

D ウイルスの発見

[10] p.92, 痘瘡ウイルス
[11] p.108, 黄熱ウイルス

現在ではウイルスが原因であることが証明されている痘瘡（天然痘）[10]や黄熱[11]などの起因微生物の探索もなされていたが, 原因となる細菌は発見されなかった（たとえば野口英世は1918年, 黄熱の病原体である細菌を発見したと報告するが, 黄熱は細菌ではなくウイルスが原因であることがのちに明らかにされた）. さまざまな病原細菌が発見されはじめた19世紀末頃, 細菌が産生する毒素（外毒素[12]）の研究も進み, 細菌菌体から毒素を抽出するためのフィルターである濾過器の開発も進んだ. これを用いると細菌は除去できるが, 濾液に感染性があることがあった. イワノフスキー（Ivanovski D）は, タバコモザイク病の伝播のもとになるものが細菌濾過器を通過することを示し, 濾過性病原体（contagium fluidum vivum）, のちのウイルスの概念を1892年に提唱した. タバコモザイクウイルス tabacco mosaic virus は1935年, スタンリー（Stanley W, 1904-1971）が結晶化に成功する. 1931年, ルスカ（Ruska E, 1906-1988）によって電子顕微鏡が開発されることで, ウイルス粒子が可視化できるようになった（図1-6）.

[12] p.31, 外毒素と内毒素

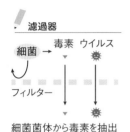

濾過器

細菌 → 毒素 ウイルス

フィルター

細菌菌体から毒素を抽出するために用いる

E 免疫学の発展とワクチンによる感染症の予防

[13] p.145, 免疫学

痘瘡にはいわゆる「二度罹りなし」現象があることが経験的に知られていた. 痘瘡に一度感染し治癒すると免疫[13]が得られるため, 痘瘡患者の痂皮（かさぶた）を皮膚に植える人痘種痘法が一部で行われていた. しかしそのような行為によって死亡することもまれではなかった. ジェンナー（Jenner E, 1749-1823）は, 牛痘に感染した乳しぼりの婦人がその後痘瘡に感染しない現

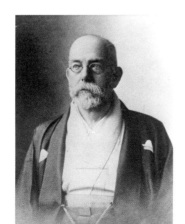

図1-5　コッホ

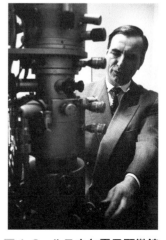

図1-6　ルスカと電子顕微鏡

象を観察し，牛痘種痘法を確立した（**図1-7**）．その後，パスツールは弱毒生（なま）ワクチン[14]を用いた感染症予防法を確立し，ジェンナーに敬意を表して予防接種のことをワクチン（vaccine，雌牛の意）と呼んだ．細菌毒素を研究していた北里柴三郎（1853-1931）は，破傷風菌の培養濾液，すなわち外毒素が病気を起こす本態であることを示し，さらにその毒素を動物に接種し抗毒素血清を得て，これが治療に用いることができることを示した（血清療法[15]）．抗毒素療法はベーリング（Behring E，1854-1917）と北里によってジフテリアの予防・治療にも用いられた．

[14] p.170，（弱毒）生ワクチン

[15] p.174，血清療法

F　抗生物質の発見と抗微生物療法の発展

　感染症の治療において，梅毒に対する温熱療法や，四肢感染創に対する手術療法である肢切断（リスターによる無菌手術など）などが行われていた．化学療法[16]としては，エールリッヒ（Ehrlich P，1854-1915）が色素類の抗微生物効果を研究し，1910年，エールリッヒと秦佐八郎（はた さはちろう）によって毒性の比較的少ないヒ素化合物であるサルバルサン＊が発見された．

　1929年，フレミング（Fleming A，1881-1955）は偶然に，アオカビ（*Penicillium*）が細菌の増殖を抑制する物質を産生することを発見し，その物質をペニシリン[17]と命名した（**図1-8**）．しかしペニシリンは精製が難かしく，実用化されるまでには10年以上を要することになる．

　その後ドーマク（Domagk G，1895-1964）によって1933年に合成抗菌薬

[16] p.194，感染症の治療・化学療法

＊サルバルサン
梅毒の治療で使用されていた．

[17] p.199，ペニシリン系薬

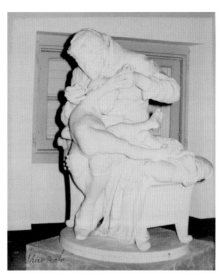

図1-7　ジェンナーが種痘をする像
イタリア・ジェノヴァのパラッツォ・ビアンコ美術館蔵．この写真はウイルス学者である故・加藤四郎博士が像を探し当てたうえで撮影し，筆者所属の教室に寄贈されたもの．

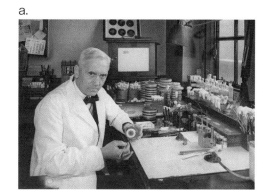
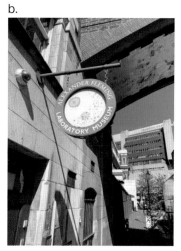

図1-8　フレミングとアオカビによる黄色ブドウ球菌の増殖抑制

a：当時の実験の様子.

b：ロンドンの St Mary's Hospital 内にある, アレキサンダー・フレミング博物館の看板. フレミングがペニシリンを発見
　した際のシャーレに生えているアオカビと黄色ブドウ球菌のコロニーを象徴的に表したマークが用いられている. 左上
　の放射状の線が入っている大きなコロニーがアオカビ, それに対して右の小さいコロニーが黄色ブドウ球菌.
　［写真提供：川村尚久］

[18] p.202, アミノグリコシ
　ド系薬

であるサルファ薬が, 1942年にはワクスマン（Waksman S, 1888-1973）に
よって放線菌がつくる抗生物質であるストレプトマイシン[18]が発見され, 微
生物がつくる抗微生物物質は抗生物質（antibiotic）とよばれるようになっ
た. 化学療法による感染症の治療が本格的にはじまり, 多数の抗生物質が発
見される時代を迎えることとなる.

4 | 微生物の種類と特徴

A　生物の分類と微生物

　生物分類の基礎をつくったリンネ（von Linne C, 1707-1778）の時代，生物は動物（界）と植物（界）の2つに分けられていた．しかし，1860年代になってヘッケル（Heckel EH）は，単細胞生物などの下等な生物はどちらにも分類されないとし，原生生物界をつくり「3界説」を唱えた．その後，1930年代になってコープランド（Copeland H）は原生生物界から細菌を分け，モネラ界（細菌界）として独立させ「4界説」を示した．さらに1950年代，ホイッタッカー（Whittake RH）は菌類界（現在の真菌に相当）を加えて「5界説」を提唱した．

　一方，そのころ開発された電子顕微鏡によって細胞の精細な観察が可能となり，1960年代になってステニアー（Stanier R）は，生物を核膜で囲まれた核を細胞にもつ真核生物（eucaryote）と核膜をもたない原核生物（procaryote）に2分する分類法を提唱し（**表1-1**），5界説と並行して認められることとなった．

　その後，さらに遺伝子の解読が可能となり，1990年代になりウーズ（Woese C）はリボソームRNA（rRNA）の塩基配列などを根拠とし，細菌に分類されているものの一部は，細胞の形態では原核生物であるが，遺伝学的にはむしろ真核生物に近いものであるとし，これをアーキアとして細菌から独立させ，生物は3つのドメイン*からなるとした．これらは，真核生物（*eukaryota*），真正細菌（*bacteria*），そしてアーキア（古細菌）*（*archaea*）である．この3ドメイン説は現在の生物分類の主流となっている．

＊ドメイン
「界」よりさらに上位の分類．

＊アーキア（古細菌）
その言葉の意味から古細菌と訳されることもあるが，遺伝学的には真核生物に近い性質も合わせもつことから，本書では読みのとおりアーキアと訳した．メタン生成細菌や高度好熱菌などの環境中にいる一群の細菌であり，リボソームRNAの構造など，生化学的にみて真正細菌より真核生物にむしろ近いものであるとされた．

表1-1　近年の生物分類における微生物の位置づけ

	ステニアー（Stanier）	ウーズ（Woese）	本書での分類
微生物の種類	真核生物	真核生物（ユーカリア）	真菌
			原虫
	原核生物	アーキア	細菌
		真正細菌（バクテリア）	
	—	—	ウイルス*
分類法の名称	Eukaryote/Prokaryote-Dichotomy	3ドメイン説	—
基礎となった学問	細胞学，電子顕微鏡学	分子遺伝学，膜脂質化学	—

＊ウイルスは細胞としての形態をとらないので，これらの生物の分類には含まれない．

　本書では，微生物を細菌，真菌，原虫，ウイルスの4つに分類する．アーキアは自然界に存在するがヒトの病気と直接の関係がない．よって，病原微生物は「真正細菌」，真菌と原虫は「真核生物」の各ドメインに含まれる．ウイルスは細胞としての形態をとらないので，この分類では生物に入らないことになる．

Ｂ　原核生物と真核生物

　前述のように，核膜で囲まれた核をもつものが真核生物で，その生物は真核細胞からなっている．一方，原核生物は核膜で囲まれた核をもたず，その細胞を原核細胞という．

　原核細胞と真核細胞の違いを**図1-9**，**表1-2**に示す．真核細胞では核膜で囲まれた核のほか，細胞質には膜で構成された細胞小器官（オルガネラ[organella]）が存在する．小胞体（粗面小胞体，滑面小胞体）やミトコンドリア，ゴルジ体や葉緑体などである．原核細胞の細胞質にはそのような細胞小器官はみられない．両者とも細胞質にリボソームをもつが，その構造は両者で異なっている．

Ｃ　微生物の種類

　前述のとおり，微生物とは肉眼で観察できない小さな生きものの総称であ

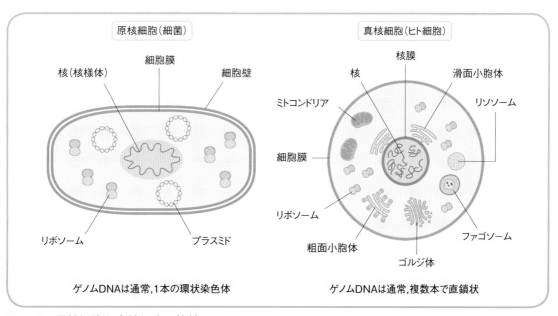

図1-9　原核細胞と真核細胞の比較

表1-2　原核生物と真核生物の比較

特徴	原核生物	真核生物
核	核膜をもたない	核膜をもつ
ゲノム	環状で通常1本*	直鎖状で通常1本以上
膜で囲まれた細胞小器官（ミトコンドリア，小胞体，ゴルジ体，葉緑体など）	（−）	（＋）
リボソームの構造	70S（30S＋50S）	80S（40S＋60S）
細胞壁	＋（ペプチドグリカンが主成分）	−（動物） ＋（植物：セルロースが主成分） ＋（真菌：グルカン，マンナンなどが主成分）

*ビブリオ属の細菌は環状DNAを2本もっている.

り，一般的には細菌，藻類，真菌，原虫，ウイルスなどが含まれる．しかし，ウイルスは細胞としての形態をもたないため生物の分類には含まれない．一般的な生物の分類からいっても微生物はきわめて広い範囲に含まれる生物の総称といえる．一部の例外を除き藻類でヒトに病気を起こすものはない♪ので，病原微生物は細菌，ウイルス，真菌，原虫に分類できる．おのおのの性質について簡潔に述べる．

1　細菌 [1]

細菌は単細胞の原核生物である．一般にペプチドグリカンを主成分とする細胞壁をもっているが，一部例外もある（マイコプラズマ[2]は細胞壁をもたない）♪．原則として自律増殖できる生物であり，自ら栄養分を吸収し代謝（生物が生きていくうえでの化学反応）を行いながら2分裂で増殖する（一部，細胞内寄生しないと増殖できない細菌もある）．ヒトの疾患と関連するものとして，大腸菌[3]，黄色ブドウ球菌[4]などが含まれる．

2　ウイルス [5]

細胞形態をもたず，遺伝子である核酸とウイルス自身を形づくるタンパク質からなる．一部のウイルスはその外側に脂質二重膜であるエンベロープをもつものがある．生きた細胞のなかでのみ増殖でき（偏性細胞内寄生性），細胞外では代謝を行わない．ヒトの疾患と関連するものとして，インフルエンザウイルス[6]，ヒト免疫不全ウイルス（HIV）[7]などが含まれる．

3　真菌 [8]

真菌は一般にカビ，酵母，キノコとよばれる生物に相当する真核生物である．酵母の場合は単細胞であるが，糸状菌（カビに相当）の場合は細胞の形態や機能に分化がみられる．ヒトの疾患と関連するものとして，カンジダ・アルビカンス[9]やニューモシスチス・イロベチ[10]，アスペルギルス（コウジ

病原性藻類

プロトテカ属*Prototheca*に含まれる藻類はヒトに皮膚炎をきたすことが知られているが，疾患の頻度としてはまれである．

[1] p.21, 細菌総論

[2] p.75, マイコプラズマ

リケッチア，クラミジア，マイコプラズマ

いずれも異なった意味で細菌とウイルスの中間的な性質をもつが，現在ではいずれも広い意味で細菌に分類されている（☞p.70）．

[3] p.51, 大腸菌
[4] p.39, 黄色ブドウ球菌
[5] p.77, ウイルス総論

[6] p.102, インフルエンザウイルス
[7] p.115, HIV
[8] p.123, 真菌

[9] p.127, カンジダ属
[10] p.132, 特殊な真菌

[11] p.131, アスペルギルス属

カビ）[11] などが含まれる.

4 原虫 [12]

[12] p.134, 原虫

単細胞の真核生物である. かつては原生動物とよばれていたとおり, 単細胞の動物に相当する. ヒトの疾患と関連するものとして, マラリア病原体[13]や赤痢アメーバ[14], 膣トリコモナス[15] などが含まれる. 池の水などに成育しているミドリムシやゾウリムシなども, ヒトに病気を起こさないが, 原虫の仲間である.

[13] p.137, マラリア原虫
[14] p.134, 病原性アメーバ
[15] p.136, 鞭毛虫亜門

コラム **寄生虫＝原虫と蠕虫**

寄生虫といえば原虫と蠕虫を指すが, ヒトや動物に寄生しないものは寄生虫とはよばない. 蠕虫は多細胞の真核生物であり, 肉眼で観察できることから, 一般的には微生物に含めない. しかし, その生活環の一部で顕微鏡でないと観察できない時期（虫卵など）があるものもある. 一方, 原虫は微生物に含めるのが一般的である.

D 微生物の大きさ

原虫や真菌は真核生物であり, それらを構成する細胞の大きさはヒトの体細胞の大きさと大差はなく, おおむね 10 数 μm 程度の直径をもつ* （**図 1-10**）. 原核細胞である細菌はそれより小さい. 球菌（まるい形状をした細菌）である黄色ブドウ球菌の直径は約 1 μm, 桿菌（細長い形状をした細菌）である大腸菌では長径 3 〜 5 μm, 短径 0.5 〜 1 μm 程度であり, 他の細菌もおおむねその程度の大きさである. 一方, 一般的なウイルスは径 30 〜 300 nm* 程度である. 最近発見されたメガウイルス（巨大ウイルス）では直径 1 μm を超えるものもあるが, ヒトに病原性のあるものは知られていない.

*マイクロメートル（μm）
1 μm は 1 ミリメートル（mm）の 1/1000.

*ナノメートル（nm）
1 nm は 1 マイクロメートル（μm）のさらに 1/1000.

もう少しくわしく ## ウイルスと細菌の大きさの比較

ウイルスと細菌はともに肉眼では見ることができない．一般に，ウイルスはナノメートル（nm）のスケールで表現されるが，細菌はマイクロメートル（µm）で表され，実際に多くの細菌の大きさは 1〜5 µm の範囲にある．したがって，細菌は光学顕微鏡での観察が可能である．小さな球菌になると 500 nm 程度の大きさのものもあるが，それでもヒトに病原性をもつ最大のウイルスであるポックスウイルス（約 300 nm）よりは大きい．なお，最小のウイルスであるパルボウイルスは，細胞のリボソームの大きさ（25〜30 nm）とほぼ変わらないことを考えると，ウイルスがいかに小さな病原体であるかが理解できる．

このように"光学顕微鏡で観察できない"ことがウイルスの 1 つの特徴とされてきたが，近年，これに当てはまらないウイルスが次々とみつかっている．2003 年，フランスの研究グループが病院の空調機冷却水から400 nm 以上の粒子径をもつ DNA ウイルスを発見し，これをミミウイルスと名づけた．実は，ミミウイルス自体はアメーバに感染する微生物として 1992 年にみつかっていたが，光学顕微鏡で確認できることなどから細菌の一種だと考えられていたのである．ミミウイルスの粒子は正 20 面体の形態であるが，その後みつかったパンドラウイルスは楕円形をしており，その長径は 1 µm にも達する．現在知られている最大のウイルスは，シベリアの永久凍土からみつかった長径約 1.5 µm のピソウイルスである．これらのウイルスはメガウイルス（巨大ウイルス）と総称されるが，いまのところヒトに病気を引き起こす巨大ウイルスは報告されていない．

（鈴木陽一）

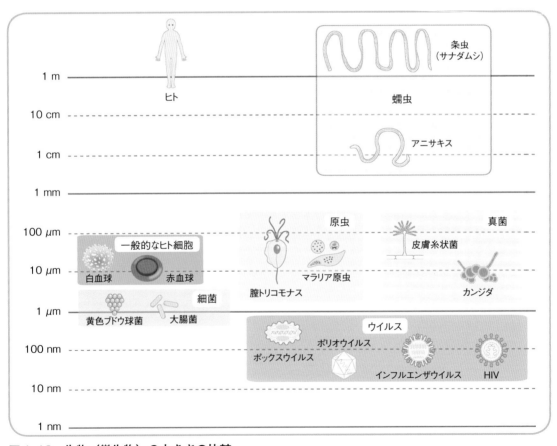

図1-10　生物（微生物）の大きさの比較
縦軸は小目盛が 1 つ上に上がると 10 倍，1 つ下に下がると 10 分の 1 という関係の対数目盛になっていることに注意．

第 1 部

第2章　細菌総論
（細菌の性質）

1 細菌の形態・構造と機能

A 細菌の形態とグラム染色性

＊対比染色
グラム染色では，脱色した後にグラム陰性菌は無色になる．このままでは観察できないため，グラム陽性である青紫色と区別できる色の染色液を用いて染色する．これを対比染色という．一般的にサフラニン（ピンク色）やフクシン（赤紫色）が用いられる．

[1] p.23, グラム染色性の違い

　細菌は光学顕微鏡で観察できる程度の大きさである（1 μm前後）であるが，色素を用いて染色しないと明瞭に観察できない．1種類の色素を用いる単染色でも細菌は観察できるが，細菌の性質から染め分けができる鑑別染色としてグラム（Gram）染色があり，これを用いると青紫色に染まるグラム陽性菌と，対比染色＊の色素（ピンク色ないし赤紫色）に染まるグラム陰性菌に分類することができる（**図2-1**，**図2-2**）[1]．

　光学顕微鏡による細菌の形態は，大別すると球状の球菌，細長い形である桿（杆）菌，湾曲ないしらせん状のらせん菌に分けられる（**図2-3**）．

　球菌はその分裂の特徴を反映した配列を取るため，ブドウの房状のブドウ球菌，1列に連なったレンサ（連鎖）球菌，2つの球菌が並んだ双球菌，4つの球菌が塊をつくる四連球菌などとよばれる．

　桿菌においてはその両端が丸いもの，角張っているものなどがあり，配列として長軸に並ぶものや，X・Y・W字型に並ぶものなどがある．

　らせん菌は広い意味で桿菌に含める場合もあるが，湾曲したコンマ状のもの（コレラ菌など）から，菌体がらせん状に数回転したもの（カンピロバクターなど），きわめて多い回転をもったもの（スピロヘータ）などがある．

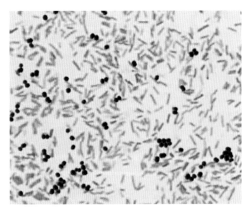

図2-1　グラム陽性菌とグラム陰性菌
青紫色で丸いものがグラム陽性菌である表皮ブドウ球菌，ピンク色で細長いものがグラム陰性菌である大腸菌．

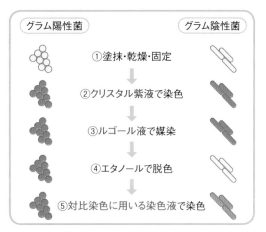

図2-2　グラム染色の方法
[山田作夫：シンプル微生物学，改訂第6版（小熊惠二ほか編），p.23，南江堂，2018より許諾を得て改変し転載]

グラム陽性菌　　　　　　　　　　グラム陰性菌
①塗抹・乾燥・固定
②クリスタル紫液で染色
③ルゴール液で媒染
④エタノールで脱色
⑤対比染色に用いる染色液で染色

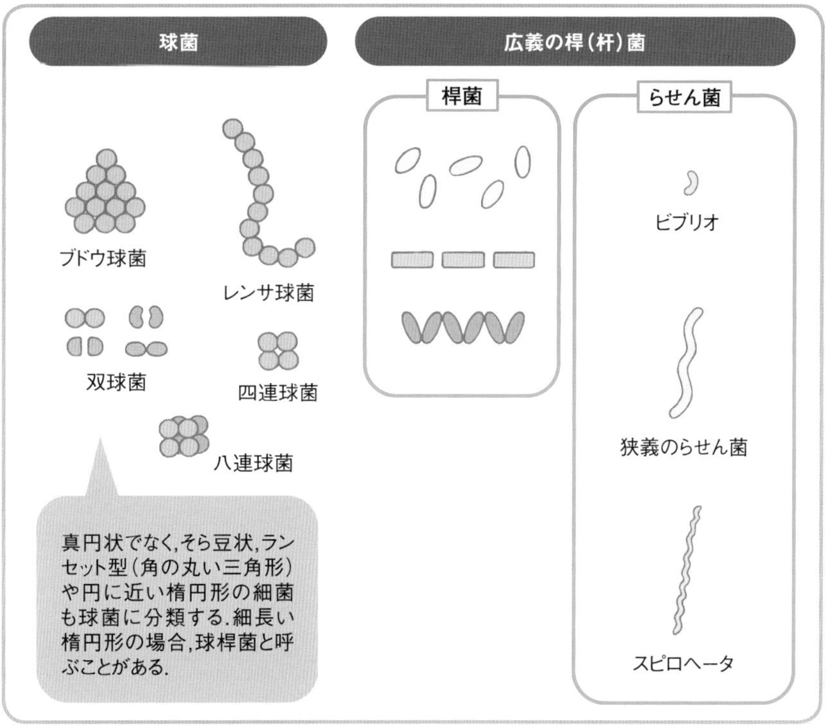

図 2-3 **細菌の形態と配列**

B 細菌の構造

　一般的に生物は細胞からなるが，その細胞には原核細胞と真核細胞がある．細菌は単細胞の原核生物である．（真核生物との比較は**表 1-2**を参照．）細菌は，真核細胞が細胞内にもつ，膜で囲まれた細胞小器官をもたない．細胞小器官とは核膜で囲まれた核，ミトコンドリア，小胞体，ゴルジ体や葉緑体などであり，細菌はこれらの構造物をもたない．一方，タンパク質を合成するリボソームはもっているが，真核細胞と構造が異なる．また，細胞膜の外側にペプチドグリカンを主成分とする細胞壁をもっている．細菌の構造を**図 2-4**に示し，主要な構成要素について説明する（①～③は細菌が一般的にもつ構造物を，④～⑦は一部の種の細菌のみがもつ構造物を示す）．

①**細胞壁**：細菌が浸透圧に耐えて形を保つために必要な構造物であり，ペプチドグリカンが主成分である（**図 2-5**）．グラム陽性菌とグラム陰性菌では構造が異なっている．すなわちグラム染色は細胞壁の構造の違いに基づいた鑑別染色法であるといえる．

　グラム陽性菌の細胞壁は厚くて密なペプチドグリカン層をもち，そのなかにタイコ酸などを含んでいる．グラム陰性菌の細胞壁に含まれるペプチドグリカン層は密ではなく，その外側に細胞膜と同様の脂質二重膜をもう1層

グラム染色性の違い

グラム染色でグラム陽性菌が紫色に染まるのは，厚くて密なペプチドグリカン層の存在によって，クリスタル紫とルゴールの錯体が脱色されにくいためである．一方，グラム陰性菌のペプチドグリカン層は薄くて粗であるために容易に脱色されてしまう．

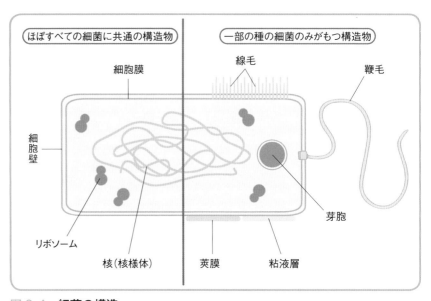

図 2-4　細菌の構造
例外的に，マイコプラズマは細胞壁をもたない.

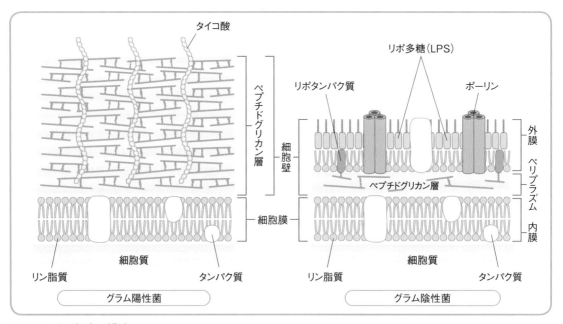

図 2-5　細胞壁の構造

[2] p.31, 外毒素と内毒素

もっている（外膜）．外膜の外側はリポ多糖（lipopolysaccharide：LPS）を含んでおり，これは内毒素[2]（エンドトキシン）として病原性に寄与する．

　例外的に，マイコプラズマは細菌であるが細胞壁をもたないので不定形である．

②細胞膜：脂質二重膜からできており，タンパク質が含まれている.

③細胞質：タンパク質の製造工場であるリボソームや，各種の酵素を含んでいる. そのなかには染色体が含まれている領域（ゲノム）があるが，真核細胞のように核膜で囲まれていないため，核様体（nucleoid），または単に核（nucleus）という. 細菌のゲノムは通常，環状の2本鎖DNAが1本（ビブリオ科の細菌は2本）で，長さは0.5〜10 Mb（50万から1000万塩基対）程度である. 細胞質にはゲノム以外に小さな環状DNAをもつ場合があり，**プラスミド**という. プラスミドは抗菌薬への抵抗性などの遺伝子をもつ場合があり，細菌同士の接合で抵抗性が伝達することがある.

④鞭毛（flagella）：運動器官であり，その基部は細胞膜に埋め込まれており，その装置によって回転運動をすることで菌は運動することができる（**図2-6**）.

⑤線毛（pili）：細胞壁の外に直線状にのびている器官である. とくに病原細菌が感染する際に上皮細胞などへの付着に関与する（定着因子という）. また，細菌同士の接合*に関与する線毛もある（性線毛［sex pili］）.

⑥莢膜や粘液層など：肺炎レンサ球菌[3]，肺炎桿菌（クレブシエラ・ニューモニエ）[4]，インフルエンザ菌[5]，髄膜炎菌[6]などの病原性株は，細胞壁の外側に莢膜をもち，宿主の免疫機構に対して抵抗性を発揮する. また菌によっては細胞壁の外側に粘液層をもつものがあり，これも宿主免疫系に対する抵抗性に関与している.

⑦芽胞：バシラス属，クロストリジウム属，クロストリジオイデス属の細菌は芽胞を形成する（**図2-7**）. 芽胞は厚い芽胞壁に囲まれ，内部も密でほとんど水分を含まず，化学反応を起こさない休眠型である. それに対して通常の細菌を栄養型という. 有芽胞菌は生育条件がわるくなったとき，たとえば乾燥・低温・高温・栄養不足のような場合に特殊な分裂を行って菌体内に芽胞を形成し，休眠する. 生育条件が再びよくなると，芽胞は出芽し，栄養型に戻る. 芽胞は化学物質（とくに消毒薬）や高温（100℃で煮沸しても死滅しない）に抵抗性であるため，有芽胞菌に対する感染制御は重要である[7].

＊接合
細菌同士で線毛を介して遺伝子の伝達を行うこと.

[3] p.43, 肺炎レンサ球菌
[4] p.54, 肺炎桿菌
[5] p.56, インフルエンザ菌
[6] p.46, 髄膜炎菌

[7] p.332, 消毒と滅菌

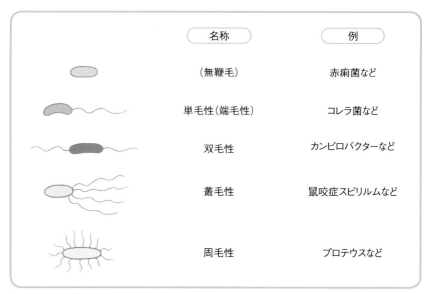

名称	例
（無鞭毛）	赤痢菌など
単毛性（端毛性）	コレラ菌など
双毛性	カンピロバクターなど
叢毛性	鼠咬症スピリルムなど
周毛性	プロテウスなど

図 2-6　**細菌の鞭毛**

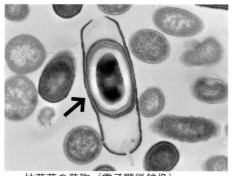
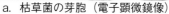

a. 枯草菌の芽胞（電子顕微鏡像）

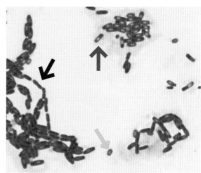

b. 枯草菌の栄養型と芽胞

図 2-7　**芽胞**

a：栄養型細菌の中央付近に芽胞（黒矢印）が形成され，成熟するとともにその周囲の栄養型細菌の細胞質が抜けてくる（青矢印）．その途中の，ほぼ栄養型細菌の細胞質が抜けてしまった像と考えられる．
b：枯草菌はグラム陽性菌であるので，栄養型（黒矢印）は青紫色の細長い菌として観察されるが，芽胞（青矢印）はグラム染色では染まりにくいので輪郭のみ青く染まり，中身はほぼ無色で抜けて見える．一部の菌（赤矢印）では，栄養型である菌体の中央部に芽胞が形成されている像も観察されている．

2 細菌の生育環境・増殖と遺伝・変異

A 細菌の代謝・生育環境と増殖

1 栄養分

　細菌の増殖には炭素源として糖やアミノ酸など，窒素源としてアンモニアやアミノ酸など，その他リン酸や硫黄などが必要であるが，通常の病原細菌は肉エキス，ペプトン，塩化ナトリウムを含む液体を用いて，人工的に増殖させることができる．この手技を培養といい，培養に用いる試薬を培地という．一部の細菌は栄養要求性が高く，インフルエンザ菌[1] などはX因子（ヘミン）やV因子（NAD, NADP）などを必要とするが，それらを発育因子，あるいはサプリメントという．

[1] p.56, インフルエンザ菌

2 生育環境

①温湿度：細菌が発育するためには水分が必要である．また発育に最適な温度は病原細菌の場合，通常37℃前後であり，中温菌というが，環境常在微生物では4℃でも発育可能な低温菌，60℃以上でも発育可能な高温菌も存在する．発育「できる」環境と，発育に「最適な」環境は必ずしも同じではない．最も増殖に適した温度を増殖至適温度というが，増殖至適温度から少しずれても増殖可能な温度域がある．

②pH（水素イオン濃度）：通常の細菌ではpH 7前後の中性を好むが，酸性で発育できるもの（ピロリ菌や乳酸菌など），アルカリ性を好むもの（コレラ菌[2] など）などもある．

[2] p.55, コレラ菌

③酸素：細菌によって増殖の際に酸素を必要とするかどうかは違いがある．偏性好気性菌は酸素がないと増殖できない（緑膿菌，結核菌など）が，反対に酸素があると増殖できない偏性嫌気性菌（破傷風菌，ディフィシル菌やバクテロイデス属など）も存在する．多くの病原菌は酸素があってもなくても増殖可能な通性嫌気性菌である．菌によっては，5%程度の微好気条件を好むものがあり（カンピロバクター，ピロリ菌など），その多くは10%程度の二酸化炭素があればさらに発育がよくなる（微好気性）．

④塩分：食塩濃度に関しては，ある程度高い濃度条件（数%程度）を好む好塩菌（腸炎ビブリオ[3] など）がある一方で，食塩がなくても増殖するが，ある程度の高塩濃度でも発育が可能な耐塩菌（黄色ブドウ球菌[4] など）も存在する．

[3] p.56, 腸炎ビブリオ
[4] p.39, 黄色ブドウ球菌

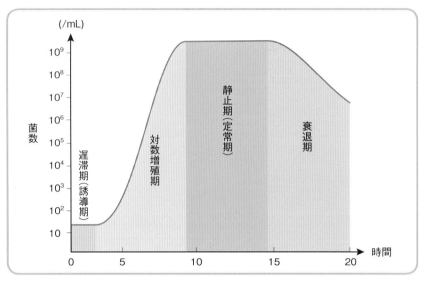

図 2-8　細菌の増殖曲線

3 ｜ 細菌の増殖

　細菌を液体培地で増殖させたときの菌数の増加は**図 2-8**のようになる．これを**増殖曲線**という．静止期の菌を液体培地に接種すると，**遅滞期/誘導期**（lag phase）を経てから盛んに増殖するようになる．通常の細胞分裂と同様，1 つの菌が 2 つに分裂することにより，さかんに増殖している時期が**対数増殖期**（log phase）で，菌数が 2 倍になる平均分裂時間は通常の菌の場合は 20 分程度，結核菌など極端に発育の遅い菌では 16 〜 24 時間程度である．菌をそのまま増殖させると，栄養の枯渇や老廃物の蓄積，クオラムセンシング（quorum sensing）*などの理由でそれ以上増殖しなくなる．液体培地では通常 1 mL 当たり 10^9 個程度の密度になると増殖がとまるが，その時期を**静止期/定常期**（stationary phase）という．そのまま放置すると菌は死滅していく（**衰退期**［phase of decline］）．

B ｜ 細菌の遺伝・変異

　細菌の主たるゲノムは環状 2 本鎖 DNA である．ヒトと同様，塩基（DNA の遺伝情報そのものである 4 種類の化学物質）の置換・挿入・欠失などの点変異とともに，ある程度大きな遺伝子が挿入・欠失する挿入配列（インサーション・シークエンス*）やトランスポゾンなどの機構もある．さらにバクテリオファージ*が遺伝子を伝達することもある．

　一部の細菌はゲノム DNA だけでなく，細胞質に小さな環状 DNA をもち，**プラスミド**という．プラスミドは性線毛を介して菌から菌に伝達される．プ

＊クオラムセンシング
同種の細菌同士が集団の密度を感知し，あるレベル以上の密度になるといっせいに特定の遺伝子の発現を起こす現象．クオラム（quorum）とはもともとは「会議が成立するための定足数」を意味する単語．

＊インサーション・シークエンス
細菌のゲノムに含まれる，通常は 500 〜 2500 bp 程度の大きさの部分．トランスポゾンとともに「動く遺伝因子」といわれ，遺伝子のゲノム DNA から抜ける（欠失）ことや，組み込まれる（挿入）ことがある．

＊バクテリオファージ
細菌ウイルスともいう．細菌に寄生するウイルス．

ラスミドは細菌の分裂・増殖に必須なものではないが，プラスミドに毒素などの病原因子[5]や薬剤耐性遺伝子が含まれる場合，これらの形質が他の菌に伝播することがある．さらに，バクテリオファージが細菌の遺伝子を伝達しうることも知られている．

3 | 細菌の病原性

　環境などに常在する非病原細菌はヒトに病気を起こさないが，病原菌はヒトに病気（感染症）を引き起こす．その違いについて，概念的に病原菌は「病原因子」をもつと考えると，その病原因子は以下のようなものからなると考えられる．

A 定着に関与する因子

　菌が病気を起こす場合，最初のステップとしてまず上皮細胞など侵入門戸に定着して増殖しなければならない．そのための因子を定着因子という．たとえば上皮細胞への付着に関与する線毛[1]は定着因子として重要であり，病原細菌の病原性に関与することが多い．たとえば尿路感染を起こす尿路病原性大腸菌（UPEC）[2]では，Pap線毛やS線毛とよばれる，通常の大腸菌はもたない線毛をもっており，尿路上皮細胞に定着するのに必要であると考えられる．その他，鞭毛をもつ菌は運動性によって侵入門戸に移動できるし，鞭毛自身が何かの表面に付着するときに重要な働きをすることもある．

[1] p.25, 線毛

[2] p.52, UPEC

B 細胞内侵入に関与する因子

　菌が侵入門戸に付着した後，その菌が細胞内に侵入して病原性を発揮する場合と，細胞内には侵入せず，細胞と細胞のあいだで増殖して病原性を発揮する場合がある．前者の場合，細胞内に侵入するための機構が必要である．たとえば赤痢菌[3]の場合，腸管上皮細胞に侵入するためのいくつかの病原因子とそれをコードする遺伝子が知られている．

[3] p.54, 赤痢菌属

C 細胞や組織の破壊をきたす因子

　たとえば黄色ブドウ球菌は皮膚の角質層などのバリアを破った後，細胞間隙に侵入しながら組織や細胞を破壊していく．そのためDNA分解酵素，リパーゼなどの脂質分解酵素，ロイコシジンなどの白血球を破壊する酵素，皮膚剥離毒素とよばれる，細胞の密着結合（タイト・ジャンクション）を構成するデスモソームを開裂させる酵素，結合組織を形成するヒアルロン酸を分解する酵素（ヒアルロニダーゼ）などを産生し，組織や細胞を破壊し，病巣をひろげていく．また，他の細菌では結合組織の主たる成分であるコラーゲ

ンを分解するコラゲナーゼ，粘液を構成するムチンを分解するムチナーゼを産生するものもあり，これらも組織破壊因子である．

D 外毒素と内毒素

Bのように細胞内に侵入しない細菌であり，かつCのように組織や細胞を破壊するような酵素を産生しない細菌であっても，ヒトに病気を起こす活性をもった化学物質を産生し，生体を撹乱させて病気を発生させる場合がある．この化学物質が毒素であり，菌体外に分泌されるものを**外毒素**といい，菌体成分そのものが毒素として働くものを**内毒素（エンドトキシン）**という．内毒素の本態はグラム陰性菌の細胞壁[4]を構成する LPS そのものである．

[4] p.23，細胞壁

外毒素は一般的にタンパク質であり，微量であっても生体に障害をもたらす．主な細菌毒素とその働きを**表 2-1** に示す．

表 2-1　**細菌の主な毒素と症状**

細菌	毒素	引き起こす疾患・病態
外毒素		
黄色ブドウ球菌	腸管毒 （エンテロトキシン）	嘔吐・下痢
	TSST-1	ショック
	皮膚剝離毒素	皮膚の発赤・水疱・剝離
化膿レンサ球菌	発赤毒	猩紅熱など
ジフテリア菌	ジフテリア毒素	タンパク合成阻害 →心筋炎など
百日咳菌	百日咳毒素	咳発作（百日咳）
毒素原性大腸菌（ETEC） ・コレラ菌	易熱性エンテロトキシン （LT）・コレラ毒素	下痢（水様便）
毒素原性大腸菌（ETEC）	耐熱性エンテロトキシン （ST）	下痢
腸管出血性大腸菌 （EHEC）・志賀赤痢菌	ベロ毒素（志賀毒素）	細胞傷害 →溶血性尿毒症症候群（HUS）
破傷風菌	テタノスパスミン	強直性けいれん
ボツリヌス菌	ボツリヌス毒素	アセチルコリン分泌障害→ 弛緩性麻痺
ウェルシュ菌	ガス壊疽関連毒素	組織傷害
ディフィシル菌	トキシンA，B	細胞毒→下痢・偽膜性腸炎
内毒素		
グラム陰性菌	内毒素（エンドトキシン） （LPS）	ショック

E　炎症反応を惹起する因子

前述のグラム陰性菌の内毒素（エンドトキシン）は，それ自体には細胞や組織を傷害する活性はない．マクロファージなどの貪食細胞がもつ toll 様レセプター（toll-like receptor：TLR)-4 に LPS が結合すると，インターフェロンγや TNF-α などの炎症性サイトカインを分泌する．このシグナルは本来，炎症反応を惹起するので合目的的であるが，過剰になると血管内皮を傷害し，血圧低下や播種性血管内凝固症候群（DIC）をきたしてショックや多臓器不全を生じる（エンドトキシンショック[5]）．LPS がもつ直接の毒性ではなく，過剰な炎症反応が敗血症の病態であることが重要である．

[5] p.308，敗血症

F　殺菌から逃れる因子

病原細菌には，宿主の免疫系の攻撃から逃れる機構をもっているものが多い．たとえば一部の細菌がもつ莢膜[6]は，多糖体であり細胞壁表面の LPS をカバーすることで補体の代替経路[7]を阻害したり，食細胞の認識から逃れたりする．さらに補体*が活性化されて生じる膜傷害複合体（MAC）ができても，それが菌体の細胞膜に取り込まれることを防ぎ，MAC によって細胞膜が破れて溶菌されることから逃れる．同様に，菌体外構造物である粘膜層は白血球の貪食に抵抗する．緑膿菌のなかにはムコイド型とよばれ，多量の粘液を産生する株があり，そのような菌の場合，バイオフィルムを形成して貪食から逃れることができる．黄色ブドウ球菌などが産生するロイコシジンは白血球を破壊し，コアグラーゼはフィブリノゲンからフィブリンをつくり，白血球の遊走を阻害すると考えられる．

一方，細胞内寄生性細菌においては，貪食（どんしょく）細胞内での殺菌から逃れ，細胞のなかで菌が増殖できるような因子をもっている．通常，貪食細胞の細胞質内には，異物を分解する酵素を貯えたリソソームという，膜で囲まれた構造物が存在している．貪食細胞が食細胞作用で細菌を細胞内に取り込むと，その細菌はファゴソームという袋に閉じこめられ，ファゴソームとリソソームが膜融合することで殺菌が行われる．細胞内寄生性細菌の場合，たとえばリソソーム酵素を阻害する物質を産生したり（サルモネラなど），ファゴソームとリソソームの膜融合を阻害したり（結核菌やレジオネラなど），ファゴソーム膜を破って細胞質に逃れる（リステリアなど）ものがある．

[6] p.25，莢膜

[7] p.148，補体

＊補体
血液の液体成分である血漿に含まれる一群の成分．免疫に関与する．

4　常在細菌叢

　ヒトは出生前の胎内では経胎盤感染する微生物を除き，原則無菌状態であるが，生後すぐに母体由来あるいは環境中の微生物に曝され，皮膚や粘膜，腸管内などに常在細菌叢を形成する．たとえば成人の大腸内容物・糞便には1g当たり10^{10}個以上の細菌が含まれており，その種類もさまざまであり，少なくとも200種を超えるといわれている．

　常在微生物は，ほとんどの場合，ヒトに対して害も益も与えない（平素無害菌）．腸内細菌叢のなかにはビタミンKなどの栄養素を産生したり，他の病原菌の定着を妨げるなど，ヒトに有益なものもある．一方，菌交代症[1]や日和見感染症などの内因感染の原因になるなど，有害なものも存在する．さらに現在のメタゲノム解析（網羅的ゲノム解析）の結果，がんをはじめとする生活習慣病などに対し，常在細菌叢はさまざまな影響を与えている可能性が示唆されている．

[1] p.306, 菌交代症

　常在細菌叢に対する働きかけとして乳酸桿菌やビフィズス菌など酸を産生する菌（俗に「善玉菌」という）を積極的に摂取して，腸内環境を酸性にし，下痢を起こす細菌の定着を妨げるようにするプロバイオティクスという方法がある．あるいはすでに腸内に定着している善玉菌が好む栄養分であるオリゴ糖などを摂取するプレバイオティクス，善玉菌とそれが好む栄養分を同時に摂取するシンバイオティクスなどの方法もある．

　ヒトに常在する主な微生物の種類（図2-9）を知ることは，細菌検査を行った結果を解釈するときに常在菌の混入の可能性を考えるうえで重要であり，一方，これらが内因感染の原因にもなりうるということを考える意味でも非常に重要である．

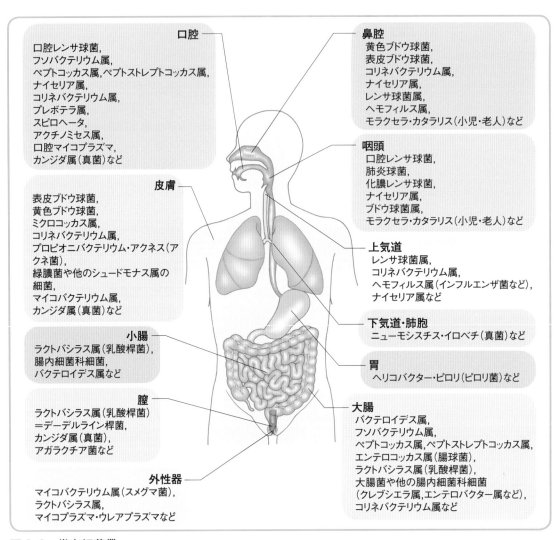

口腔
口腔レンサ球菌,
フソバクテリウム属,
ペプトコッカス属,ペプトストレプトコッカス属,
ナイセリア属,
コリネバクテリウム属,
プレボテラ属,
スピロヘータ,
アクチノミセス属,
口腔マイコプラズマ,
カンジダ属（真菌）など

皮膚
表皮ブドウ球菌,
黄色ブドウ球菌,
ミクロコッカス属,
コリネバクテリウム属,
プロピオニバクテリウム・アクネス（アクネ菌）,
緑膿菌や他のシュードモナス属の細菌,
マイコバクテリウム属,
カンジダ属（真菌）など

小腸
ラクトバシラス属（乳酸桿菌）,
腸内細菌科細菌,
バクテロイデス属など

腟
ラクトバシラス属（乳酸桿菌）
＝デーデルライン桿菌,
カンジダ属（真菌）,
アガラクチア菌など

外性器
マイコバクテリウム属（スメグマ菌）,
ラクトバシラス属,
マイコプラズマ・ウレアプラズマなど

鼻腔
黄色ブドウ球菌,
表皮ブドウ球菌,
コリネバクテリウム属,
ナイセリア属,
レンサ球菌属,
ヘモフィルス属,
モラクセラ・カタラリス（小児・老人）など

咽頭
口腔レンサ球菌,
肺炎球菌,
化膿レンサ球菌,
ナイセリア属,
ブドウ球菌属,
モラクセラ・カタラリス（小児・老人）など

上気道
レンサ球菌属,
コリネバクテリウム属,
ヘモフィルス属（インフルエンザ菌など）,
ナイセリア属など

下気道・肺胞
ニューモシスチス・イロベチ（真菌）など

胃
ヘリコバクター・ピロリ（ピロリ菌）など

大腸
バクテロイデス属,
フソバクテリウム属,
ペプトコッカス属,ペプトストレプトコッカス属,
エンテロコッカス属（腸球菌）,
ラクトバシラス属（乳酸桿菌）,
大腸菌や他の腸内細菌科細菌
（クレブシエラ属,エンテロバクター属など）,
コリネバクテリウム属など

図 2-9　常在細菌叢

第3章 細菌各論（主な細菌）

1 細菌の分類

　細菌は正確には真正細菌（bacterium）とアーキア（古細菌）（*archaea*）に分類される．しかしアーキアは通常，ヒトに病気を起こさないため，本書では細菌として真正細菌のみを扱う．

　生物は界（kingdom），門（phylum），綱（class），目（order），科（family），属（genus），種（species）の階層で分類する．例として，大腸菌の分類階層を**図 3-1** に示す．大腸菌の学名は *Escherichia coli* であり，このように生物の種名は通常，属（大腸菌の場合 *Escherichia*）と種（大腸菌の場合 *coli*）の名前を組み合わせた２名法で表す．場合によっては種より下の亜種（subspecies）まで分類することがある．しかしながら亜種（略して subsp.）まで分類しても，ヒトへの病原性を区別できないことがある．たとえば腸チフスの原因であるチフス菌も，一般的な食中毒の原因である腸炎サルモネラも，亜種まで分類しても *Salmonella enterica* subsp. *enterica* となって同一である．このような場合，亜種以下の分類で表す．亜種以下の分類には血清型（serovar），生物型*（biovar）などがあり，腸チフスの原因菌であるチフス菌は *S. enterica* subsp. *enterica* serovar *typhi*，腸炎サルモネラは *S. enterica* subsp. *enterica* serovar *enteritidis* と，血清型レベルまで分類すると区別して表現できる．一方，種以下の分類として，分離培養した１つの菌の系統を菌株という．

　独立した菌種として認めるかどうかは，従来はグラム染色性や形態の特徴，生化学的性状や細胞壁の物質組成，ゲノムの G+C ％，16S rRNA をコードする遺伝子の塩基配列などをもとに決められてきたが，最近ではゲノムの相同性を指標にした定量的 DNA-DNA ハイブリダイゼーション法が基準とされることが多い．同法でゲノムの相対的な類似性が 70％ 未満となった場合に新種とするものである．この基準に従うと，従来より独立した種として分類されていた赤痢菌 *Shigella* は大腸菌と，ペスト菌 *Yersinia pestis* は偽結核菌 *Yersinia pseudotuberculosis* と同一種ということになってしまう．生物学的にはそうであっても，ヒトに対する病原性から考えると，これらは別の菌種として分類しなければ危険であり，このような場合は保存名[1] として旧種名を残している．しかしながら，たとえばヒト型結核菌 *Mycobacterium tuberculosis* とウシ型結核菌 *Mycobacterium bovis* などは DNA の塩基配列の相同性がきわめて近いため，２つの独立した種とせず，ウシ型結核菌を *M. tuberculosis* var. *bovis* と表記するようになった例もある．

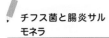
学名の記載方法

例　*Escherichia coli*
　　属　　　　種

チフス菌と腸炎サルモネラ

Salmonella が属，*enterica* が種，subsp. *enterica* が亜種．

***生物型**

生きものとしての性質による分類．たとえばコレラ菌の生物型には古典型（biovar cholerae），エルトール型（biovar el tor）があるが，古典型はポリミキシンという抗生物質に感受性，エルトール型は抵抗性，古典型はヒツジ赤血球を溶血させないがエルトール型は溶血させる，などの生物学的な違いがある．

属名の略記

一般に同じ文中で同じ属名が２回目に出てきたとき，混乱しない場合はその属名は略記する．
例　*Escherichia coli*
　　→ *E. coli*

[1] p.38，保存名

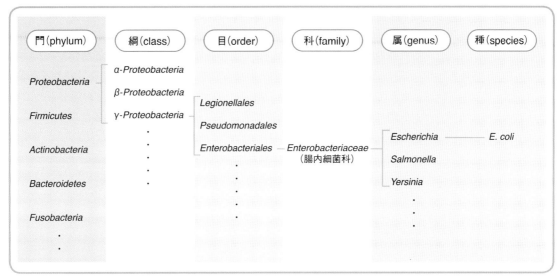

図 3-1　大腸菌を例とした細菌の分類階層

もう少し　くわしく　**独立した種として認められるための性質**

● **G＋C％**

ゲノム DNA の遺伝情報は A,T,C,G の 4 つの塩基で表現されるが，DNA は 2 本鎖で A と T，C と G はたがいに向かい合って存在する（「相補的」という）．全体の遺伝情報のうち，G と C の占める割合を G＋C％といい，一般的には近縁な生物種ほど近い数値をとることが多い．

● **16S rRNA**

16S rRNA はリボソームを構成している RNA の 1 つであるが，この RNA をコードしている遺伝子は DNA に存在している．その部位の塩基配列は細菌においては，一般的に同じ種であればよく保存され，異なる種であれば異なっているので，菌種の同定によく用いられる．

● **定量的 DNA-DNA ハイブリダイゼーション法**

ゲノム DNA の相同性を定量化するために，基準となる種のゲノム DNA および調べる細菌のゲノム DNA を抽出し，それらを混合したうえで加熱して 1 本鎖に開裂させ，ゆっくりと冷ましたときに相補的な配列同士がくっつく（ハイブリダイズするという）性質を利用して，両者の塩基配列の相同性を定量することができる．

---

[2] p.297，日和見感染症
　　p.48，グラム陰性好気性
　　桿菌

アルボウイルス

同様の例はウイルスでもみられる．節足動物媒介性ウイルスをアルボウイルス arbovirus ということがあるが，これは複数の科にまたがるウイルスを含む．

　医学・医療領域では，グラム染色性と形態（球菌・桿菌）による簡便な分類が用いられることが多い（グラム陽性球菌，グラム陽性桿菌，グラム陰性球菌，グラム陰性桿菌）．また，病原性などから厳密な生物学的分類によらないカテゴリー分けをすることもある．たとえば，日和見感染を起こす一群のグラム陰性桿菌（腸内細菌科に含まれるものを除く）をブドウ糖非発酵グラム陰性桿菌 glucose non-fermenting gram negative rods（NF-GNR，または non-fermenter）[2] と称することがあるが，これらは生物学的な分類によると複数の科・属にまたがった菌種を含む．

　またリケッチア，クラミジアは偏性細胞内寄生性細菌であること，マイコ

[3] p.70, 特殊な細菌

プラズマは細胞壁をもたないことから，それら以外の細菌とは性質が大きく異なっており，非定型細菌（atypical bacteria）とよばれることがある（それ以外の細菌を一般細菌ということがあるが，この用語の定義もあいまいである）．本書ではリケッチア，クラミジア，マイコプラズマを「特殊な細菌」[3]として分類し，それ以外の細菌についてはグラム染色性と形態をもとにした分類で章立てし，これ以降に述べる．分類の概略を図3-2に示す．

グラム陽性菌	グラム陰性菌
球菌 **グラム陽性球菌（GPC）** ・ブドウ球菌の仲間（→ p.39） ・レンサ球菌の仲間（→ p.41） ・一部の嫌気性菌 　（ペプトストレプトコッカス属など→ p.64）	**グラム陰性球菌（GNC）** ・ナイセリア属（→ p.45） ・モラクセラ属（→ p.47）
桿菌 **グラム陽性桿菌（GPR）** ・有芽胞菌 　バシラス属（→ p.57） 　クロストリジウム属， 　クロストリジオイデス属（→ p.58） ・CMNグループの細菌 　コリネバクテリウム属（→ p.58） 　抗酸菌（マイコバクテリウム属）の仲間（→ p.61） 　放線菌の仲間（→ p.59） ・その他 　乳酸菌の仲間 　リステリアなど	**グラム陰性桿菌（GNR）** ・腸内細菌科（→ p.51） ・ビブリオ科（→ p.55） ・好気性のGNR（→ p.48） ・らせん菌（カンピロバクター，ヘリコバクター）（→ p.66） ・他の嫌気性菌（→ p.64）

図3-2　グラム染色性と形態による細菌の分類
特殊な細菌（リケッチア，クラミジア，マイコプラズマなど）は本図に含めていない．

もう少しくわしく　保存名

保存名（conserved name）とは，かつて独立した種として認められていたが，現在の種の定義に則ると独立した種として認められないものではあるが，歴史的な経緯や医学的な重要性から，現在そして将来にわたって独立した種であるかを議論せず，あたかも独立した種のような名前で呼んでもよい，という約束による名称である．実際には前述のチフス菌と腸炎サルモネラの学名の記載方法は煩雑すぎるため，歴史的な経緯も考え，保存名として *Salmonella typhi*，*Salmonella enteritidis* の表記も認められている．また，血清型であることを明示的に示すため，*Salmonella* Typhi，*Salmonella* Enteritidis のように，種名を斜体ではなく，頭文字を大文字にした立体（斜体の対比語）で示すような表記もみられる．

2 グラム陽性球菌

*グラム陽性球菌
グラム染色性が陽性で，形態の分類は球菌である（☞ p.22）.

[1] p.64，嫌気性菌

グラム陽性球菌（Gram-positive cocci：GPC）*には偏性嫌気性菌と通性嫌気性・好気性菌がある．本書では偏性嫌気性グラム陽性球菌は嫌気性菌[1]の項で扱うので，本項では通性嫌気性・好気性のグラム陽性球菌について述べる．

[2] p.33，常在細菌叢

　ヒトに病気を起こす菌として重要なグラム陽性球菌にはブドウ球菌の仲間（スタフィロコッカス属）と，レンサ球菌の仲間（ストレプトコッカス属，エンテロコッカス属）がある．その多くは皮膚・粘膜などの体表面の常在菌であり[2]，皮膚・粘膜のバリアが破れることで疾患を引き起こす．このなかには，傷口などを化膿させる化膿菌の代表である黄色ブドウ球菌や化膿レンサ球菌が含まれる．主なグラム陽性球菌を以下に示す．

A ブドウ球菌の仲間（スタフィロコッカス属）genus *Staphylococcus*

　ブドウ球菌の仲間は細菌学的に40菌種以上が同定されているが，病原性が強い黄色ブドウ球菌のコアグラーゼ*産生性に着目し，臨床では簡便な分類としてコアグラーゼ陽性の黄色ブドウ球菌と，コアグラーゼ陰性のコアグラーゼ陰性ブドウ球菌（CNS）に分けることが多い．

*コアグラーゼ
血漿を凝固させる酵素.

1 黄色ブドウ球菌（スタフィロコッカス・アウレウス）*Staphylococcus aureus*

a 黄色ブドウ球菌とは

　黄色ブドウ球菌はわれわれの皮膚，口腔粘膜や鼻粘膜に常在菌として存在する．コアグラーゼ，溶血毒，DNA分解酵素，リパーゼ*，プロテインA（ヒトの免疫グロブリンと結合する），腸管毒（エンテロトキシン），皮膚剥離毒素などのさまざまな酵素・毒素を産生し，これらが病原性に関与するためCNSに比べ病原性が高いが，皮膚や粘膜のバリアが保たれていれば疾患を引き起こすことはない．

*リパーゼ
脂肪を分解する酵素.

b 黄色ブドウ球菌が引き起こす疾患

1）化膿症

　典型的な化膿菌であり，皮膚に癤（毛包炎；フルンケル）や癰（集合性の癤；カルブンケル），伝染性膿痂疹（とびひ），蜂窩織炎，爪囲炎（瘭疽[3]）などの表在性感染症をきたす．深在性には，乳房炎，肺炎・肺化膿症・膿胸，骨髄炎，関節炎など，また血管留置カテーテルなどから血流感染をきたし，心内膜炎・敗血症[4]をきたすことがある．

[3] p.270, 瘭疽

[4] p.308, 敗血症

2）生体外毒素産生型食中毒

　腸管毒（エンテロトキシン）*を産生する本菌によって起こる典型的な生体外毒素型食中毒[5]である．原因食の食後1〜6時間後に嘔吐・上腹部痛で発症する．腸管毒は耐熱性で食直前の加熱は無効である．予後は良好である．

＊腸管毒
下痢や嘔吐など消化管症状の原因となる毒素．本菌が産生する腸管毒の場合，ヒトの嘔吐中枢に作用して激しい嘔吐を引き起こす．本菌の場合，耐熱性．

[5] p.236, 消化器感染症・食中毒

3）ブドウ球菌性熱傷様皮膚剥離症候群 staphylococcal scalded skin syndrome（SSSS）

　皮膚剥離毒素（exfoliatin/exfoliative toxin）*を産生する本菌で起こる．全身あるいは局所の皮膚の発赤・水疱・表皮の剥離が起こる．新生児ではリッター（Ritter）病とよばれる．

＊皮膚剥離毒素
皮膚の細胞間接着を開離させる酵素．

4）毒素性ショック症候群 toxic shock syndrome（TSS）

　特定の毒素 TSST-1 を産生する本菌による敗血症で起こるショックである．高熱・頭痛・発疹・皮膚の落屑などを伴う．

c 黄色ブドウ球菌感染症の治療と MRSA・MSSA

　ペニシリンが発見され使用されはじめた1940年代にはペニシリンが著効していたが，間もなくペニシリナーゼ産生菌（ペニシリンを分解し不活化することで耐性を発揮する）に置き換わった．これに対し1960年，ペニシリナーゼで分解されにくいペニシリン系抗菌薬としてメチシリンが開発されたが，間もなくメチシリンに対する耐性菌であるメチシリン耐性黄色ブドウ球菌 methicillin-resistant *Staphylococcus aureus*（MRSA）[6]が発見された（メチシリン感受性菌は MSSA とよぶ）．MRSA はペニシリン系のみならず他の系統の抗菌薬にも広く耐性をもつため治療が難しく，また医療従事者の手指を介して院内感染の原因ともなるので注意が必要である[7]．MRSA に対してはバンコマイシンなどの抗菌薬を用いるが，米国ではすでに2002年，バンコマイシン耐性黄色ブドウ球菌（VRSA）が発見されている．

[6] p.303, MRSA

[7] p.339, 院内感染対策

2 コアグラーゼ陰性ブドウ球菌 coagulase-negative *staphylococci*（CNS）[8]

[8] p.299, CNS

　表皮ブドウ球菌（スタフィロコッカス・エピデルミディス *Staphylococcus epidermidis*）が代表的である（図3-3）．黄色ブドウ球菌と比較して病原性は低いため，日和見感染症の起因菌である．黄色ブドウ球菌と同様，皮膚の常在菌であるため，とくに血管留置カテーテルを装着した易感染者に血流感染を起こす起因菌として重要である．血液培養で本菌が分離された場合，皮

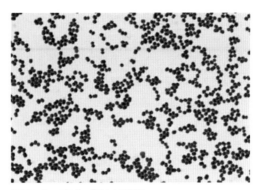

図 3-3　表皮ブドウ球菌

膚常在菌の混入による偽陽性（false positive）＊の場合と，実際に血流感染をきたしている場合があり，その鑑別が重要である．一部のCNSは多剤耐性菌である（メチシリン耐性の場合MRCNS，あるいはメチシリン耐性表皮ブドウ球菌［MRSE］などとよばれる）．その場合はMRSAと同様，バンコマイシンなどが用いられる.

B　レンサ球菌の仲間（ストレプトコッカス属 genus *Streptococcus*・エンテロコッカス属 genus *Enterococcus*）

1　レンサ（連鎖）球菌とは

　通性嫌気性・好気性のグラム陽性球菌のうち，カタラーゼ陽性＊のスタフィロコッカス属（ブドウ球菌）を除くとほぼレンサ球菌の仲間となる．レンサ球菌の仲間においてヒトの病原菌として重要な菌はストレプトコッカス属（レンサ球菌）とエンテロコッカス属（腸球菌）に含まれる.

2　レンサ球菌の分類

　レンサ球菌の分類には，統一された使いやすいものがないので，①血液寒天培地による溶血性の有無と，②細胞壁多糖体の血清型（ランスフィールド［Lancefield］の群抗原）の2つの性質を組み合わせて行う.

a　溶血性による分類

　溶血毒＊を産生する菌は，血液寒天培地で培養すると種々の程度で赤血球を溶血させる．透明な溶血環を生じるものをβ溶血（完全溶血），緑色の溶血環を生じるものをα溶血（不完全溶血），溶血しないものをγ溶血（非溶血）という．β溶血するレンサ球菌としては化膿レンサ球菌があり，同菌が産生する溶血毒ストレプトリジンOに対する抗体AS（L）O（anti-streptolysin O）は，同菌の感染後しばらくして血中に検出されるため検査に用いられる．一方，α溶血するものとしては肺炎レンサ球菌や口腔レンサ球菌などがある.

b **細胞壁多糖体の血清型（ランスフィールドの群抗原）による分類**

　細胞壁に含まれる多糖類の抗原性（異なる抗体をつくる性質）によって A 〜 H，K 〜 V の 20 型に分類できる．A 群（化膿レンサ球菌），B 群（アガラクチア菌），D 群（エンテロコッカス属に含まれる腸球菌の仲間），G 群などが臨床的に重要であるが，肺炎レンサ球菌や口腔レンサ球菌は群抗原をもたない．

3 | 主なレンサ球菌の仲間

a **化膿レンサ球菌（A 群 β 溶血性レンサ球菌［溶レン〈連〉菌］，ストレプトコッカス・ピオゲネス）** *Streptococcus pyogenes*

1）化膿レンサ球菌とは

　β 溶血性で発赤毒（発熱毒）や溶血毒などの毒素を産生し，病原性に関与する．一部のヒトの咽頭に常在している．

2）化膿レンサ球菌が引き起こす疾患

　感染後すぐに起こる急性感染症と，免疫学的機序で起こる（感染後）続発症に分けて考えるとわかりやすい．

＜急性感染症＞

①化膿性疾患：化膿レンサ球菌は黄色ブドウ球菌に次いで重要な化膿菌である．咽頭炎[9]・扁桃炎や扁桃周囲膿瘍などをきたす．また皮膚感染症として伝染性膿痂疹（とびひ）や蜂窩織炎をきたす．

②猩紅熱：咽頭炎の局所で産生された化膿レンサ球菌による発赤毒が血行性に皮膚に働き，全身に紅斑やイチゴ舌を生じる．現在ではまれ．

③劇症型溶血性レンサ球菌感染症 severe invasive streptococcal infection：レンサ球菌性毒素性ショック症候群（streptococcal toxic shock syndrome：STSS）あるいは毒素性ショック様症候群（toxic shock-like syndrome：TSLS）[10] ともよばれる．化膿レンサ球菌による局所感染から敗血症，壊死性筋膜炎，ショックから多臓器不全に進展する予後不良の疾患である．病因に不明な点が多い．

＜感染後続発症＞

①（溶血性レンサ球菌感染後）急性糸球体腎炎（acute poststreptococcal glomerulonephritis：AGN）：化膿レンサ球菌による咽頭炎・皮膚感染症の 1 〜 3 週後に浮腫・高血圧・肉眼的血尿・タンパク尿で発症する．本菌の可溶性抗原とその抗体による免疫複合体が腎糸球体基底膜に沈着して起こる，Ⅲ型アレルギー[11] の機序が考えられている．

②急性リウマチ熱：化膿レンサ球菌による咽頭炎の 1 〜 4 週後に関節炎，心筋炎など多彩な症状を呈する．反復すると心弁膜症をきたす．現在ではまれ．本菌の菌体成分と心筋組織などに共通抗原性があることが原因と疑われている．

[9] p.227, 咽頭炎

[10] p.272, STSS, TSLS

[11] p.161, Ⅲ型アレルギー

3）化膿レンサ球菌感染症の治療

ペニシリン系抗菌薬が有効であり，耐性菌は事実上問題になっていない．

b 肺炎レンサ球菌（ストレプトコッカス・ニューモニエ）*Streptococcus pneumoniae*

1）肺炎レンサ球菌とは

肺炎レンサ球菌は肺炎球菌ともいう．双球菌様の形態を示すため，かつては肺炎双球菌とよばれた．α溶血性．健康保菌者が存在する．莢膜（約90種の血清型がある）をもち，莢膜は病原性に関与するためワクチンの成分として用いられる．

2）肺炎レンサ球菌が引き起こす疾患

①肺炎：大葉性肺炎*をきたす．市中肺炎[12]の約2割を占める．インフルエンザなどのウイルス感染症に続発することが多い．

②細菌性髄膜炎[13]：小児・成人の細菌性髄膜炎の起因菌として重要である．

③その他：乳幼児の中耳炎の起因菌としても重要である．

3）肺炎レンサ球菌感染症の予防・治療

ペニシリン系抗菌薬に対する耐性菌が増加している（ペニシリン耐性肺炎球菌 penicillin resistant *S. pneumoniae*：PRSP）．PRSPはペニシリン系のみならず，マクロライド系など他の系統の抗菌薬に対する耐性をもつ場合がある．予防にはワクチンが用いられる．

もう少しくわしく **肺炎球菌ワクチン**

現行の肺炎球菌ワクチンには23価多糖体ワクチン（ニューモバックス®NP）と13価結合型ワクチン（プレベナー13®）の2種類がある．多糖体ワクチンは23血清型の莢膜多糖体を混合したものであるが，抗原性が強くないので2歳未満の乳児には効果が期待できない．一方，結合型ワクチンは13血清型の莢膜多糖体おのおのをキャリアタンパク（ジフテリアトキソイドを用いている）と化学的に結合させることで抗原性を高めたものであり，乳児にも効果がある．

---

c アガラクチア菌（ストレプトコッカス・アガラクティエ）*Streptococcus agalactiae*（B群レンサ球菌）

B群レンサ球菌ともよばれる．多くの菌株でβ溶血性．成人女性の20％程度は腟に本菌を保菌しており，新生児に産道感染して髄膜炎や敗血症をきたすことがある（母子感染[14]）．

d 口腔レンサ球菌（緑色レンサ球菌［緑レン菌］/ビリダンスレンサ球菌）viridans group *streptococci*

ヒトの口腔内に常在し，α溶血を呈し，ランスフィールドの群抗原をもたない一群の菌をこのように称する．一部は齲歯（むし歯）や歯周病の原因と

＊**大葉性肺炎**
ヒトの肺は右が上葉・中葉・下葉の3つに，左が上葉・下葉の2つに大きく分かれるが，1つの葉全体が侵されたような形で発症する肺炎をいう．

[12] p.231，市中肺炎・院内肺炎
[13] p.262，急性細菌性髄膜炎

[14] p.289，母子感染

緑色レンサ球菌の名前の由来
α溶血とは緑色の溶血環を生じるもの．本菌はα溶血であることから緑色レンサ球菌の名がついた．ただし，これは通称名であって，正式な細菌学的分類の名称ではない．

なり，また抜歯後に菌血症を経て感染性心内膜炎の原因となるものがある．

e 腸球菌（エンテロコッカス属の細菌）

　ヒトの疾患と関連するものとしてフェーカリス菌（エンテロコッカス・フェカーリス *Enterococcus faecalis*）と，（エンテロコッカス・フェシウム *E. faecium*）がある．院内感染と関連する多剤耐性菌としてバンコマイシン耐性腸球菌（VRE）が知られており，とくに *E. faecium* で耐性化率が高い．

3 グラム陰性球菌

代表的なグラム陰性球菌

● ナイセリア属
　淋菌

　髄膜炎菌
● モラクセラ・カタラリス

　グラム陰性球菌（Gram-negative cocci：GNC）として，ナイセリア属に含まれる淋菌，髄膜炎菌と，モラクセラ属に含まれるモラクセラ・カタラリスが臨床的に重要である．主なグラム陰性球菌を以下に示す．

A ナイセリア属 genus *Neisseria*

　ヒトに病原性があるのは淋菌^{りんきん}と髄膜炎菌である．ナイセリア属に含まれるその他の菌種は口腔内の常在菌であり，まれに免疫不全者に日和見感染症を起こすことがあり，また淋菌性咽頭炎の診断の際に鑑別が問題となる．

1 淋菌（ナイセリア・ゴノレエ） *Neisseria gonorrhoeae*

a 淋菌とは

　球菌といわれるが実際には腎臓型・ソラマメ型をしており，2個の細菌が凹んだほうを向かいあわせにしている双球菌の形態を取る（**図3-4**）．高温，低温，乾燥状態いずれにも弱い．培養用検体は冷蔵庫に入れてはならず，速やかに培養するか，運搬培地を用いなければならない．

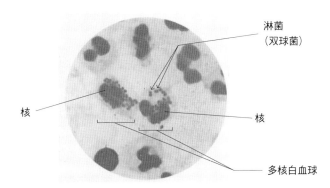

図3-4　淋菌（グラム染色像）
多核白血球に貪食されたグラム陰性双球菌が観察される．

b 淋菌が引き起こす疾患

[1] p.285，淋菌感染症

淋菌感染症[1]を起こす．通常は性感染症である．オーラルセックスによる淋菌性咽頭炎，アナルセックスによる淋菌性直腸炎もある．母子感染して新生児に結膜炎（膿漏眼）をきたすことがある．まれに敗血症をきたすことがあり，その場合は心内膜炎・髄膜炎などを伴うことがある（播種性淋菌感染症）．

c 淋菌感染症の治療

淋菌感染症[1]を参照のこと．

2 │ 髄膜炎菌（ナイセリア・メニンジティディス）*Neisseria meningitidis*

a 髄膜炎菌とは

淋菌と同様にグラム陰性の双球菌である．患者から分離されてすぐの菌は莢膜をもっているが，培養を継続すると莢膜は見られなくなる．培養条件なども淋菌と同様である．高温・低温・乾燥などの条件にきわめて弱いのも淋菌と同様である．

莢膜多糖体の抗原性によりヒトに病原性のある菌は A，B，C，D，X，Y，Z，29E，W135 の9血清型に分類される．

b 髄膜炎菌が引き起こす疾患

[2] p.262，急性細菌性髄膜炎

流行性髄膜炎[2]を起こす．日本では例数は多くないが，サハラ以南のアフリカから中東にかけてのいわゆる髄膜炎ベルト（meningitis belt）で流行している．また欧米では寄宿舎での集団発生がみられる．

髄膜炎菌による菌血症がさらに進展すると全身感染症である侵襲性髄膜炎菌感染症となり，高熱，皮膚の出血斑などをみる．さらに副腎不全が合併するとウォーターハウス-フリデリクセン症候群（Waterhouse-Friderichsen syndrome）といわれ，しばしば致死的である（図3-5）．

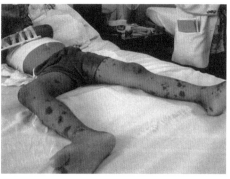

図3-5　髄膜炎菌感染症
（電撃紫斑，ウォーターハウス-フリデリクセン症候群）
［写真提供：森松伸一］

C 髄膜炎菌感染症の予防・治療

　βラクタマーゼ非産生菌であればアンピシリンなどで治療可能であるが，通常はセフトリアキソンなどの髄液移行のよいセフェム系抗菌薬を用いる．

　予防として莢膜多糖体抗原をジフテリアトキソイドと結合させた4価髄膜炎菌ワクチン（ジフテリアトキソイド結合体）（メナクトラ®）があり，免疫効果が高い．

B モラクセラ・カタラリス *Moraxella catarrhalis*

　臨床的に問題となるグラム陰性球菌で，ナイセリア属以外のものでは本菌がもっとも重要である．形態的にはナイセリア属の細菌と区別がつかない．もともとは鼻咽腔粘膜など上気道の常在菌であるが，成人に肺炎を，小児には中耳炎，副鼻腔炎，結膜炎を起こす菌として重要である．まれに菌血症・髄膜炎・心内膜炎などをきたすことがある．

　臨床分離株はほとんどがβラクタマーゼ産生菌であるので，ペニシリン系薬は無効である．βラクタマーゼ阻害薬配合ペニシリン系薬，マクロライド系薬，ニューキノロン系薬などを用いる．

4 | グラム陰性好気性桿菌

代表的なグラム陰性好気性桿菌

- シュードモナス属
  緑膿菌
- ステノトロホモナス属
  ステノトロホモナス・マルトフィリア
- バークホルデリア属
  バークホルデリア・セパシア
- アシネトバクター属
- アシネトバクター・バウマニ
- ボルデテラ属
  百日咳菌
- レジオネラ属
  レジオネラ・ニューモフィラ
- コクシエラ属
  コクシエラ・バーネッティ

　グラム陰性桿菌（Gram-negative rods：GNR）は病原性を示す菌種が多く含まれるグループである．中でもグラム陰性好気性桿菌の多くは自然界に広く分布している土壌・水圏細菌であり，栄養要求性が低く，栄養分の乏しい湿潤環境でも増殖可能という特徴をもつ．ヒトの生活環境中にも多く存在しており，院内感染，日和見感染症[1]の原因菌となるブドウ糖非発酵グラム陰性桿菌（NF-GNR）[2]とよばれる一群が含まれ，医療関連感染上の問題となっている．主なグラム陰性好気性桿菌を以下に示す．

[1] p.297，日和見感染症
[2] p.297，NF-GNR

A　シュードモナス属 genus *Pseudomonas* とその仲間

> **シュードモナス属とその仲間**
> ステノトロホモナス属やバークホルデリア属は，以前シュードモナス属の一部であったが，現在は独立した属として再分類されている．

　緑膿菌に代表されるシュードモナス属は，自然界に広く分布している土壌・水圏細菌であり湿潤環境を好む．一部の種はヒト，動物，植物に対し病原性を示し，消毒薬や抗菌薬に対する自然抵抗性を備えている特徴がある．

1 | 緑膿菌（シュードモナス・エルジノーサ）*Pseudomonas aeruginosa*

a 緑膿菌とは

　湿潤環境を好み，医療施設内を含む自然界に広く分布する．各種プロテアーゼ，エクソトキシンA，ヘモリジンなどの酵素・毒素を産生し病原性を示すが，健康なヒトに感染することはまれである．特有の金属臭を放ち，緑色の色素（ピオシアニン）を産生するため，病巣からの分泌物が緑色になることが菌名の由来となっている（図3-6）．

b 緑膿菌が引き起こす疾患

　代表的な日和見感染症原因菌であり[1]，免疫能の低下した患者には気道感染症，肺炎，髄膜炎，菌血症，尿路感染症を起こす．また，褥瘡[3]や手術創部などにも感染する．

[3] p.293，高齢者に多い病態としての褥瘡

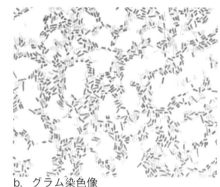

a．ピオシアニン（緑色色素）産生　　b．グラム染色像

図 3-6　緑膿菌

a：ピオシアニン産生により緑色に呈色した最小寒天培地. 多くの菌株は緑色色素を産生するが, 赤色や褐色, 黄緑色の色素を産生する菌株, 色素産生しない菌株もある.

b：グラム染色ではやや薄い赤色となる陰性を示し, 細長い桿状となる（培養条件により異なる）. アルギン酸などの粘質物を産生するムコイド型では, 菌体の周囲に淡い橙褐色の層が見られる.

c　緑膿菌感染症の治療

　　緑膿菌は元来, 消毒薬や抗菌薬に対する自然抵抗性が高い細菌である. 抗緑膿菌薬として, メロペネム, アミカシン, シプロフロキサシンなどがあげられるが, これらに対する耐性遺伝子の獲得や, 染色体の変異によって生じた多剤耐性緑膿菌（MDRP）[4] が散見され, 問題となっている.

[4] p.305, MDRP

2 | その他のシュードモナス属

　　臨床では蛍光菌（シュードモナス・フルオレッセンス *P. fluorescens*）, シュードモナス・プチダ *P. putida* などが検出される. 緑膿菌と比べ病原性は低いが, 消毒薬や抗菌薬に自然抵抗性を示し, 気道感染症, 肺炎, 髄膜炎, 菌血症, 尿路感染症などの日和見感染症を起こす点は共通している.

3 | ステノトロホモナス・マルトフィリア *Stenotrophomonas maltophilia*

　　自然界に広く分布しており, 淡黄色のコロニーを形成する. 医療施設内では, シンク, 浴室, ネブライザー, 人工呼吸器など湿潤な環境に生息する. 日和見感染症原因菌であり, 免疫能の低下したヒトには気道感染症, 肺炎, 髄膜炎, 菌血症, 尿路感染症を起こす.

4 | バークホルデリア・セパシア *Burkholderia cepacia*

　　土壌や医療施設内の水回りに生息する日和見感染症原因菌である. 逆性石けんやクロルヘキシジンなどの消毒液に抵抗性を示すことから, 消毒薬の汚染に注意を払う必要がある. 免疫能の低下したヒトには気道感染症, 肺炎, 髄膜炎, 菌血症, 尿路感染症を起こす.

B その他の臨床上問題となる主なグラム陰性好気性桿菌

[5] p.299, アシネトバクター属

1 アシネトバクター・バウマニ *Acinetobacter baumannii* [5]

日和見感染症原因菌であり，免疫能の低下した患者には肺炎，髄膜炎，菌血症，尿路感染症を起こす．代表的なブドウ糖非発酵グラム陰性桿菌（NF-GNR）であるが，湿潤環境に偏在しているシュードモナス属，ステノトロホモナス属，バークホルデリア属などと異なり，乾燥した環境下でも長期間生息できる特徴をもつ．よって，医療施設環境内で拡散した場合，排除が困難となる．抗菌薬に対し耐性能を獲得した**多剤耐性アシネトバクター（MDRA）**[6]の出現が問題となっている．

[6] p.305, MDRA

[7] p.226, 百日咳

2 百日咳菌（ボルデテラ・パーツシス）*Bordetella pertussis* [7]

百日咳の原因菌であり，感染力が強い．百日咳毒素による気管支周辺の炎症，上皮細胞の壊死をもたらし，長期間の咳を伴う．検体からの分離にはボルデー・ジャング（Bordet-Gengou）培地*を選択培地として用いる．ワクチンが有効であり，ジフテリアトキソイド，破傷風トキソイド，不活化ポリオワクチンとともに４種混合ワクチン（DPT-IPV）として接種される．

*ボルデー・ジャング培地
ボルデテラ属の選択培地．血液を加えた寒天培地では，４日程度培養すると真珠色の小さなコロニーをつくり，周辺に弱い溶血を示す．

3 レジオネラ・ニューモフィラ *Legionella pneumophila*

自然界に広く分布する土壌・水圏細菌である．汚染された空調冷却塔，循環濾過式浴槽（24時間風呂），噴水などで発生するエアロゾル*を吸引することで感染し，レジオネラ肺炎を起こす．軽症例は肺炎を起こさず発熱のみがみられ，ポンティアック熱とよばれる．

*エアロゾル
空気中に浮遊する微小な液体または固体の粒子．細かく飛び散った水滴に菌体が含まれ経気道感染する．

4 コクシエラ・バーネッティ *Coxiella burnetii*

インフルエンザ様の症状を示す**Q熱**（Query fever）（もとは「不明熱」の意）の原因菌であり，ヒツジやウシ，ネコなどを介して感染する人獣共通感染症[8]である．当初，節足動物媒介性であったことからリケッチア属[9]に分類されていたが，汚染された塵埃などによる経気道感染，乳製品による経口感染が確認され，独立した属として再分類されている．

[8] p.313, 人獣共通感染症
[9] p.70, リケッチア

5 その他のグラム陰性好気性桿菌

人獣共通感染症であり，ブルセラ症を起こすブルセラ属の細菌，野兎病を起こすフランシセラ属の野兎病菌（*Francisella tularensis* subsp. *tularensis*），ネコひっかき病を起こすバルトネラ・ヘンゼレ *Bartonella henselae* などがある．

5 | グラム陰性通性嫌気性桿菌

代表的なグラム陰性通性嫌気性桿菌

〈腸内細菌科〉
- エシェリキア属
  大腸菌
- サルモネラ属
  腸チフス菌
  パラチフスＡ菌
- 赤痢菌属
  赤痢菌
- クレブシエラ属
  肺炎桿菌
- エルシニア属
  ペスト菌
  腸炎エルシニア

偽結核菌
- セラチア属
  霊菌
- エンテロバクター属
- プロテウス属
〈ビブリオ科〉
- ビブリオ属
  コレラ菌
  腸炎ビブリオ
〈パスツレラ科〉
- ヘモフィルス属
  インフルエンザ菌
  軟性下疳菌

　グラム陰性桿菌（GNR）を構成するグラム陰性通性嫌気性桿菌には，腸管感染症や食中毒の原因菌となる腸内細菌科，ビブリオ科，パスツレラ科などが含まれる．酸素の有無にかかわらず増殖可能であり，発酵によりエネルギーを獲得するが，大腸菌などは好気的条件下では呼吸によってエネルギーを得ることで，より良好に増殖できる．主なグラム陰性通性嫌気性桿菌を以下に示す．

A 腸内細菌科

　病原性が強い系統の菌が存在するエシェリキア属，サルモネラ属，赤痢菌属，エルシニア属や，日和見感染症の原因となるセラチア属などが含まれる．腸内細菌科細菌はブドウ糖を発酵するなど特定の性状をもとにした分類集団であり，腸内細菌叢構成種✎と同意ではない．近年，とくに大腸菌や肺炎桿菌における ESBL 産生菌[1] やカルバペネム耐性腸内細菌科細菌（CRE）[2] の拡散が大きな問題となっている．

1 エシェリキア属 genus *Escherichia*

　大腸菌 *Escherichia coli*，*E. albertii*，*E. blattae* などが含まれる．臨床で問題となるエシェリキア属の多くは大腸菌である．

a 大腸菌（エシェリキア・コリ）とは

　ヒトや動物の腸管，とくに大腸に常在する正常細菌叢構成種であり，周毛

✎ **腸内細菌叢構成種**

実際にヒトの腸管内に常在している細菌であり，嫌気性菌であるバクテロイデス属，クロストリジウム属，ビフィドバクテリウム属などが主要な構成種となる．腸内細菌科細菌の一部（大腸菌など）も含まれるが定義が異なり混同されやすい．

[1] p.305, βラクタマーゼ
[2] p.345, CRE

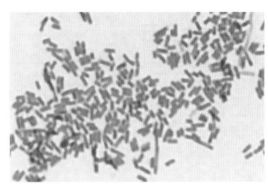

図 3-7　大腸菌
グラム染色では赤色となる陰性を示し，太く短い桿状となる（培養条件により異なる）．周毛性の鞭毛をもつが，グラム染色での確認は困難である．

＊大腸菌群

大腸菌群とは加工食品などにおいて，汚染の判定基準として公衆衛生上便宜的に用いる細菌群である．好気性または通性嫌気性のグラム陰性無芽胞の桿菌で，大腸菌だけでなくシトロバクター *Citrobacter* 属，クレブシエラ属などの腸内細菌科細菌や，土壌水圏細菌のエロモナス *Aeromonas* 属なども含まれる．

産業を支える微生物

大腸菌へのヒトインスリン遺伝子やヒト成長ホルモン遺伝子の導入など，遺伝子工学的手法による医薬品の製造や，アミノ酸などの有用物質産生産業の発展に貢献している．

異所性感染症

尿路感染症を起こす大腸菌（尿路病原性大腸菌 uropathogenic *E.coli* [UPEC]）では，S線毛やPap線毛など尿細管や糸球体に定着するための特殊な定着因子をもつことが明らかになっている．

[3] p.240, EHEC 感染症

＊ベロ毒素（VT）

リボソームに作用してタンパク質合成を阻害する働きをもち，細胞死へ誘導する．赤痢菌および大腸菌で産生され相同性が高いことから，ファージによる水平伝播が生じたと考えられている．

[4] p.241, O157：H7：K9とは

性鞭毛をもつ（**図3-7**）．大腸菌が飲食物から検出された場合，糞便などに直接的または間接的に汚染されていることを示し，他の病原微生物も混入している可能性が示唆される．よって他の大腸菌群＊とともに，飲食物の汚染指標として用いられる．また，生化学・分子生物学のモデル生物，医薬品をはじめとする産業を支える微生物としても重要な細菌である．

b　大腸菌が引き起こす疾患

一般的な菌体は腸管内に定着している限り無害であるが，腸管外の尿路・呼吸器などに侵入し増殖した場合は病原性を示し，異所性感染症を引き起こす．また一部の大腸菌は下痢を含む特異的な病原性を示し，腸管感染症を引き起こす．これらは下痢原性大腸菌とよばれ，以下の5種類に分類される．

1）腸管病原性大腸菌 enteropathogenic *E. coli*（EPEC）

腸管上皮細胞に付着し傷害を引き起こす．下痢を伴うサルモネラ症に似た症状を示す．

2）腸管侵入性大腸菌 enteroinvasive *E. coli*（EIEC）

大腸粘膜上皮細胞内に侵入し，細胞内で増殖・破壊して隣接細胞へ拡散する．粘血性の下痢を伴う赤痢に似た症状を示す．

3）毒素原性大腸菌 enterotoxigenic *E. coli*（ETEC）

耐熱性エンテロトキシン（ST）と易熱性エンテロトキシン（LT）の2種類の毒素を産生する．水溶性の下痢を伴うコレラに似た症状を示す．

4）腸管出血性大腸菌 enterohemorrhagic *E. coli*（EHEC）[3]

腸管上皮細胞に付着し，ベロ毒素（Vero toxin：VT）＊を産生することで血便と激しい腹痛を引き起こす．この毒素は志賀毒素（Shiga toxin：Stx）ともよばれ，重症化すると急性腎不全，溶血性貧血，血小板減少症を3主徴とする溶血性尿毒症症候群（HUS）や急性脳症などの合併症を伴う．とくにO157の血清型[4]を示す大腸菌に汚染された水，食品による集団食中毒が多く報告されている．

5）腸管凝集付着性大腸菌 enteroaggregative *E. coli*（**EAggEC**）

　菌体が凝集し塊となって細胞へ付着する特徴をもち，耐熱性エンテロトキシン（EAST-1）を産生する．軽度の下痢を伴う毒素原性大腸菌と似た症状を示す．

c 大腸菌感染症の治療

　治療には感染部位別にセフェム系やニューキノロン系などの抗菌薬を用いるが，いずれも耐性菌の出現に注意を払う必要がある．

[5] p.236, 消化器感染症・食中毒

2 サルモネラ属 genus *Salmonella* [5]

　動物の腸管や河川など自然界に広く分布し，周毛性鞭毛をもつ．サルモネラ・ボンゴリ *Salmonella bongori*，サルモネラ・エンテリカ *S. enterica*，サルモネラ・サブテラネア *S. subterranea* が含まれるが，*S. enterica* のみヒトに対し病原性を示す．サルモネラ属はこれまでに各種抗原の組み合わせにより，2,000 種以上の血清型に分類されてきたことから，菌名表記において血清型（serovar）を併記することが慣例となっている．

a 腸チフス菌（サルモネラ・ティフィ）*S. enterica* serovar *typhi*・パラチフスＡ菌（サルモネラ・パラティフィ）*S. enterica* serovar *parartyphi* とは

　患者や保菌者の糞便，汚染された水，食品に存在しヒトにのみ経口感染する．菌体が小腸に達すると粘膜に侵入し，リンパ組織内で増殖後，血中に入り全身へ移行する．

b 腸チフス菌・パラチフスＡ菌が引き起こす疾患と治療

　腸チフス菌による腸チフス，パラチフスＡ菌によるパラチフスを引き起こす．ともに高熱，バラ疹，脾腫，徐脈が特徴的な症状であり，合併症として腸出血，腸穿孔を伴う場合がある．確定診断には便や血液，胆汁などを検体とした培養検査が重要である．治療にはニューキノロン系やクロラムフェニコール系などの抗菌薬を用いる．回復した後も胆囊内などに保菌し続け，病後保菌者となる場合があることから，感染源として注意が必要である．パラチフスは腸チフスと比べ一般的に症状は軽いが，それぞれ感染症法で 3 類感染症に指定されている．

c その他のサルモネラ症

　ネズミチフス菌（サルモネラ・ティフィムリウム *S. enterica* serovar *typhimurium*）や腸炎菌（サルモネラ・エンテリティディス *S. enterica* serovar *enteritidis*）などの，腸チフス菌，パラチフスＡ菌以外の *S. enterica* は，サルモネラ食中毒の原因菌となる．汚染された飲食物の摂取により経口感染し，8 ～ 48 時間の潜伏期を経て発熱，嘔吐，下痢，腹痛などの食中毒症状を示す．発症には生菌が必要であり，典型的な感染侵入型食中毒[5] を引き起こす．夏場の発生が多く，鶏卵や生の鶏肉，ミドリガメなどのペットからの感染に注意が必要である．

3 赤痢菌属（シゲラ）genus *Shigella*

a 赤痢菌属とは

　患者や保菌者の糞便，汚染された水，食品に存在し経口感染する．鞭毛はなく非運動性で，10 ～ 100 個程度のわずかな菌体で感染が成立する．感染源がヒトであることから，上下水道の整備，衛生水準の向上とともにその発生は減少する．志賀赤痢菌（シゲラ・ディセンテリエ *Shigella dysenteriae*；A亜群），フレクスナー赤痢菌（シゲラ・フレクスネリ *S. flexneri*；B 亜群），ボイド赤痢菌（シゲラ・ボイディイ *S. boydii*；C 亜群），ソンネ（イ）赤痢菌（シゲラ・ソンネイ *S. sonnei*；D 亜群）の 4 菌種に分類され，それぞれ細胞侵入性の傷害を引き起こすが，志賀赤痢菌のみ強毒性の志賀毒素（ベロ毒素）を産生する．

b 赤痢菌が引き起こす疾患と治療

* しぶり腹
直腸の炎症により排便がない，または少量しか出ないのに頻回に便意をもよおす状態．テネスムスともいう．

　主症状は発熱，腹痛，粘血便であり，しぶり腹*の特徴を示す．治療に際し，ニューキノロン系薬，ホスホマイシンなどによる抗菌薬投与を行うが，近年，耐性菌の増加が懸念されている．

4 クレブシエラ属 genus *Klebsiella*

a クレブシエラ属とは

　土壌，水圏，食品，ヒトを含む動物の消化管など自然界に広く分布する．鞭毛はなく非運動性であり，多量の莢膜を産生する菌株では好中球などによる貪食に抵抗性を示す．

b クレブシエラ属菌が引き起こす疾患と治療

　免疫機能の低下したヒトにおいて，肺炎桿菌（クレブシエラ・ニューモニエ *Klebsiella pneumoniae*）やクレブシエラ・オキシトカ *K. oxytoca* が気道感染症，尿路感染症，敗血症，髄膜炎などの日和見感染症を引き起こす．従来，各種抗菌薬に感受性を示していたが，近年 ESBL 産生株やカルバペネム系耐性株による医療関連感染が問題となっている．

5 エルシニア属 genus *Yersinia*

　主に動物の腸内に存在しているが，ヒトに感染すると肺炎や食中毒の原因となる．

a ペスト菌（エルシニア・ペスティス）*Yersinia pestis*

　普段はネズミなどのげっ歯類に存在し，その血液を吸ったノミが次いでヒトを刺すことで感染が成立する．莢膜を形成することで貪食細胞から逃れる特徴をもつ．

　リンパ節に移行し増殖すると腺ペストとなり，リンパ節の炎症，腫瘍化，高熱，頻脈，出血傾向がみられる．腺ペストからさらに肺に移行，もしくはペス

ト患者から飛沫感染すると肺ペストとなり，重度の肺炎を引き起こす．さらに菌が血液中に入り敗血症ペストをきたすこともある．感染した場合，致死率が高くチアノーゼを起こすことから，中世では黒死病と恐れられた．現在は1類感染症に指定され，ストレプトマイシンなどによる治療が行われる．

b 腸炎エルシニア（エルシニア・エンテロコリティカ）*Y. enterocolitica*・偽結核菌（エルシニア・シュードツベルクローシス）*Y. pseudotuberculosis*

汚染されたブタやヒツジなどの肉からの経口感染による，感染型食中毒の原因菌となる．下痢，腹痛などの腸管症状に加え，頭痛，咳，咽頭痛など多岐にわたる症状を示す．テトラサイクリン系，アミノグリコシド系の抗菌薬による治療が行われる．

6 セラチア属 genus *Serratia*

[6] p.297, 日和見感染症

土壌・水圏細菌であり，医療施設内の水回りにも生息する日和見感染症原因菌である[6]．霊菌（セラチア・マルセッセンス *Serratia marcescens*）による気道感染症，尿路感染症，敗血症が多い．点滴や輸液ルート，ネブライザーなどの汚染による医療関連感染が報告されており，多剤耐性化の進行も問題となっている．

7 その他の腸内細菌科細菌

[7] p.70, リケッチア

エンテロバクター *Enterobacter* 属，プロテウス *Proteus* 属などが糞便中に存在し，尿路感染症，日和見感染症の起因菌となる．エンテロバクター属は医療従事者の手指，非経口栄養溶液，医療用器具などの汚染による医療関連感染を引き起こすことが多い．プロテウス属の一部は，発疹チフスやツツガムシ病のリケッチアと共通抗原をもつことから，これらの診断（ワイル-フェリックス反応［Weil-Felix reaction］）に用いられる[7]．

B ビブリオ科 family *Vibrio* ビブリオ属 genus *Vibrio*

海水や河川などの水圏に広く分布し，そこに生息する魚介類にも常在する．耐塩性または好塩性で，鞭毛による運動性をもつ．

[8] p.242, コレラ

1 コレラ菌（ビブリオ・コレレ）*Vibrio cholerae* [8]

ヒトの腸内で増殖し，糞便により汚染された水，食品を介して経口感染する．血清型のO1型，およびO139型の一部はコレラ毒素を産生し，嘔吐および激しい水溶性下痢（米のとぎ汁様）を引き起こす．コレラ毒素産生菌による感染症をコレラとよび，3類感染症に指定されている．治療は下痢による脱水症を防ぐことが重要であり，輸液での水分と電解質の補給を行う（図3-8）．

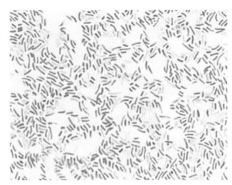

図3-8　コレラ菌
グラム染色では赤色となる陰性を示し，やや湾曲している．1本の極鞭毛をもつが，細く切れやすいためグラム染色での確認は困難である．

[9] p.236, 消化器感染症・食中毒

2 　腸炎ビブリオ（ビブリオ・パラヘモリティカス）*V. parahaemolyticus*[9]

　海水中に生息する好塩菌であり，増殖には1〜8%の塩化ナトリウムを必要とする．汚染された魚介類を生食すると下痢，腹痛，嘔吐，発熱を生じるため，以前は日本で多発する感染型食中毒原因菌として知られていた．現在は，流通システムの整備などにより発生件数は激減している．

3 　その他のビブリオ属

　感染型食中毒原因菌であるビブリオ・フルビアリス *V. fluvialis* やビブリオ・ミミカス *V. mimicus*，肝硬変や糖尿病など基礎疾患をもつ患者に経口または創傷感染して敗血症や壊死性筋膜炎など致死性疾患を引き起こすビブリオ・バルニフィカス *V. vulnificus*[10] が知られている．

[10] p.272, ビブリオ・バルニフィカスによる創感染症

> **インフルエンザ菌**
> パイフェル（Pfeiffer）が1892年にインフルエンザ患者の痰から分離し誤ってインフルエンザの原因菌と命名したことに由来する．インフルエンザに続発する肺炎や中耳炎の原因菌としては依然重要である．

C 　パスツレラ科 family *Pasteurella* ヘモフィルス属 genus *Haemophilus*

　ヒトや動物の上気道常在菌が多く，鞭毛はもたない．桿菌であるが，培養条件により形態を大きく変化させる特徴がある．

1 　インフルエンザ菌（ヘモフィルス・インフルエンゼ）*Haemophilus influenzae*

　ヒトの上気道常在菌で，気道感染症，中耳炎，副鼻腔炎，髄膜炎などの原因となる．とくにb型抗原の莢膜を産生する株はHibとよばれ，乳幼児に肺炎，髄膜炎，敗血症を引き起こすことから，Hibワクチンによる定期予防接種が導入されている[11]．

> **b型抗原の莢膜**
> インフルエンザ菌は莢膜の有無により莢膜型と無莢膜型に分けられる．さらに，莢膜型はその抗原性によりa〜fの6つの型に分けられ，とくにb型抗原の莢膜産生株をHibとよぶ．

2 　軟性下疳菌（ヘモフィルス・デュクレイ）*Haemophilus ducreyi*

　陰部潰瘍と鼠径リンパ節腫脹を伴う性感染症の原因菌である．軟らかい痛みを伴う膿疱，潰瘍（軟性下疳）を形成する．

[11] p.171, 成分ワクチン

6 グラム陽性桿菌

代表的なグラム陽性桿菌

〈有芽胞菌〉
- バシラス属
  炭疽菌
  セレウス菌
  枯草菌
- クロストリジウム属
  破傷風菌
  ボツリヌス菌
  ウェルシュ菌
- クロストリジオイデス属
  ディフィシル菌
〈CMN グループ〉
- コリネバクテリウム属

ジフテリア菌
ウルセランス菌
偽ジフテリア菌
- 放線菌
  ノカルジア属
  アクチノミセス属
〈その他〉
- ラクトバシラス属
- ビフィドバクテリウム属
- アクネ菌
- リステリア・モノサイトゲネス

グラム陽性桿菌（Gram-positive rods：GPR）には以下のような仲間が含まれる.

①**有芽胞菌**：好気性のバシラス属，嫌気性のクロストリジウム属に含まれる細菌.

②**いわゆる CMN グループ**：細胞壁にミコール酸を含みカビ（真菌）に近い性質をもつ細菌が含まれる属の頭文字を並べたものである. C= コリネバクテリウム属，M= マイコバクテリウム属（抗酸菌[1]），N= 好気性のノカルジア属，嫌気性のアクチノミセス属などの放線菌の仲間.

③**その他のグラム陽性桿菌**：乳酸菌および類縁菌，リステリアなど.

[1] p.61, 抗酸菌

A 有芽胞菌

[2] p.25, 芽胞

有芽胞菌は芽胞をもつグラム陽性桿菌で，そのような菌が産生する芽胞[2]は熱や消毒薬に抵抗性であり，感染制御において重要となる.

1 バシラス属 genus *Bacillus*

大型のグラム陽性桿菌で，長軸方向に配列し，竹の節のようにみえる. 医学領域で重要な細菌としては以下のものがある.

a 炭疽菌（バシラス・アンシラシス）*Bacillus anthracis*

[3] p.272, 皮膚炭疽
　　 p.313, 人獣共通感染症

人獣共通感染症である炭疽（anthrax）[3]をきたす. バイオテロに用いられる可能性が危惧されており，実際に米国で 2001 年，郵便物を介した事件によ

り死者が出ている.

b　セレウス菌（バシラス・セレウス） *Bacillus cereus*

　環境中に広く分布し，食物を腐らせる腐生菌として一般的である．産生する腸管毒（エンテロトキシン）による下痢型食中毒，別の毒素である嘔吐毒による嘔吐型食中毒の原因となるが，眼外傷後の眼内炎やまれに菌血症を起こすこともある.

[4] p.26, 図2-7

c　枯草菌（バシラス・サブティリス） *Bacillus subtilis* [4]

　環境中に広く分布しており，納豆菌も本菌に含まれる．基本的に病原性がないため，消毒薬や滅菌法の検定などに用いられる.

2 クロストリジウム属 genus *Clostridium* ・クロストリジオイデス属 genus *Clostridioides*

　偏性嫌気性の有芽胞菌である．ヒトに病気を起こすものとして以下の菌が重要である.

[5] p.266, 破傷風

a　破傷風菌（クロストリジウム・テタニ） *Clostridium tetani* [5]

　土壌の常在菌であり，傷口から侵入し嫌気的な環境となったところで増殖し毒素を産生，その毒素が強直性けいれんをきたすことで破傷風を起こす.

b　ボツリヌス菌（クロストリジウム・ボツリヌム） *Clostridium botulinum*

　土壌の常在菌である．食品中で本菌が増殖してボツリヌス毒素を産生し，その毒素を摂食することでボツリヌス中毒を起こす（食餌性ボツリヌス症）．乳児の場合は生菌を摂取し腸内で毒素を産生することで中毒が起こる（乳児ボツ

[6] p.244, 乳児ボツリヌス症

リヌス症 [6]）．ボツリヌス毒素は筋肉に弛緩性麻痺を起こすため，呼吸筋麻痺で死亡することがある．ボツリヌス毒素は地上最強の自然毒といわれているが，ジストニアや特発性顔面けいれんなど，筋肉の過緊張によって起こる疾患の治療にも用いられる.

c　ウェルシュ菌（クロストリジウム・パーフリンゲンス） *Clostridium perfringens*

[7] p.243, 細菌性食中毒
[8] p.272, ガス壊疽

　土壌の常在菌である．食品中に混入すると食中毒 [7] を起こす．創傷に侵入し嫌気的条件になるとガスを産生しガス壊疽 [8] を起こす.

d　ディフィシル菌（クロストリジオイデス・ディフィシル） *Clostridioides difficile*

[9] p.306, 菌交代症
[10] p.351, ディフィシル菌感染症

　環境常在菌でもあるが一部のヒトの腸管内にも常在している．トキシンAとBの2種類の毒素を産生する．抗菌薬投与後の菌交代症 [9] としての偽膜性腸炎 [10] の原因となる.

B　CMN グループ

1　CMN グループ①：コリネバクテリウム属 genus *Corynebacterium*

coryne は棍棒（こんぼう）を意味する．W 字様，V 字様または柵状といわれる特徴的な配列を示す．

a　ジフテリア菌（コリネバクテリウム・ジフテリエ）*Corynebacterium diphtheriae* [11]

[11] p.229, クループ・急性咽頭蓋炎

ジフテリアを起こす．ジフテリアは咽頭扁桃に偽膜をきたす疾患で，気道閉塞による死亡や，菌が産生するジフテリア毒素が血中に入り心臓・腎臓などに障害を起こす．予防にはトキソイドワクチンが，治療には抗毒素血清が用いられる．感染症法で規定された 2 類感染症である．戦後日本でも大流行があったが，その後ワクチンが普及し，現在では発生はほとんどみられていない．

b　ジフテリア菌以外のコリネバクテリウム属

ウルセランス菌（コリネバクテリウム・アルセランス *Corynebacterium ulcerans*）のなかにはジフテリア毒素を産生するものがあり，その場合はジフテリア様疾患を起こす．2018 年に日本でも同菌感染症による死者が出た．また，偽ジフテリア菌（コリネバクテリウム・シュードジフテリティカム *Corynebacterium pseudodiphtheriticum*）は口腔内常在菌であり病気を起こさない．

2　CMN グループ②：マイコバクテリウム属（抗酸菌）の仲間

[12] p.61, 抗酸菌

抗酸菌[12] を参照．

3　CMN グループ③：放線菌 の仲間

放線菌

形態的に不定形で分岐状，菌糸状の形態をとる特殊な細菌を便宜的に放線菌（群）ということがある．

放線菌群では好気性のノカルジア属と嫌気性のアクチノミセス属がヒトに対する病原性からみて重要である．

a　ノカルジア属 genus *Nocardia*

分枝した菌体をもち，真菌の菌糸のように発育する．病原性が弱いので日和見感染の原因となる．肺炎・肺膿瘍（肺ノカルジア症），菌血症から脳膿瘍などをつくる全身型，皮膚に菌腫をつくる皮膚ノカルジア症などの病態がある．

b　アクチノミセス属 genus *Actinomyces*

嫌気性の放線菌である．菌糸状に発育し，病巣中に菌塊（Druse，ドイツ語でドルーゼ）をつくるなど，真菌に性質が似ている．環境常在菌でありヒト口腔内などにも常在しており，皮膚などに肉芽腫や膿瘍をつくる．抗菌薬治療で効果がないときは外科的に切除することが必要な場合がある．

C　その他のグラム陽性桿菌

1　ラクトバシラス属 genus *Lactobacillus*

チーズや乳酸菌飲料の発酵に用いる菌である．成人女性の膣内に常在し，膣上皮のグリコーゲンを分解して乳酸を産生，膣内を酸性に保つことで雑菌の定着を防ぐ働きがある（デーデルライン桿菌）．

2　ビフィドバクテリウム属 genus *Bifidobacterium*

いわゆるビフィズス菌の仲間であり，母乳栄養児の腸内細菌叢で優勢であることが知られている．またプロバイオティクスとして用いられている[13]．

[13] p.33，常在細菌叢
　　 p.166．感染防御免疫

3　アクネ菌（プロピオニバクテリウム・アクネス）*Propionibacterium acnes*

皮膚の正常細菌叢であるが，皮脂分泌の状態によってはざ瘡（にきび）の原因となる．

4　リステリア・モノサイトゲネス *Listeria monocytogenes*

環境中，あるいは動物が保菌しており，人獣共通感染症の原因でもある．乳製品が原因の食中毒，敗血症や髄膜炎[14]をきたすことがある．

[14] p.262，髄膜炎

7 | 抗酸菌

代表的な抗酸菌

- ● マイコバクテリウム属
  ヒト型結核菌
  ウシ型結核菌

非結核性抗酸菌
らい菌

マイコバクテリウム属 genus *Mycobacterium* の菌を抗酸菌という．*myco*（真菌）＋*bacterium*（細菌）の語幹のとおり，細胞壁にミコール酸を含み（CMN グループ[1]），ある意味，カビ（真菌）と細菌の中間的な性質をもち，グラム陽性菌に分類される（実際にはグラム染色を含め各種染色に難染性であり，抗酸染色で赤紫色に染色される）．抗酸菌の特徴となる**抗酸性**（acid-fast）とは酸に耐えて成育できるという意味ではなく，難染性であるが濃い染色液で加温するなど（**チール−ネールゼン**［Ziehl-Neelsen method］染色などの抗酸性染色法）していったん染色されると，酸で洗っても脱色されないという性質を表したものである．

[1] p.59, CMN グループ

抗酸菌は迅速発育菌群を除き，発育が極端に遅い．通常の細菌は一昼夜でコロニーが形成されるが，結核菌では 3 〜 8 週を要する．培養には小川培地が用いられる．

細胞壁に高分子炭化水素である「ろう」様物質を多く含み，乾燥や消毒薬に抵抗性である．とくに消毒薬に対しては芽胞に次ぐ**抵抗性**を示すため注意が必要である．

小川培地の組成

- ・全卵液（栄養分であるとともに培地を固めて乾燥を防ぐ意味がある）
- ・マラカイトグリーン（雑菌の増殖を防ぐ色素）
- ・グリセロール（栄養分）
- ・リン酸二水素カリウム（雑菌の増殖を防ぐ）
- ・グルタミン酸ナトリウム（栄養分）

A 抗酸菌の分類

①結核菌群，②培養不能菌と③それ以外の非結核性抗酸菌に分類するのが一般的である．非結核性抗酸菌はコロニーの色や性状から**ラニヨン**（Runyon）**の分類**の I 〜 IV 群に分ける．IV 群が迅速発育菌群である（**表 3-1**）．

B 主な抗酸菌

1 ヒト型結核菌（マイコバクテリウム・ツベルクローシス）
Mycobacterium tuberculosis [2]

[2] p.233, 結核

ヒトに結核をきたす．ヒト以外の動物に感染することもある．

表3-1 抗酸菌の分類（ヒトへの病原性があるもの）

結核菌群	ヒト型結核菌（*M. tuberculosis*），ウシ型結核菌（*M. bovis*），*M. africanum* など
非結核性抗酸菌	Ⅰ群：光発色菌（暗所ではクリーム色のコロニーであるが，光を当ててから増殖をつづけるとレモン色に発色する菌） *M. kansasii, M. marinum, M. simiae* など
	Ⅱ群：暗発色菌（暗所で培養してもすでにコロニーがレモン色に発色している菌） *M. scrofulaceum, M. szulgai, M. gordonae* など
	Ⅲ群：非発色菌（光に当ててもレモン色に発色しない菌） *M. avium, M. intracellulare, M. ulcerans* など
	Ⅳ群：迅速発育菌（ほかの抗酸菌と異なり，数日でコロニーを形成する菌．光発色性はさまざま） *M. fortuitum, M. chelonae, M. abscessus* など
培養不能菌	らい菌（*M. leprae*）

2 ウシ型結核菌（マイコバクテリウム・ボービス）*Mycobacterium bovis*

[3] p.170,（弱毒）生ワクチン

BCG株は結核予防のための生ワクチン[3] として用いられている．

3 非結核性抗酸菌 non-tuberculous mycobacteria（**NTM**）/mycobacteria other than tubercle bacilli（**MOTT**）

かつては非定型抗酸菌（atypical mycobacteria）とよばれていた．古くから光発色性などをもとにしたラニヨンの分類が用いられてきた．

[4] p.297, 日和見感染症

環境中（土壌や環境水など）に常在している．一部の菌種が日和見感染症[4]の原因となる．その場合でもヒト→ヒト感染はないので隔離の必要はない．頻度が高い非結核性抗酸菌症の原因菌として，マイコバクテリウム・カンサシイ *Mycobacterium kansasii*，マイコバクテリウム・イントラセルラーレ *M. intracellulare*，マイコバクテリウム・アビウム *M. avium* がある．*M. avium* と *M. intracellulare* は生化学的性状では区別しにくいので *M. avium* complex（MAC）とよばれていた．これらは肺結核類似の症状を起こす．エイズ

[5] p.250, HIV感染症
[6] p.158, 細胞性免疫

（後天性免疫不全症候群[5]）など細胞性免疫[6]が低下したときに起こりやすい．その他，迅速発育菌（*M. chelonae, M. fortuitum* など）が肺結核類似の病態，*M. ulcerans* や *M. marinum* などが皮膚の肉芽腫，膿瘍などの病態をきたすことがある．いずれも日和見感染症である．

4 らい菌（マイコバクテリウム・レプラエ）*Mycobacterium leprae*

[7] p.287, 梅毒

ハンセン病の原因病原体である．梅毒トレポネーマ[7]とともに，現在においても人工培地で培養できない病原細菌である．アルマジロやヌードマウスが増菌に用いられている．

抗酸性を示す桿菌であり，体内ではマクロファージ内で増殖する細胞内寄

生性細菌である．体外における抵抗性はきわめて弱く，よって感染様式に不明な点が多い．

不顕性感染がほとんどで，発症するのは 1% に満たないといわれる．病型として，類結核型（T型），らい腫型（L型），その中間型に分類されている．神経に親和性があり，末梢の知覚神経や運動神経障害をきたすことがある．

過去には患者の不要な強制隔離により，患者や家族が差別された歴史がある．日本の「らい予防法」は 1996 年に廃止された．現在の患者発生は外国人を含めて年間数例程度である．一方，とくにインドなどの南・東南アジア，ブラジルなどのラテンアメリカ，アフリカなどではいまだ患者は多くみられる．

8 | 嫌気性菌

代表的な嫌気性菌
- ペプトストレプトコッカス属
- ペプトコッカス属
- バクテロイデス属
- プレボテラ属
- フソバクテリウム属

　一般に偏性嫌気性の細菌を嫌気性菌という．嫌気性菌でヒトの常在菌であったり，疾患と関連するなどで重要なものには，以下の3つのグループがある．

[1] p.57, グラム陽性桿菌

①有芽胞菌で嫌気性のもの（グラム陽性桿菌[1]）：クロストリジウム属・クロストリジオイデス属の細菌（破傷風菌，ボツリヌス菌，ウェルシュ菌，ディフィシル菌など）．

②嫌気性グラム陽性球菌：ペプトストレプトコッカス属，ペプトコッカス属などの細菌．

③芽胞を形成しない嫌気性グラム陰性桿菌：バクテロイデス属，プレボテラ属，フソバクテリウム属，ポルフィロモナス属などの細菌．

[2] p.183, 内因感染と外因感染

　②③はいずれも口腔内・腸管内・腟などの常在菌であり，日和見感染や異所性感染[2]として各種疾患の原因となる．通性嫌気性菌と混合感染することがある（通性嫌気性菌による酸素の消費によって嫌気性菌の発育が助けられるため）．

A　主な嫌気性菌（有芽胞菌をのぞく）

1 | 嫌気性グラム陽性球菌

　ペプトストレプトコッカス属 genus *Peptostreptococcus*，ペプトコッカス属 genus *Peptococcus*，アナエロコッカス属 genus *Anaerococcus* などの細菌が含まれる．口腔内，腸管内，腟などの泌尿生殖器の常在菌である．平素無害菌であるが[3]，免疫抑制状態の宿主に対して感染症を起こす．また，歯周病や慢性中耳炎，虫垂炎，産褥熱などの原因でもある．

[3] p.33, 常在細菌叢

2 | 無芽胞嫌気性グラム陰性桿菌

　腸管内に常在するバクテロイデス属 genus *Bacteroides*，プレボテラ属 genus *Prevotella* が代表的である．とくにバクテロイデス・フラジリス

B. fragilis は大腸内容物 1 g あたり 10^{10} 個程度存在する最優位菌（最も菌数の多い菌）である．異所性感染として尿路感染症，腹膜炎・腹腔内膿瘍，産婦人科疾患などをきたすことがある．

　口腔内にはフソバクテリウム属 genus *Fusobacterium* の細菌が常在し，歯周病や口臭の原因となったり，慢性中耳炎，肺炎や肺膿瘍・膿胸，敗血症の原因となる．

9 ｜ らせん菌

代表的ならせん菌

- カンピロバクター属
  カンピロバクター・ジェジュニ
  カンピロバクター・コリ
- ヘリコバクター属
  ピロリ菌
- スピロヘータ科

梅毒トレポネーマ
ボレリア・ブルグドルフェリ
回帰熱ボレリア
ボレリア・デュトニイ
- レプトスピラ科
  ワイル病レプトスピラ

　らせん状の形態をとる細菌をらせん菌と総称する．らせん菌には以下のような細菌が含まれる．

①カンピロバクター属，ヘリコバクター属：ピロリ菌 *Helicobacter pylori*, *Campylocbacter jejuni*, *C. coli* など．

②スピロヘータ：スピロヘータ門 Phylum *Spirochaetes* に含まれる細菌である．このなかにはスピロヘータ科に含まれる細菌（梅毒トレポネーマなどのトレポネーマ属，ボレリア属などの細菌）や，レプトスピラ科に含まれる細菌（ワイル病レプトスピラなど）が含まれる．

　らせん菌は以下のような特徴をもつ．

・細長いらせん状の形態を示し，さかんに運動する．

・細胞壁は非常に薄く，その外側にエンベロープとよばれる外殻をもつ．

・このエンベロープに埋め込まれるように鞭毛が存在する（細胞内鞭毛とよばれる）．この鞭毛を動かすと菌体がらせん状に動くものと考えられている．

Ａ　主ならせん菌

1 ｜ カンピロバクター属・ヘリコバクター属

　菌体が2〜3回ねじれたらせん状，もしくはS状に湾曲した菌があり，それらはグラム陰性桿菌の仲間でらせん菌（spirillum）と総称される．カンピロバクター属とヘリコバクター属が含まれる．増殖には3〜15%酸素を必要とする微好気性細菌（microaerophilic bacterium）である．数本の鞭毛をもち，ねじれた菌体が特徴的なコルクの栓抜き様運動（corkscrew-like motion）を呈する．長期間の培養による栄養分の枯渇などにより菌は球状形態（coccoid form）を示す．消化管の粘液など粘度の高い環境に適応している．

a カンピロバクター属 genus *Campylobacter*

1）カンピロバクターとは

　カンピロバクター属の細菌は，家畜，家禽（かきん），野生動物などの腸管内に広く認められ，ウシ，ブタ，ヒツジ，ニワトリ，イヌなどが保菌することが多く，これら保菌動物が感染源である．また，これらの保菌動物により汚染された河川や下水などの環境材料からも菌が分離される．カンピロバクター属の細菌は光学顕微鏡像では，S字状・カモメ様（seagull-like）と称されるらせん形が特徴的で他の病原菌との区別に役立つ．菌の増殖には酸素濃度が3〜15％の微好気環境を必要とし，発育温度はおおむね25〜42℃であるが，菌種により異なる．37℃ではすべての菌種が発育する．現在知られている菌種のうちカンピロバクター・ジェジュニ *C. jejuni* とカンピロバクター・コリ *C. coli* の2菌種が食中毒菌に指定されている．

2）カンピロバクター属の細菌が引き起こす疾患

[1] p.243，細菌性食中毒

　カンピロバクター胃腸炎を起こす．頻度の高い食中毒[1]の原因菌の1つである．本菌に汚染された食肉（とくに鶏肉），生乳，飲料水を摂取後1〜7日（平均3日）で，下痢，激しい腹痛，倦怠感，頭痛，発熱，嘔吐などの症状を示す．ときには嘔吐や血便などがみられることもある．下痢は1日数回ないし10数回にもおよび，水様便，泥状便で，膿，粘液，血液が混じることがある．発熱は38〜39℃，下痢および一般症状は1〜3日で快方に向かい，ほとんどは1週間以内に回復するが，さらに数日軟便を排出する患者もいる．まれに合併症として敗血症，菌血症，髄膜炎などの他，腸炎の1〜3週後に四肢の筋力低下，歩行困難などの運動麻痺を主徴とするギラン・バレー症候群[2]を起こすことがある．

[2] p.267，ギラン・バレー症候群

3）カンピロバクター胃腸炎の治療

　患者の多くは自然治癒し，予後も良好である場合が多く，対症療法のみで軽快する例が多い．重篤な症状を呈した患者では，対症療法とともに適切な化学療法が必要である．第一選択薬としては，エリスロマイシンなどのマクロライド系抗菌薬が推奨される．合併症として敗血症などを起こした場合，エリスロマイシンなどのマクロライド系薬や，ホスホマイシン，ニューキノロン系薬が有効である．ギラン・バレー症候群を起こした場合，ギラン・バレー症候群の神経症状に対して対症的に治療を行う．

b ヘリコバクター属 genus *Helicobacter*

1）ヘリコバクターとは

　1983年，オーストラリアのウォレン（Warren JR）とマーシャル（Marshall BJ）により，慢性胃炎患者胃粘膜よりグラム陰性らせん菌が分離され，*Campylobacter pyloridis* と命名された．他の動物の胃や腸からも同様の細菌が発見され（ヒトの病原菌である本菌とは異なる），1989年にヘリコバクター属が新設された．その後，本菌は *Helicobacter pylori*（ヘリコバクター・ピ

ウォレンとマーシャル

2005年のノーベル生理学・医学賞は両博士に授与された．

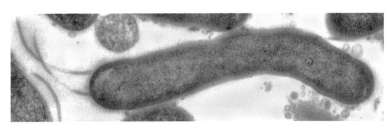

図 3-9　ピロリ菌（透過電子顕微鏡断面像）
［写真提供：大阪医科大学微生物学教室］

ロリ）と改名された．動物を含めて胃に生息する菌種（*gastric Helicobacter*）と，腸管や胆肝系に生息する菌種（*enterohepatic Helicobacter*）に大別される．このうち *H. pylori* がヒト病原菌としてとくに重要である．胃に生息するヘリコバクター属の細菌は尿素を分解するウレアーゼを産生し，尿素をアンモニアに変えることで胃酸を中和し，胃粘膜〜粘膜下で増殖する．

2）ヘリコバクター・ピロリ（ピロリ菌）が引き起こす疾患

[3] p.246, ピロリ菌感染症

　ヘリコバクター・ピロリ（ピロリ菌）（**図 3-9**）感染[3] は，世界最大規模の感染症の1つで，世界の人口の約 60% が感染者である．急性胃炎，慢性活動性胃炎を引き起こす．放置すると，胃潰瘍・十二指腸潰瘍を起こす．ピロリ菌感染は，胃潰瘍・十二指腸潰瘍など消化性潰瘍の治癒・再発にも重要な役割を果たしている．さらに胃がん，胃の粘膜関連リンパ組織（MALT）リンパ腫や ITP（特発性血小板減少性紫斑病）との関連も報告されている．

3）ピロリ菌感染症の治療

　ピロリ菌感染症[3] を参照．

[4] p.287, 梅毒

2　スピロヘータ科 family *Spirochaeta*

　ヒトに病気を起こす細菌として，トレポネーマ属に含まれる梅毒トレポネーマ（トレポネーマ・パリダム *Treponema pallidum* subsp. *pallidum*）が重要である．梅毒を起こす．代表的な性感染症であるが，母子感染を起こすことがある（先天梅毒）[4]．

＊ライム病
1970 年代，米国コネチカット州ライム地方で発生した新興感染症である．関節炎を主症状とする．日本でも 1980 年代より北海道や本州中部以北で患者は発生している．

＊回帰熱
数日の高熱（発熱発作）ののち，解熱し症状も軽快するがまた発熱するという，周期性の発熱を呈する疾患．回帰熱ボレリアによる疾患の場合，この発熱発作が数回繰り返され，発熱や症状が徐々に軽くなり治癒することが多い．

　その他，ボレリア *Borrelia* 属に含まれる細菌として，野生動物を吸血したダニがベクターとなるライム病（Lyme disease）＊（ボレリア髄膜炎）を起こすボレリア・ブルグドルフェリ *Borrelia burgdorferi*，日本には常在しない回帰熱＊を起こす回帰熱ボレリア（ボレリア・レカレンティス *B. recurrentis*），ボレリア・デュトニイ *B. duttonii* などがある．

3　レプトスピラ科 family *Leptospira* レプトスピラ属 genus *Leptospira* [5]

[5] p.313, 人獣共通感染症

人獣共通感染症であるレプトスピラ症（かつてその重症型をワイル［Weil］

病と呼んだ）を起こすワイル病レプトスピラ（レプトスピラ・インテロガンス *Leptospira interrogans*）が重要である．ネズミなどのげっ歯類，イヌ，ウシ，ブタなどの感染動物の尿を介して経皮感染し，発熱や黄疸などをきたす疾患である．東南アジアではネズミ尿で汚染された下水が大雨であふれて道路などが冠水し，そこを歩いたヒトに感染することが多い．日本では獣医師，下水道作業者，食肉処理業者，まれにペットを飼っている人に感染することがあり，かつては秋に流行があったため，秋疫ともよばれた．

　診断は尿の培養，血液サンプルからの遺伝子検出，抗体産生後は血液中の特異抗体の検出が用いられる．治療は日本ではストレプトマイシンが用いられるが，海外ではペニシリン系薬，テトラサイクリン系薬を用いることがある．予防にかつては死菌ワクチンが用いられていたが，現在は製造されていない．

10 | 特殊な細菌

代表的な特殊な細菌
- リケッチア
  発疹チフスリケッチア
  日本紅斑熱リケッチア
  つつが虫病リケッチア
- クラミジア
  トラコーマクラミジア
  オウム病クラミジア
  肺炎クラミジア
- マイコプラズマ

　リケッチア，クラミジア，マイコプラズマはいずれも異なった意味で細菌とウイルスの中間的な性質をもつ．一部はかつてウイルスに分類されていたこともあるが，現在では広い意味で細菌に分類されている．その特徴を**表3-2**に示す．

A リケッチア *Rickettsia*

1 | リケッチアとは

　リケッチアは小型の細菌であるが，生きた細胞内でしか増殖できない（偏

表3-2　リケッチア，クラミジア，マイコプラズマと一般的な細菌，ウイルスとの比較

性質	一般的な細菌	リケッチア	クラミジア	マイコプラズマ	ウイルス
自己増殖能の有無	あり	なし（偏性細胞内寄生性）	なし（偏性細胞内寄生性）	あり	なし（偏性細胞内寄生性）
増殖様式	2分裂	2分裂	特異な増殖環だが基本的に2分裂（基本小体・網様体・中間体）	2分裂	特異な増殖様式
暗黒期*	−	−	−	−	+
保有する核酸の種類	DNAとRNA	DNAとRNA	DNAとRNA	DNAとRNA	DNAかRNAいずれか一方のみ
細胞壁の有無	+	+	+	−	（細胞としての形態をもたない）
伝播における節足動物ベクターの必要性	−	+	−	−	−（種によっては＋）
中和抗体の有効性	−	−	−	+	+
抗菌薬の有効性	+	+	+	+	−

*暗黒期：増殖の過程で病原体そのものの形態が見られなくなる時期．

性細胞内寄生性). また, その伝播に節足動物の媒介を必要とする, という特徴がある.

　一般的にはリケッチア科に含まれるリケッチア属の細菌（発疹チフスリケッチア, 日本紅斑熱リケッチア, 発疹熱リケッチアなど）, オリエンチア *Orientia* 属の細菌（つつが虫病リケッチア）, エールリキア *Ehrlichia* 属・ネオリケッチア *Neorickettsia* 属の細菌（腺熱リケッチア［ネオリケッチア・センネツ *Neorickettsia sennetsu*］）などが含まれる.

2 リケッチアの性質

　リケッチアの細胞壁はグラム陰性菌と類似している. 宿主細胞質内（一部は核内）でのみ増殖できる. また節足動物の媒介を必要とする. 媒介動物をベクターといい, 自然界でリケッチアを保有している動物をリザーバーという（図 3-10）. リザーバーやベクターが限局した地域に生息している場合, そのリケッチア症（rickettsiosis）は特定の地域に限局した風土病となる. 一方, たとえばリザーバーがヒト, ベクターがコロモジラミである発疹チフス

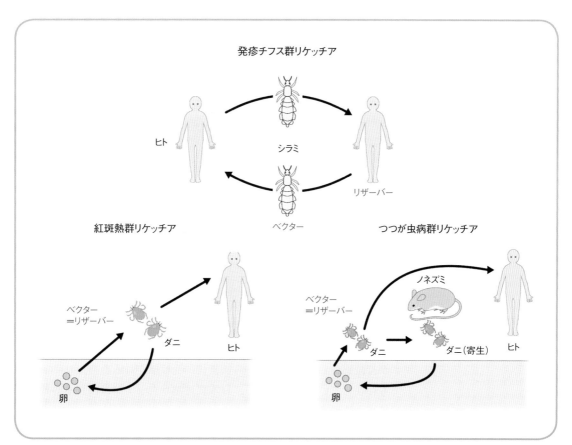

図 3-10　リケッチアのベクターとリザーバー

などでは地域性はみられない.

　病原体の生物学的特徴をもとにした分類ではないが, 疾患の特徴によって発疹チフス群リケッチア（発疹チフスリケッチアなど）, 紅斑熱群リケッチア（日本紅斑熱リケッチアなど）, つつが虫病群リケッチア（つつが虫病リケッチア）などに分類されることがある（**図3-10**）.

3 ┃ 主なリケッチア

a 発疹チフスリケッチア（リケッチア・プロワゼキイ）*Rickettsia prowazekii*

1）発疹チフスリケッチアが引き起こす疾患

　発疹チフスは戦争など衛生状態が悪化した際にアウトブレイクを起こす疾患である. ベクターはコロモジラミであるため, 人々が厚着をする寒冷地であったり密集して生活するような地域・状況で流行する傾向がある. 日本でも第二次世界大戦後の引き揚げ者が原因となり国内流行がみられた時期があるが, 現在では世界的にも患者数は減少している.

　リザーバーであるヒトを吸血したコロモジラミの腸管内で発疹チフスリケッチアは増殖する. コロモジラミが他人の血液を吸うときに発疹チフスリケッチアはコロモジラミの糞便に排出されるが, その人が吸血部を掻くことによって経皮的に感染する（コロモジラミが吸血する際に病原体が刺入されるわけではない）. 潜伏期は約10日, 悪寒・高熱, 意識障害, 頭痛や筋肉痛などで発症し（チフスとは発熱でぼーっとしている状態をいう. 腸チフス菌による腸チフスとは異なる疾患である）, その数日後にバラ疹とよばれる皮疹が出現する. 適切な抗菌薬治療を行わない場合, 死亡率は10〜70%という. 一部の患者は潜伏感染してリザーバーとなるとともに, 回帰発症することがある（ブリル–ジンサー病［Brill-Zinsser disease］）.

2）発疹チフスの診断・治療

　後述の A 4 項に示す.

b 日本紅斑熱リケッチア（リケッチア・ジャポニカ）*Rickettsia japonica* [1]

1）日本紅斑熱リケッチアが引き起こす疾患

　日本には紅斑熱リケッチアは存在しないとされていたが, 1984年, 四国で本菌が確認され, 疾患名を日本紅斑熱とした. ベクターはフタトゲチマダニなどのマダニ類であるが, 紅斑熱群リケッチアに共通の特徴として, そのマダニが持続感染し, さらに卵から次世代に受け継がれるため, リザーバーとしても存在している（**図3-10**）. 日本紅斑熱リケッチアは西日本各地にみられ, 後述するつつが虫病リケッチアに類似した病態を示す.

2）日本紅斑熱の診断・治療

　後述の A 4 項に示す.

学名の由来

発疹チフスの病原体を個別に研究していたアメリカ人のリケッツ（Ricketts HT）とドイツ人のプロヴァーゼク（von Prowazek S）はともに39歳で発疹チフスにより死亡する. のちに病原体を発見したロシャ・リマ（da Rocha-Lima H）は2人の遺徳を偲んで学名をRickettsia prowasekiiとしたのは有名な話である.

発疹チフスと戦争

1812年, ナポレオンによるモスクワ侵攻の敗退（「冬将軍」）の原因となったという.

[1] p.219, 日本紅斑熱

c つつが虫病リケッチア（オリエンチア・ツツガムシ）*Orientia tsutsu-gamushi* [2]

[2] p.218, つつが虫病

1）つつが虫病リケッチアが引き起こす疾患

　かつて，つつが虫病は夏季，秋田（雄物川），新潟（信濃川・阿賀野川），山形（最上川）などの各県の特定河川流域に流行する風土病であった（古典的つつが虫病）．ベクターはアカツツガムシである．現在では激減している．一方，流行期が秋冬・初夏の2ピークをもち，北海道以外の全県に流行している異なるタイプのつつが虫病（新型つつが虫病）が流行している．こちらのベクターはタテツツガムシ・フトゲツツガムシであり，両者の違いはベクターの生活環や生息域による．

　ツツガムシは野生のダニであり，幼虫の時期に1回だけ土から出てきて哺乳動物を吸血し，そのときに宿主がリケッチアに感染する．潜伏期は約10日，主たる症状は高熱，発疹，リンパ節腫脹である．放置すると播種性血管内凝固症候群（DIC）をきたすことがあり予後は必ずしも良好とはいえない．ハイキングなどの野外活動歴を確認するとともに，陰部・臀部・背部など軟らかい皮膚の部位にある刺し口を確認することが診断に重要となる（患者本人は刺されたという自覚がない）．

2）つつが虫病の診断・治療

　後述の A 4 項に示す．

4 リケッチア症の診断・治療・予防

●診断

　培養は容易でないため抗体診断が中心となる．かつては，つつが虫病を除き，プロテウス属の細菌[3]との共通抗原性を利用した非特異反応であるワイル−フェリックス反応を用いていたが，現在では間接蛍光抗体法や間接免疫ペルオキシダーゼ法などが用いられる．病原体直接診断として全血を用いたPCRを行うこともある．

[3] p.55, その他の腸内細菌科細菌

●治療

　テトラサイクリン系薬を用いる．ペニシリン系薬・セフェム系薬などのβラクタム系薬は無効である．

●予防

　ベクターコントロールが重要である．つつが虫病の場合，流行期に野外で活動する際は，長袖・長ズボンを着用するなど，皮膚の露出を避ける．

B　クラミジア *Chlamydia*

1　クラミジアとは

　失明する眼病としてトラコーマがみられたのは太古の昔からであるが，病原体が発見されたのは20世紀初頭である．偏性細胞内寄生性のため当初は大型のウイルスと考えられていたが，核酸としてDNAとRNAをもつこと，細胞壁をもつこと，基本的に2分裂で増殖することなどから，特殊な細菌であると考えられるようになった．ヒトに病気を起こすのはトラコーマおよび性感染症の原因であるトラコーマクラミジア，オウム病を起こすオウム病クラミジア，肺炎を起こす肺炎クラミジアである．

2　クラミジアの性質

　クラミジアは特殊な増殖環を示す．細胞外では代謝を行わず，細胞に感染する能力を有する基本小体（elementary body：EB）として存在するが，細胞に侵入すると細胞質の封入体内で基本小体から網様体（reticulate body：RB）となり，さかんに2分裂増殖するようになる（**図3-11**）．封入体のなかには形態的に基本小体と網様体の中間である中間体（intermediate form：IF）も見られる．網様体は封入体内でまた基本小体となり細胞外へ放出される．一般に抗菌薬は細菌の代謝を障害することで効果を発揮するため，封入体内に存在する網様体にしか効果がないことに注意を要する．

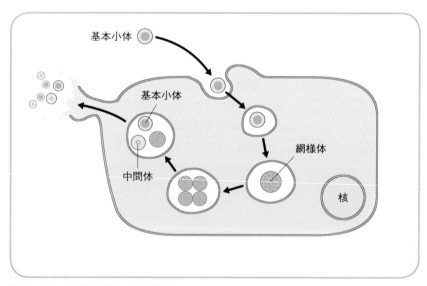

図3-11　クラミジアの増殖環

3 主なクラミジア

a トラコーマクラミジア（クラミジア・トラコマティス）*Chlamydia trachomatis*[4]

[4] p.285, 性器クラミジア感染症

血清型 A ～ C は慢性角結膜炎であるトラコーマ（trachoma）の原因となる．開発途上国ではいまだ失明の原因として重要であるが，日本には存在しなくなった．血清型 L_1 ～ L_3（生物型 LGV）は鼠径リンパ肉芽腫症の原因となるが現在ではまれである．現在最も流行しているのは血清型 D ～ K であり，性感染症や母子感染の原因となる．診断と治療は後述の B 4 項に示す．

b オウム病クラミジア（クラミジア・シッタシ）*Chlamydia psittaci*[5]

[5] p.233, オウム病
p.313, 人獣共通感染症

人獣共通感染症であるオウム病の原因である．オウムだけでなくハトなども感染源となる．インフルエンザ様症状をきたすが概してインフルエンザより症状は強い．診断と治療は後述の B 4 項に示す．

c 肺炎クラミジア（クラミジア・ニューモニエ）*Chlamydia pneumoniae*[6]

[6] p.231, 市中肺炎・院内肺炎

肺炎クラミジアは市中肺炎の原因となるが，病態としては非定型肺炎である．最新の研究では動脈硬化との関連が議論されている．診断と治療は後述の B 4 項に示す．

4 クラミジアの診断・治療

●診断

培養は細胞に感染させることで行うが時間がかかるため困難である．病原体の検出法として直接蛍光抗体法，抗原検出迅速診断キット，PCR などがある．酵素抗体法などを利用した抗体検出法も利用できる．

●治療

テトラサイクリン系薬が第一選択となる．マクロライド系薬，ニューキノロン系薬なども有効である．一般に細胞内の網様体に効果を及ぼすために2週間の服用が必要であるが，マクロライド系薬のアジスロマイシンは血中濃度が長期間持続するため1回のみの服用でよい．βラクタム系薬は効果がほとんど期待できない．

C マイコプラズマ *Mycoplasma*

1 マイコプラズマとは

かつて原発性異型肺炎とよばれた肺炎の原因菌として発見された肺炎マイコプラズマ（マイコプラズマ・ニューモニエ *Mycoplasma pneumoniae*）が代表的である．

2 ┃ マイコプラズマの性質

　グラム陰性菌であるが小さいため光学顕微鏡では観察しにくい．細胞壁をもたず，よって多形性であり，大きさがきわめて小さいのでウイルスしか透過できないメンブレンフィルターを通ることができるが，特殊な培地で人工培養すると微小コロニーを形成する．自己増殖能をもつ最も小さな微生物である．

3 ┃ マイコプラズマが引き起こす疾患と診断・治療

　現在ではマイコプラズマ肺炎というが，臨床的には典型的な肺炎像を取らない非定型肺炎である．

●診断

　培養に時間がかかるため検査としては非特異反応である寒冷赤血球凝集素反応が用いられていたが，近年では特異的な抗体検出法が利用できる．抗原検出法やPCRも利用できる．

●治療

　細胞壁をもたないため，細胞壁合成阻害薬であるβラクタム系薬などの効果は期待できず，治療にはマクロライド系薬を用いる．しかし近年マクロライド耐性株が増加しており，その場合はテトラサイクリン系薬，ニューキノロン系薬の投与を必要とする．

第4章　ウイルス総論
（ウイルスの性質）

1 ウイルスの形態・構造

A 大きさ

　ウイルス（virus）は，もともと細菌濾過器を通過した濾液（ろえき）から発見されたという経緯からもわかるように，細菌よりもさらに小さな微生物である．ヒトの病原性ウイルスをみた場合，最も大きなポックスウイルスでもその直径は300 nm程度であり，パルボウイルスにいたっては最も小さく約20 nmの直径しかもたない（ナノメートル［nm］は百万分の1ミリメートルである）．よって，光学顕微鏡ではその形を到底見ることのできない微生物である．一般的に，ウイルスを観察するときには電子顕微鏡が必要となる．

B 基本的な構造

　ウイルスはその構造をみても，他の微生物とは大きく異なっている．基本的には，ウイルスの粒子は核酸分子であるウイルスゲノムと，それを覆うタンパク質の殻から構成されている（**図4-1**）．このような状態をビリオン（virion）とよぶ．細菌や真菌のゲノム（遺伝物質）は動物や植物と同様にDNA（deoxyribonucleic acid）であるが，ウイルスのゲノムはDNAだけでなくRNA（ribonucleic acid）の場合もある．しかし，ゲノムとしてDNAとRNAを両方もつことはなく，どちらか一方のみがウイルス粒子に含まれる．そして，それぞれをDNAウイルス，RNAウイルスとよぶ．多くのウイルスは球状であるが，弾丸状やひも状の形態をとるものもある．

C カプシド

　ウイルスゲノムを取り囲むタンパク質の殻がカプシド（capsid）である．カプシドはさらに小さなサブユニットであるカプソメア（カプソイド）が規則的に配列することにより形成されている．サイズの小さなウイルスゲノムでは限られた数のタンパク質しかつくり出すことができず，したがって，ウイルス粒子をすべて異なるタンパク質で形成することはできない．そこで，単一のタンパク質や数種類の異なるタンパク質を最小ユニットとしてカプソメアをつくり，それを対称的に配置してカプシドを組み立てている．その結果，ウイルスのカプシドは正20面体，または，らせん形の形状をとることが多い．ポックスウイルスやレトロウイルスの一部には，対称性のないカプシ

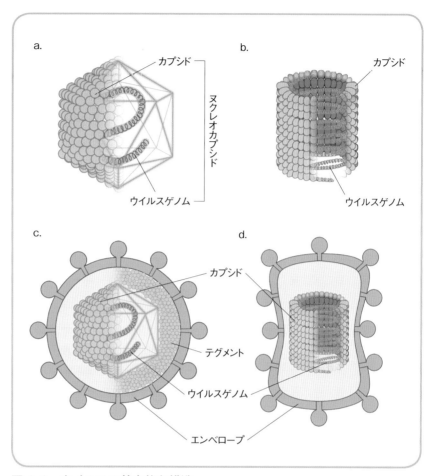

図4-1 ウイルスの基本的な構造
a：正20面体形のカプシド構造．非エンベロープウイルス．
b：らせん形のカプシド構造．
c：正20面体形カプシド構造をもつエンベロープウイルス．テグメントはヘルペスウイルスにみられる．
d：非対称性カプシド構造をもつエンベロープウイルス．

ド構造をもつものもある．カプシドはウイルスゲノムを保護する役割をもっており，ゲノムとカプシドをあわせて**ヌクレオカプシド**（nucleocapsid）とよぶ（**図4-1**）．

D エンベロープ

ウイルスによっては，ヌクレオカプシドの外側がさらに**エンベロープ**（envelope）とよばれる膜に覆われており，このようなウイルスを**エンベロープウイルス**とよぶ．エンベロープの主成分は細胞性の脂質二重膜であり，ウイルスが小胞体，ゴルジ体，細胞膜などの膜構造体を通過して放出される際にまとう．

　カプシドやエンベロープはウイルス粒子の最外殻を構成することから，細胞に特異的に吸着する働きをもつ．とくに，エンベロープは細胞膜由来なので，標的細胞の脂質二重膜と融合して細胞への侵入を容易にする．さらに，細胞由来の膜で包まれているということは，エンベロープウイルスは宿主の免疫機構から異物として認識されにくくなるという利点ももつ．一方，感染対策という点でみれば，脂質二重膜を被っているエンベロープウイルスはアルコールや界面活性剤などによって破壊されやすく，不活化しやすい．これに対し，非エンベロープウイルスはこれらの消毒薬に対する感受性が低く，安定性も高い．実際に，酸や消化酵素に耐性な腸管指向性ウイルス（ポリオウイルスやノロウイルスなど）はエンベロープをもっていない．

　また，ヘルペスウイルスでは，ヌクレオカプシドとエンベロープの間にテグメントとよばれる別のウイルスタンパク質が存在する（**図4-1**）．

E　形態

　ウイルス粒子の形態は多様である．エンベロープウイルスの場合は，球状だけでなく，桿状，弾丸状，そしてひも状の形態をみることができる．一方，ヒトに病気を引き起こす非エンベロープウイルスには，らせん形カプシド構造をもつものはなく，結果的に正20面体カプシドの形状がそのままウイルスの形となり，形態的には対称性のある粒子として観察される．

F　ゲノムの性状

　上述のように，ウイルスはゲノムとしてDNAかRNAのどちらか一方をもち，それぞれについて**1本鎖**（single strand）もしくは**2本鎖**（double strand）の状態をとる．また，直鎖状のものもあれば，環状化したもの，さらには分節したゲノムもあり，ヒトのような真核生物のゲノムと比べると多様性に富むことが特徴である．多くのRNAウイルスは1本鎖RNAゲノムをもつが，mRNA（メッセンジャーRNA）と同様にそのままタンパク質合成の鋳型となるRNAゲノムをもつ**プラス鎖RNAウイルス**，もしくはmRNAに相補的なRNAゲノム（つまりそのままの方向性ではタンパク質合成の鋳型とならない）をもつ**マイナス鎖RNAウイルス**のどちらかに分けられる．

　ウイルス粒子はナノメートルで表される大きさしかもたないことから，そのなかに含まれるゲノムのサイズも必然的に小さなものとなる．直径わずか20 nmであるパルボウイルスのDNAゲノムは，約5,000個の塩基（ヌクレオチド）から構成されているにすぎない．同じDNAウイルスでも，ポックスウイルスのゲノムは約20万塩基に達するが，それでも細菌のゲノムサイズ（100万塩基以上）にはおよばない[1]．

[1] p.20，ウイルスと細菌の大きさの比較

ウイルスの増殖

2

　ウイルスゲノムのサイズが限られるということは，そこにコードされているタンパク質の種類も制限されるということである．よって，ウイルスがその複製を滞りなく進めるためには，宿主細胞のタンパク質や代謝機能を利用せざるをえない．このように，ツイルスの増殖には細胞が不可欠であり，そのような性質を偏性細胞（内）寄生性とよぶ．ウイルスの増殖過程は細胞への吸着，侵入，脱殻，ゲノムの複製とタンパク質の合成，ウイルス粒子の組み立て，そして放出の6段階に大きく分けられる（**図4-2**）．

A 吸着

　ウイルスの増殖は，標的細胞にウイルス粒子が吸着することで開始される．これはウイルス表面のカプシドもしくはエンベロープと，細胞表面のレセプター（受容体［receptor］）分子との直接結合によって引き起こされるが，ウイルスが用いることのできるレセプターの種類は決まっている．したがって，特定のレセプターが存在するか否かが，細胞や臓器，さらには宿主

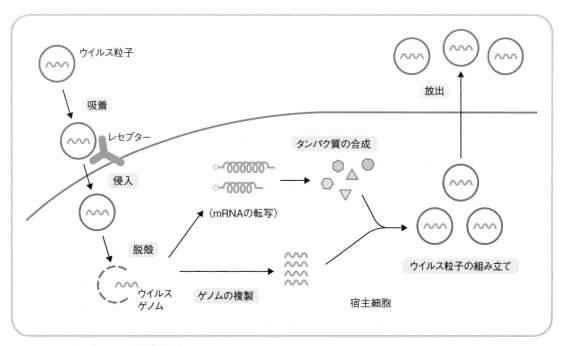

図 4-2　**ウイルスの増殖過程**

に対するウイルスの**特異性***を決定する大きな要因となる.

***特異性**
ウイルスがもつ, 特定の細胞, 臓器, そして動物種において増殖する性質.

B　侵入

　レセプターを介して標的細胞の表面に吸着したウイルス粒子は, 細胞内に取り込まれる. エンベロープウイルスでは細胞膜とエンベロープとの融合によって, ヌクレオカプシドが細胞質中に送り込まれるが, この過程には主に２つの経路がある. １つは, 細胞の**エンドサイトーシス***によってウイルス粒子がいったん細胞内に取り込まれ, その後, エンドソーム膜との融合を起こす経路であり, もう１つは, 細胞表面でエンベロープと細胞膜が直接融合する経路である. 一方, 非エンベロープウイルスでは, 細胞膜に直接孔をあけ侵入するものが多い.

***エンドサイトーシス**
細胞外から細胞内への物質の輸送様式であり, 細胞膜の形態変化を伴う.

C　脱殻

　侵入したヌクレオカプシドからウイルスゲノムが遊離する段階を脱殻とよぶ. RNA ウイルスでは脱殻が細胞質で起こるが, これは RNA ウイルスの多くはゲノムの複製が細胞質でおこなわれるためである. それに対し, ほとんどの DNA ウイルスの感染では, ゲノムの複製は核で起こるため, ヌクレオカプシドが核膜まで輸送され, そこでウイルスゲノムが核内に注入される. 脱殻過程では, ウイルスゲノムだけでなく, 以降の複製過程に必要な酵素などのウイルスタンパク質も同時に遊離すると考えられている.

D　ゲノムの複製とタンパク質の合成

　脱殻によって細胞内に遊離されたウイルスゲノムは, ゲノム自身のコピーを複製するだけでなく, タンパク質合成のための遺伝子としても使われる.

1 ｜ DNA ウイルスの場合

　DNA ウイルスでは, そのゲノム複製は基本的に核内でおこなわれる. これにはウイルス側の DNA ポリメラーゼ（DNA 合成酵素）が使われるが, １本鎖 DNA ウイルスであるパルボウイルスでは感染細胞の DNA ポリメラーゼによってゲノムの複製がおこなわれる. いずれも mRNA の転写は感染細胞の RNA ポリメラーゼ（RNA 合成酵素）によっておこなわれる. ただし, ２本鎖 DNA ウイルスであるポックスウイルスでは, 細胞質がゲノム複製の場であり, DNA ゲノムの複製や mRNA の転写はウイルス側の DNA ポリメラーゼを使っておこなわれる.

2 │ RNA ウイルスの場合

　多くの RNA ウイルスのゲノム複製は細胞質でおこなわれる．例外はインフルエンザウイルスに代表されるオルソミクソウイルス科であり，ゲノムの複製は核内で起こる．

　レトロウイルスを除く RNA ウイルスは，ゲノムの複製過程で一方の RNA を鋳型としてそれに相補的なもう一方の RNA を合成する段階を必ずもち，その際，ウイルス RNA は 2 本鎖の状態となる．このような 2 本鎖 RNA は通常のヒトにはみられない特殊な形態の核酸分子であることから，その出現は RNA ウイルスの感染を意味する重要な指標となる．

E　ウイルス粒子の組み立て

封入体
ウイルスや細菌の感染によって形成される異常な物質が集積した細胞内構造物のことをいう．他の細胞構造物とは異なる染色性をもつ領域として認められる．

　感染した親ウイルスのゲノムの複製によってつくられたウイルスゲノムと，ウイルスの mRNA から合成されたタンパク質を使って，子ウイルスの粒子が大量に組み立てられる．ウイルスゲノムとカプシドの集合は，ゲノム複製の部位でおこなわれることが多く，これが封入体（inclusion body）*として細胞内で観察されることがある．

F　放出

　組み立てられたウイルス粒子は最終的に細胞外に放出される．非エンベロープウイルスでは，感染細胞が崩壊することでウイルス粒子が放出される．一方，エンベロープウイルスの場合，エンベロープが集積している細胞の膜構造をまとうような形で放出がおこなわれ，このような放出様式をとくに出芽とよぶ．また，一部のウイルスでは，ウイルス粒子が組み立てられた段階では感染性をもたず，その後の放出過程を経て感染性粒子に変化するものがあり，このような変化を成熟とよぶ．

G　ウイルスの増殖様式の特徴

[1] p.28, 細菌の増殖

　細菌は 1 個の細胞が 2 個に分裂することにより増殖するが[1]，ウイルスの場合は 1 個の親ウイルスから大量の子ウイルスがつくられる．したがってウイルスの増殖様式は，細菌のような二分裂増殖ではなく，図 4-3 に示されるような一段増殖曲線（one-step growth curve）を描く．また，細胞に侵入したウイルス粒子が脱殻すると，ウイルスの材料は細胞内に存在するにもかかわらずウイルス粒子が形態学的に観察されない時期がある．これは暗黒期（eclipse period）とよばれウイルス増殖の特徴としてあげられるが，細菌の

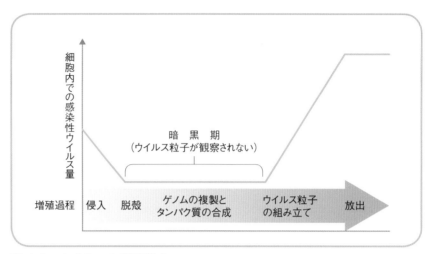

図4-3　**ウイルスの増殖様式**

増殖過程においては，暗黒期に相当する時期はない．

3 ウイルスの遺伝・変異

　ヒトを含む真核生物ではゲノムに変異の入る確率は非常に低いのに対し，たとえばRNAウイルスではゲノムの変異率は真核生物に比べて10万倍以上も高い．これは，RNAウイルスがその複製過程で必要とするRNAポリメラーゼが転写の際の校正機能（鋳型と異なる塩基が挿入されたときにそれを修正する機能）をもたないことに起因している．ゲノムへの変異導入は，複雑な生命維持機構をもつ真核生物においては致死的な影響を及ぼす可能性があるが，単純な生命体であるウイルスでは逆に新しい環境に適応する変化をもたらす．とくにこれは，1回の感染で大量の子ウイルスが産生されるウイルス増殖の特徴（図4-3）を最大限に利用したものといえよう．つまり，ゲノムの変異によって感染能力を失ったウイルス粒子が数多くつくられたとしても，感染性を保持した変異ウイルスが少しでも存在すれば，次の感染サイクルで新しい形質をもつウイルスを爆発的に増やすことができるからである．

　ウイルスゲノムへの変異導入は，ポリメラーゼが鋳型ゲノムの遺伝子配列を読み間違うこと（塩基置換）や，2種類のウイルス間でゲノムの一部が組み変わる（組み換え）こと，また同一ゲノム内の異なる領域にポリメラーゼ（合成酵素）がジャンプすること（遺伝子再編）によっても引き起こされる．さらに，インフルエンザウイルスのような分節したゲノムをもつウイルスの場合では，異なる遺伝子配列をもった同種のウイルスが混合感染すると，感染細胞でつくられたウイルス粒子には別々の親ウイルスを由来とする分節ゲノムが混ざって取り込まれ，結果的に新しい表現型をもつウイルスが出現する．これは遺伝子再集合とよばれる[1]．

[1] p.103, 図5-2

　ゲノムが変異することによって，ウイルスはその抗原性が変化し，それまでの感染によって宿主体内でつくられた特異的な免疫反応から逃れることができるようになる．また，抗ウイルス薬に対する耐性も獲得することができる．

4 | ウイルスの病原性

[1] p.183, 感染の3要素・感染経路と侵入門戸

A 感染の経路[1]

　ウイルスは呼吸器，消化管，皮膚，そして生殖器といった外界に接する表面を通じて宿主に侵入する．とくに口や鼻などの呼吸器を侵入門戸とする（経気道感染）ウイルスは最も多く，同時に増殖したウイルスを体外に排出する部位ともなる．咳やくしゃみをするとウイルスを含む微粒子が体外に散布され，これが次の宿主にウイルスを伝播する一要因となる．直径 5 μm 以上の直径をもつ微粒子を飛沫（droplet）とよび，たとえばインフルエンザウイルスの感染様式であるが，数秒で地面に落下し，その到達範囲も感染源から 1.5 m 以内と比較的狭い．

　これに対し，飛沫の水分が蒸発し，直径 5 μm 未満のエアロゾル状態になったものは飛沫核（droplet nuclei）とよばれ，排出されても長時間浮遊するため，これがウイルスを含む場合は空気感染（飛沫核感染）の原因となる．消化管を通じて感染する（糞口感染）ウイルスも多いが，経気道感染の場合とは異なり，ウイルスは腸管に達するまでに存在する胃酸，胆汁酸，そして消化酵素といった厳しい環境に対して抵抗性でなければならない．よって，消化管から侵入するウイルスの多くは非エンベロープ型ウイルスである．

　侵入門戸の周辺でのみ増殖するようなウイルスの感染様式を局所感染とよび，初期増殖したウイルスが遠隔の組織・臓器に感染して二次増殖する感染様式を全身感染とよぶ．全身感染では，初期増殖の場から二次増殖への場の移行は血管系，リンパ系，そして神経系を通じておこなわれる．とくに血中にウイルスが確認されることをウイルス血症（viremia）という．局所感染ではウイルス増殖のピークが比較的早い時期にみられるのに対し，全身感染においてはウイルス増殖や症状がみられるまでに時間がかかる．

空気感染（飛沫核感染）

麻疹ウイルスや水痘・帯状疱疹ウイルスは空気感染（飛沫核感染）によって伝播し，さらに飛沫核は粒子径が小さいため下気道にまで到達するのが特徴である．

B ウイルス感染と病気の発症

　ウイルスの感染が成立すると，細胞レベルでの異常が観察されることがある．感染細胞の形態変化や細胞死がみられるとき，これらをウイルスによる細胞変性効果（cytopathic effect：CPE）とよぶ．とくに，感染細胞を中心としていくつかの細胞が融合した多核巨細胞（合胞体ともいう）が形成され，その後の細胞死につながる場合が多く，これは主に感染細胞表面に表出したエンベロープが周辺細胞の細胞膜と融合することによって引き起こされる．

ただし，エンベロープウイルスの感染が必ず多核巨細胞を形成するとは限らない．

しかし，ウイルスの病原性（pathogenicity）とは，細胞レベルでのウイルスの影響だけを意味するものではなく，宿主個体（ヒト）に対して疾病を引き起こす性質のことも指す．ウイルスの細胞変性効果（CPE）が病気の直接の原因となる例としては，ポリオウイルスによる急性灰白髄炎（ポリオ；小児麻痺）[2]がある．口から体内に侵入したポリオウイルスは血液を介して中枢神経系に達して運動神経細胞に感染し，神経細胞を破壊するため，結果的に四肢の麻痺を引き起こす．

[2] p.265, ポリオ

一方，ウイルス感染によって惹起された免疫反応の異常が病態の原因となる場合がある．免疫機構の司令塔であるヘルパー T 細胞を主な標的とする HIV も感染細胞の細胞死を誘導するが，免疫担当細胞の減少が免疫不全状態を引き起こし，健常者では感染しないような微生物感染症に罹患するようになる．これがエイズ[3]の発症機序である．同様に，麻疹[4]の原因ウイルスである麻疹ウイルスも血中リンパ球を減少させ，一過性の免疫抑制を誘導する結果，二次的な細菌性肺炎や細菌性下痢症を誘発する．

[3] p.250, HIV 感染症
[4] p.208, 麻疹

また，本来ヒトに有益なはずの免疫反応が，逆に病気の原因となるものもある．肝臓を標的臓器とする B 型肝炎ウイルス[5]は肝細胞を傷害することは少ないものの，感染細胞に表出したウイルス抗原に対する細胞傷害性 T 細胞を中心とする宿主の免疫反応によって肝細胞が傷害される．

[5] p.254, ウイルス性肝炎

ウイルス感染による細胞への影響は，病気が引き起こされる要因の１つではあるが，病態のすべてを説明するものではない．ウイルスの病原性は，あくまでも宿主とウイルスとの相互関係によって発揮されるのである．

C 発症までの経過

ウイルスの感染が顕性感染であった場合，ウイルス増殖とそれに伴う病気の発症までの時間経過をもとに急性感染症か持続感染症に大別することができる．持続感染はさらに，潜伏感染，慢性感染，そして遅発性感染に分けられる．潜伏感染は，感染が成立しているものの感染性ウイルスがつくられていないような状況をいうのに対し，慢性感染ではわずかながらも宿主細胞でウイルスの増殖が進行している．両方とも宿主側の免疫機構によるウイルス増殖の封じ込めが大きな役割を果たすと考えられているが，潜伏感染であっても免疫状態が低下すると感染性ウイルスの産生が再活性化され，これをとくに回帰発症という．潜伏感染を起こす代表的なウイルスとしては単純ヘルペスウイルス（HSV）[6]や水痘・帯状疱疹ウイルスがあり，慢性感染するウイルスとしては HIV があげられる．一方，遅発性感染とは慢性感染に近いが，数年から数十年というきわめて長い期間をかけて発症するような感染症

[6] p.94, HSV

[7] p.209，SSPE

[8] p.268，PML

[9] p.121，プリオン病

のことで，麻疹ウイルスによる**亜急性硬化性全脳炎（SSPE）**[7]やJCウイルスによる**進行性多巣性白質脳症（PML）**[8]がある．また，ウイルスによるものではないが**プリオン病**[9]も遅発性感染症に含まれる．

5 ウイルスによる発がん

　何らかの原因により，自律的かつ制御不能な増殖をするようになった細胞の集団を腫瘍（tumor）とよぶ．そして，腫瘍細胞が組織に浸潤し，周囲の正常な細胞や組織の機能を乱すようになったものが悪性腫瘍（malignant tumor），すなわちがん（cancer）である．細胞の腫瘍化は，化学物質や放射線などの曝露や細胞分裂時の修復ミスなどによって引き起こされるが，ウイルスの感染も腫瘍化の原因となる．

A　腫瘍ウイルスの発見

　1911 年，ラウス（Rous P）が，ニワトリの腫瘍（肉腫）由来の濾過液が別のニワトリに肉腫を引き起こすことを証明したが，それ以前にも，エラーマン（Ellermann V）とバン（Bang O）はニワトリの白血病の原因因子が病変組織の無細菌濾過液に存在することを 1908 年に報告している．現在では，それぞれの濾過液に含まれていた腫瘍ウイルスが，ラウス肉腫ウイルス Rous sarcoma virus（RSV）とニワトリ白血病ウイルス avian leukosis virus（ALV）であったことがわかっているが，これらの報告は腫瘍細胞の移植によらずともがんの発生が起きることをはじめて証明した意義の大きいものであった．そして，1930 年代から 70 年代にかけて，RSV や ALV のような腫瘍ウイルス oncogenic virus が哺乳類にも存在することが明らかとなった．その多くはレトロウイルス[1]であったが，ウサギにパピローマ（乳頭腫）を引き起こすパピローマウイルスや，マウスに腫瘍を引き起こすポリオーマウイルスも発見された．

[1] p.114, レトロウイルス科

B　ヒトの腫瘍ウイルス

　ヒトに感染するウイルスのなかでは，いくつかの型のアデノウイルスがハムスターに腫瘍を引き起こすことが報告されたが，ヒトに対する腫瘍原性は確認されなかった．しかし，1964 年，アフリカの小児に多いバーキットリンパ腫より EB ウイルスが発見されると，ヒトの腫瘍ウイルスに関する研究は急速に進展した．現在，ヒトのがんに関係する DNA ウイルスとしては EB ウイルス[2]，ヒトヘルペスウイルス 8[3]，ヒトパピローマウイルス（HPV）[4]，メルケル細胞ポリオーマウイルス[5]，B 型肝炎ウイルス[6]が，そして RNA ウイルスとしては C 型肝炎ウイルス[7]とヒト T 細胞白血病ウイルス（HTLV）[8]が

[2] p.96, EB ウイルス
[3] p.97, ヒトヘルペスウイルス 8
[4] p.97, HPV
[5] p.99, 新しく見つかるポリオーマウイルス
[6] p.118, B 型肝炎ウイルス
[7] p.118, C 型肝炎ウイルス
[8] p.119, HTLV

知られている．

C　ウイルスによるがん化

ウイルス感染などの要因によって正常細胞ががん細胞の性質をもつように
なることをトランスフォーメーションとよび，そのメカニズムの1つとして，
ウイルスの遺伝子産物による感染細胞の増殖促進があげられる．ヒトの腫瘍
ウイルスのなかでは，レトロウイルスであるヒトT細胞白血病ウイルスがこ
れに該当し，成人T細胞白血病（ATL）[9]というT細胞腫瘍を発症させる．

[9] p.252, HTLV-1 感染症

　一方，細胞にはもともとその細胞分裂を制御することによってがん化を抑
える機構が備わっているが，DNA腫瘍ウイルスの多くは，このがん抑制メ
カニズムを阻害してしまうような遺伝子をもっている．その代表的なもの
は，子宮頸がんの原因であるヒトパピローマウイルス（HPV）[10]であり，ウ
イルスタンパク質が宿主のがん抑制タンパク質に直接結合し，その働きを阻
害することがわかっている．

[10] p.97, HPV

　しかし，腫瘍ウイルスがヒトにがんを引き起こす分子機構は同じではな
い．また，肝炎ウイルスの感染でみられる慢性肝炎から肝がんへの移行メカ
ニズムには不明な点が多く，おそらく多様なウイルス性因子と細胞との相互
作用によって複合的に引き起こされるものと考えられる．つまり，がんの発
生とは，さまざまな要因が多段階に組み合わさることによって起こる年単位
のプロセスであり，個々の腫瘍ウイルスがもつトランスフォーメーション活
性がそのまま個体レベルでの発がんにつながるわけではないことを理解すべ
きである．

もう少しくわしく　細菌によるがん化

ウイルスだけでなく，細菌の感染も細胞のがん化に関連する．らせん状の形態を
示すグラム陰性菌であるピロリ菌[11]は胃潰瘍や十二指腸潰瘍を引き起こし，持続
感染者の一部においては胃がんの原因にもなることが知られている．ピロリ菌の
感染者は，非感染者に比べて胃がんを発症する確率が約5倍高いと推測されてお
り，実際に世界保健機関（WHO）の外部組織である国際がん研究機関（IARC）に
よる発がん性リスク一覧では，肝炎ウイルス（B型肝炎ウイルス，C型肝炎ウイ
ルス）やヒトパピローマウイルスとともに最もリスクの高いグループ1（人間に
対する発がん性として十分な証拠がある）に分類されている．ピロリ菌による胃
がん発症の関連因子としては，cagA遺伝子が注目されている．cagA遺伝子から
つくられるCagAタンパク質は，胃の上皮細胞に接触したピロリ菌より注射器様
分泌装置の刺入によって付着細胞に移入され，胃がんの発生につながる細胞増殖
や炎症反応を引き起こすことが報告されている．しかし，全世界の約半数の人々
はピロリ菌に感染していると考えられているものの，すべての感染者が胃がんを
発生するわけではなく，腫瘍ウイルスと同様に，ピロリ菌も発がんのリスクを高
める1つの要因として捉えなければならない．

[11] p.246, ピロリ菌感染症

第5章 ウイルス各論（主なウイルス）

1 DNAウイルス

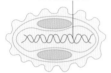

2本鎖DNAゲノム

ポックスウイルス

[1] p.19, 微生物の大きさ

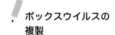

ポックスウイルスの複製

ポックスウイルスは，核内でのゲノム複製を伴わず，細胞質ですべての複製サイクルを完了する唯一のDNAウイルスである．

痘瘡の発疹の特徴

痘瘡における発疹は，顔面・頭部に多いものの全身に見られ，水疱で見られる発疹とは異なり臍窩（中央のくぼみ）があることが特徴である．

天然痘ワクチン

種痘においては，ワクチニアウイルスを生ワクチンとして用いるため，免疫不全状態の人や子どもに対して発疹や重篤な脳炎を引き起こす場合があるが，現在は神経病原性を欠いたウイルス株がすぐれた天然痘ワクチンとして使われている．

A ポックスウイルス科 family *Poxviridae*

代表的なポックスウイルス

- 痘瘡ウイルス
- サル痘ウイルス
- 伝染性軟属腫ウイルス

　ポックスウイルスpoxvirusは，ヒトの病原性ウイルスとしては最も大きい[1]．ウイルス粒子はレンガ状もしくは卵状で，非対称性のカプシド構造をもつ（**表5-1**）．

1 痘瘡ウイルス Variola virus

　痘瘡（天然痘［small pox］）の原因ウイルスである．ヒトに飛沫感染すると，上気道を通じて体内に侵入し，局所リンパ節で増殖したウイルスは血管を通じて全身の皮膚や粘膜に達する．その症状は，急激な発熱や頭痛ではじまり，いったん解熱傾向がみられた後，発疹が出現する．発疹が水疱を経て，膿疱が見られる頃には再び高熱となり，痂皮が形成されるようになると熱は下がって治癒に向かう．この発疹の跡が瘢痕（あばた）として残る．これに対し，皮膚，口腔，鼻腔，腸管などから出血を示す場合は致命率が高い（出血型）．

　天然痘に関する医学史上最も重要な出来事といえば，その世界的大流行と，ジェンナーによる天然痘ワクチンによる予防（種痘）の開始，そして地球規模での根絶があげられる．これらは，ポックスウイルス間での抗原性の類似性を利用することによって成し遂げられた画期的な出来事であり，生ウイルスを用いた感染症予防法の確立に大きく貢献した．ジェンナーが最初に行った種痘では，ウシに感染するポックスウイルスである**牛痘ウイルス**cowpox virusをワクチンとして用いた．一方，天然痘の根絶に貢献したワクチンは**ワクチニアウイルス**vaccinia virusという牛痘ウイルスとは異なるポックスウイルスが使われている．

　現在，日本では天然痘ワクチンの定期接種は行われていないが，痘瘡ウイルスによるバイオテロに備えて，ワクチンの製造と保管は継続されている．痘瘡ウイルスはその感染性ならびに致死性の高さから，その取り扱いはバイオセーフティーレベル（BSL）-4施設を必要とし，感染症法において痘瘡は1類感染症に指定されている．

表 5-1 ウイルス一覧

	分類	ゲノムの性状	粒子の形態	エンベロープ	引き起こされる主な疾患
DNAウイルス	ポックスウイルス科	2 本鎖 DNA	卵形	有	痘瘡, 伝染性軟属腫
	ヘルペスウイルス科	2 本鎖 DNA	球状	有	ヘルペス, 水痘, 帯状疱疹
	アデノウイルス科	2 本鎖 DNA	正 20 面体	無	咽頭結膜熱, 流行性角結膜炎
	パピローマウイルス科	環状 2 本鎖 DNA	正 20 面体	無	尋常性疣贅, 子宮頸がん
	ポリオーマウイルス科	環状 2 本鎖 DNA	正 20 面体	無	進行性多巣性白質脳症
	パルボウイルス科	1 本鎖 DNA	正 20 面体	無	伝染性紅斑
	ヘパドナウイルス科	環状 2 本鎖 DNA(部分的に 1 本鎖)	球状	有	B 型肝炎
RNAウイルス	ピコルナウイルス科	プラス鎖 1 本鎖 RNA	正 20 面体	無	急性灰白髄炎, 無菌性髄膜炎, A 型肝炎
	オルソミクソウイルス科	マイナス鎖 1 本鎖 RNA(7 もしくは 8 分節)	球状	有	インフルエンザ
	パラミクソウイルス科	マイナス鎖 1 本鎖 RNA	球状, 多形	有	麻疹, ムンプス
	ニューモウイルス科	マイナス鎖 1 本鎖 RNA	多形	有	細気管支炎, 肺炎
	コロナウイルス科	プラス鎖 1 本鎖 RNA	球状	有	普通かぜ症候群, SARS, MERS
	フラビウイルス科	プラス鎖 1 本鎖 RNA	球状	有	C 型肝炎, 日本脳炎, デング熱
	トガウイルス科	プラス鎖 1 本鎖 RNA	球状	有	風疹, チクングニア熱
	レオウイルス科	2 本鎖 RNA（11 分節）	正 20 面体	無	重症下痢症
	カリシウイルス科	プラス鎖 1 本鎖 RNA	正 20 面体	無	急性胃腸炎
	ラブドウイルス科	マイナス鎖 1 本鎖 RNA	弾丸状	有	狂犬病
	フィロウイルス科	マイナス鎖 1 本鎖 RNA	ひも状	有	エボラ出血熱, マールブルグ病
	ブニヤウイルス目	マイナス鎖 1 本鎖 RNA(3 分節)	球状, 多形	有	クリミア・コンゴ出血熱, SFTS
	アレナウイルス科	マイナス鎖 1 本鎖 RNA(2 分節)	球状, 多形	有	ラッサ熱, 南米出血熱
	レトロウイルス科	プラス鎖 1 本鎖 RNA	球状	有	エイズ, ATL
	デルタウイルス属	環状 1 本鎖 RNA(プラス鎖もしくはマイナス鎖)	球状	有	D 型肝炎
	ヘペウイルス科	プラス鎖 1 本鎖 RNA	球状	無	E 型肝炎

コラム　**痘瘡の根絶**

WHO を中心とする根絶計画がはじまった 1967 年の時点では, 依然として世界中で毎年 1,000 万人以上の患者が発生する状況であったが, 自然感染としては 1977 年にソマリアで患者が確認されて以来, 痘瘡の発生は報告されていない (1980 年 WHO による天然痘の世界根絶宣言). その後, 痘瘡ウイルスは研究目的で米国と旧ソ連が保管していたが, 旧ソ連の解体に伴い他国に流失した可能性が示唆されており, 生物兵器としての使用が懸念されている.

2　サル痘ウイルス Monkeypox virus

　サル痘ウイルスはカニクイザルに痘瘡様疾患を引き起こすポックスウイルスであるが，ヒトへの感染も報告されている．ヒトにおけるサル痘の症状は，発熱，頭痛，咽頭痛，リンパ節腫脹などであり，重症の臨床像は痘瘡と区別できない．種痘はサル痘に対しても有効である．

[2] p.274，伝染性軟属腫

3　伝染性軟属腫ウイルス Molluscum contagiosum virus[2]

　皮膚に局所的な伝染性のみずいぼ（**伝染性軟属腫**）を生じるポックスウイルスである．伝染性軟属腫は主に小児の疾患であるが，ウイルスは皮膚と皮膚の直接接触によって広がることから，成人でも性行為や感染者のタオルを使うことによる間接接触などによって感染する．ウイルスが感染した上皮細胞には典型的な封入体が観察される．

B　ヘルペスウイルス科 family *Herpesviridae*

2本鎖DNAゲノム

テグメント

ヘルペスウイルス

代表的なヘルペスウイルス

● 単純ヘルペスウイルス　　　　　　● サイトメガロウイルス
● 水痘・帯状疱疹ウイルス　　　　　● ヒトヘルペスウイルス6
● EB ウイルス　　　　　　　　　　● ヒトヘルペスウイルス7

　ヘルペスウイルス herpes virus（**表5-1**）の感染様式は大きく2つに分けられる．感染細胞が積極的にウイルスを産生するサイクルを溶解感染（lytic infection）とよぶが，ヘルペスウイルスは潜伏感染も引き起こす．しかし潜伏感染していても，何らかのきっかけでウイルスゲノムが再活性化され，感染性ウイルスを産生するようになる（回帰発症[3]）．ヒトに感染するヘルペスウイルスは8種類が知られている（**表5-2**）．

[3] p.180，時間経過からみた感染の様式

もう少し
くわしく　　**ヘルペスウイルスの分類**

　これまでに200種類を超えるヘルペスウイルスがさまざまな脊椎動物に見つかっているが，ヒトを自然宿主とするヘルペスウイルスは，国際ウイルス分類委員会（International Committee on Taxonomy of Viruses：ICTV）によって human herpesvirus（HHV）1～8と命名されている．しかし一般的には，HHV-1～5はそれぞれ通称名でよばれることが多い．

[4] p.273，HSV 感染症

1　単純ヘルペスウイルス Herpes simplex virus（**HSV**）[4]

　HSV には1型（HSV-1）と2型（HSV-2）がある．接触感染によって皮

表 5-2 ヒトに感染するヘルペスウイルスとその特徴

亜科	ウイルス名	潜伏感染する細胞	主な疾患	治療・予防
α-ヘルペスウイルス	HSV-1 (HHV-1)	知覚神経節 (三叉神経節)	口唇ヘルペス，脳炎，角膜炎，新生児ヘルペス	治療薬あり
	HSV-2 (HHV-2)	知覚神経節 (仙髄神経節)	性器ヘルペス，新生児ヘルペス，急性網膜壊死	治療薬あり
	VZV (HHV-3)	知覚神経節 (全身)	水痘，帯状疱疹	治療薬と ワクチンあり
β-ヘルペスウイルス	CMV (HHV-5)	唾液腺， 骨髄前駆細胞	先天性巨細胞封入体症，日和見感染症	治療薬あり
	HHV-6	リンパ球 マクロファージ	突発性発疹，脳炎	なし
	HHV-7	リンパ球	突発性発疹	なし
γ-ヘルペスウイルス	EBV (HHV-4)	B 細胞， 唾液腺	伝染性単核症，慢性活動性 EBV 感染症，EBV 関連血球貪食症候群，悪性腫瘍	なし
	HHV-8 (KSHV)	B 細胞	日和見感染症（カポジ肉腫）	なし

膚や粘膜を通じて体内に侵入する．初感染時は感染部位に水疱とびらんが出現し，一部の HSV-1 感染者では口唇ヘルペスや歯肉口内炎が起こる．ウイルスは知覚神経を伝わって神経節に達し，神経細胞で潜伏感染する（HSV-1 は三叉神経節，HSV-2 は仙髄神経節）．宿主側がストレス，紫外線，発熱などの刺激にさらされたり，免疫抑制状態になるとウイルスの再活性化が起こる．回帰発症した場合，HSV-1 と HSV-2 とでは潜伏感染している神経節が異なるために，水疱が再発する局所部位も異なってくる（HSV-1 は口唇，HSV-2 は陰部）．

　性行為を通じた HSV 感染によって性器ヘルペスを発症することがあり，とくにオーラルセックスによる HSV-2 感染はヘルペス性咽頭炎の原因となる．また，母体から新生児に HSV-2 が垂直感染するケースや，ウイルスに対する免疫をもたない母親から生まれた新生児に母親以外から HSV-1 が水平感染するケースでは，ウイルスが中枢神経に達すると予後が悪い（新生児ヘルペス[5]）．

[5] p.290，その他の母子感染する感染症

2 水痘・帯状疱疹ウイルス Varicella-zoster virus（**VZV**）

　その名前で示されるように，VZV は初感染時に水痘（みずぼうそう）を，そして回帰発症時には帯状疱疹という異なる疾患を引き起こす．また，水痘は空気感染（飛沫核感染）することが他のヘルペスウイルスとは違う特徴である．主に，乳幼児に初感染が多く，水痘の発症率は70％以上と非常に高い．

　水痘が治癒しても VZV は神経節に潜伏感染し，ウイルスの再活性化が起こると，神経支配領域の皮膚に紅斑が出現し水疱へと移行する．この水疱は，知覚神経の走行に沿って帯状に見られる（帯状疱疹）．ただし，この回帰発症

ではウイルス血症は起こさないことから，皮疹の出現は限局的である．高齢者では治癒しても神経痛が数ヵ月続くことがあり，これを帯状疱疹後神経痛（PHN）という[6].

[6] p.274, 水痘・帯状疱疹

3 EB（エプスタイン-バー）ウイルス Epstein-Barr virus（**EBV**）

EBV は B 細胞を標的細胞とし，感染細胞をトランスフォーメーション[7]することによって不死化させるが，B 細胞以外にも T 細胞や NK 細胞，そして上皮細胞にも潜伏感染し，さまざまな悪性腫瘍を引き起こす．

ウイルスは感染者の唾液中に排出されており，80％以上の日本人は乳幼児期に唾液を通じて初感染する．乳幼児では不顕性感染で終わることがほとんどであるが，免疫が発達した思春期以降に初感染を受けた場合は，伝染性単核症[8]を発症する．この疾患では，発熱，頸部リンパ節腫脹などの症状がみられるだけでなく，リンパ球増多に伴う異型リンパ球の出現もみられる．一部の感染者では，リンパ腫を発症する慢性活動性 EBV 感染症，もしくはマクロファージの機能異常による EBV 関連血球貪食症候群を発症する場合がある．一方，EBV による悪性腫瘍としてはバーキットリンパ腫や上咽頭がんがあり，さらには胃がんの約 10％において EBV が検出されることも報告されている．また，エイズなどの免疫抑制状態では EBV の再活性化による日和見リンパ腫が問題となる．

[7] p.90, ウイルスによるがん化

[8] p.215, 伝染性単核症

> **EBV の発見**
>
> EBV はエプスタイン（Epstein MA）とバー（Barr Y）によって，アフリカに多発するバーキットリンパ腫の生体材料より1964 年に発見された．しかし，実際にはアフリカ以外の地域の人々の多くも EBV の感染を受けている．

4 サイトメガロウイルス cytomegalovirus（**CMV**）[9]

CMV は，乳幼児期にほとんどの人が初感染を受ける．感染の経路は母乳（垂直感染）もしくは尿や唾液（水平感染）を介するものであり，通常は不顕性感染のまま潜伏感染となる．抗 CMV 抗体をもたない妊婦が CMV の初感染を受けると，胎盤を通じて CMV が胎児に感染し，胎児に重篤な先天性CMV 感染症を引き起こす．この疾患は先天性巨細胞封入体症[10]ともよばれ，TORCH 症候群に含まれる重要な感染症の 1 つである．

健常者では典型的な日和見病原体であり，臓器移植後や HIV 感染による免疫抑制状態で再活性化し，間質性肺炎や網膜炎を引き起こす．

[9] p.301, CMV

[10] p.290, その他の母子感染する感染症

> **成人における CMV の初感染**
>
> 健常者であっても思春期以降に初感染を受けた場合は EBV による伝染性単核症と同様の症状を呈することがある（伝染性単核症様症候群）．

5 ヒトヘルペスウイルス Human herpesvirus **6**（**HHV-6**）・ヒトヘルペスウイルス **7**（**HHV-7**）

HHV-6 と HHV-7 は，突発性発疹の原因ウイルスである．突発性発疹は，主に乳幼児が罹患し，突然の高熱と解熱時の発疹を特徴とする．一般に予後はよい．HHV-6 と HHV-7 はともにリンパ球やマクロファージなどを標的細胞とし，ほとんどの成人に潜伏感染しているが，再活性化によって断続的に唾液中に排出される．乳幼児は家族から排出されたウイルスに曝露され，経口的もしくは経気道的に初感染を受ける．HHV-7 は HHV-6 よりも遅れて感

染が成立するため，臨床的には，HHV-7 の感染は 2 度目の突発性発疹として診断されることが多い．

6 ヒトヘルペスウイルス 8（HHV-8）

カポジ肉腫というエイズ患者に好発する悪性腫瘍に随伴するウイルスとして発見されたことから，カポジ肉腫関連ヘルペスウイルス Kaposi's sarcoma-associated herpesvirus（KSHV）ともよばれる．日本人における HHV-8 の抗体陽性率は 1% 程度であるが，カポジ肉腫は HHV-8 に感染すれば必ず引き起こされるというわけではなく，エイズなどの免疫抑制状態にあると発症する典型的な日和見感染症である．

C アデノウイルス科 family *Adenoviridae*

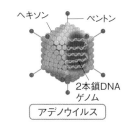

ヘキソン　ペントン
2本鎖DNA
ゲノム
アデノウイルス

[11] p.279, EKC

ヒトに感染するアデノウイルス adenovirus は，血清型の異なる 50 種類以上が知られており，その感染は多彩な病態をとる．鼻咽頭粘膜へのウイルスの飛沫感染を起因とする上気道感染症は 1 ～ 7 型によるものが多く，いわゆるかぜ症候群の症状を呈するが，主に 3 型や 7 型による咽頭結膜熱（PCF）は，夏季にプールの水を介して幼児や学童に感染が流行することからプール熱ともよばれる．眼感染症では，ウイルス性結膜炎の約 90% がアデノウイルス感染によるものであり，重症の流行性角結膜炎（EKC）[11] では 8 型，19 型，そして 37 型が原因となる．アデノウイルスはその他にも急性胃腸炎（40 型，41 型），出血性膀胱炎（11 型，21 型），重症肺炎，心筋炎，脳炎などを引き起こすが，いずれも小児に多い．一方，アデノウイルスはリンパ組織内にも潜伏感染しており，臓器移植後の免疫抑制状態では日和見感染症の原因となることがある．

アデノウイルスは非エンベロープウイルスであるため（表5-1），アルコールなどの消毒薬に対して抵抗性が強く，安定性も高い．よって手指や器具の接触を介した院内感染が多いことから，医師や看護師は注意が必要である．

D パピローマウイルス科 family *Papillomaviridae*

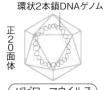

環状2本鎖DNAゲノム
正20面体
パピローマウイルス
ポリオーマウイルス

[12] p.275, ウイルス性疣贅
　　 p.288, ヒトパピローマウイルス感染症

1 ヒトパピローマウイルス Human papillomavirus（HPV）[12]

現在 100 種類以上の遺伝子型が見つかっている．皮膚や粘膜の扁平上皮細胞に感染し，遺伝子型による組織への感染特異性も高い．皮膚への指向性をもつものを皮膚型 HPV，そして粘膜への指向性をもつものを粘膜型 HPVとよぶ．性行為などで生じた小さな傷から侵入した HPV は，上皮組織の基底細胞に潜伏感染するが，細胞の分化に伴い遺伝子発現が活性化され，最終

分化した表皮細胞では感染性のあるウイルス粒子が産生される.

　HPVが感染した細胞は腫瘍化しやすくなり，さまざまな疣贅（いぼ）が表皮に形成される. 良性病変である疣贅をつくるHPVは低リスク型とよばれ，男性や女性の性器にできる尖圭コンジローマ（主にHPV6やHPV11による），手や足にできる尋常性疣贅（主にHPV2やHPV4による），そして顔面にできる扁平疣贅（主にHPV3やHPV10による）が含まれる.

　注意すべきは悪性腫瘍の原因となる高リスク型HPVの存在であり，すべて粘膜型であることから生殖器粘膜に感染し子宮頸がんを引き起こす. 子宮頸がんの発症に関与するHPVとしては15種類が知られており，とくにHPV16は全世界の子宮頸がんの50％以上から検出される. 高リスク型HPVの感染は男性における陰茎がんの原因ともなる. また，遺伝性疾患である疣贅状表皮発育異常症からもHPV5やHPV8が検出される.

　子宮頸がんは性感染症であり，性交渉開始前に，HPVに対する感染予防ワクチンを接種することが有効な予防策となる[13].

[13] p.171, 成分ワクチン

Ｅ　ポリオーマウイルス科 family *Polyomaviridae*

1　JCポリオーマウイルス polyomavirus（JCウイルス）・BKポリオーマウイルス（BKウイルス）

ウイルス名の由来

JCとBKは患者のイニシャルに由来する.

[14] p.268, PML

　ヒト感染性のポリオーマウイルスであるJCウイルスとBKウイルスは，進行性多巣性白質脳症（PML）[14]患者の脳から，そして肝移植患者の尿からそれぞれ1971年に分離された. これらのウイルスは無症候性にヒトに広く感染しており，肝臓やリンパ球などに潜伏感染していると考えられている. しかし，免疫状態が低下すると再活性化し，JCウイルスはPMLを，そしてBKウイルスは出血性の尿道炎や膀胱炎を引き起こす. PMLはエイズ患者で発症の頻度が多い. したがって，HIV感染者では抗レトロウイルス療法を行うこと，また免疫抑制剤を使用する患者ではその服用を中断することでPMLの

もう少しくわしく　**パピローマウイルスとポリオーマウイルスの共通点**

パピローマウイルスとポリオーマウイルスは，かつてはパポーバウイルスという同じ科の別の属に分類されるウイルス群であったが，その生物学的特徴や遺伝子配列の違いなどから2001年以降は別の科のウイルスとして扱われることになった. そのような経緯からもわかるように，この2つの科に属するウイルスは，①非エンベロープウイルスである，②ビリオンは直径約55 nmの正20面体粒子である，③環状の2本鎖DNAをゲノムとしてもつ，④腫瘍ウイルスが含まれる，といった共通点がみられる（表5-1）.

進行を遅らせることができる.

もう少し
くわしく **新しく見つかるポリオーマウイルス**

2008 年には顔面などに発症するまれな皮膚がんであるメルケル細胞がんからメルケル細胞ポリオーマウイルスが分離され，その後も次々と新しいポリオーマウイルスがヒトの組織から発見された．しかし，すべてのポリオーマウイルスが疾患と関連付けられているわけではない.

F パルボウイルス科 family *Parvoviridae*

1本鎖DNAゲノム

正20面体

パルボウイルス

[15] p.216, 伝染性紅斑
[16] p.253, 骨髄無形成発作

代表的なパルボウイルス

- ヒトパルボウイルス B19
- ヒトボカウイルス

ヒトボカウイルス

2005 年にスウェーデンの呼吸器感染症患者の鼻咽頭ぬぐい液から抽出したDNA をもとに発見されたパルボウイルスである．その後も世界中の呼吸器感染症患者から広く検出されており，その多くは乳幼児である.

パルボウイルス parvovirus はエンベロープをもたず，エーテルなどの消毒薬に対して耐性であり，安定性も高い（**表 5-1**）.

ヒトパルボウイルス B19 human parvovirus B19 は，小児に多くみられる**伝染性紅斑**（りんご病）[15] の原因ウイルスである．赤血球の前駆細胞を標的とすることから，造血機能の障害を引き起こし，慢性の貧血性疾患患者では輸血に伴う感染により一過性の**骨髄無形成発作**[16] を発症する場合がある.

ヒトボカウイルス human bocavirus は 1 〜 4 型に分類され，そのうち 1 型は呼吸器疾患を，2 型は胃腸炎を引き起こすと考えられているが，3 型と 4 型については，感染による臨床症状は明らかになっていない．飛沫感染や便などを介した接触感染によって伝播する.

G ヘパドナウイルス科 family *Hepadnaviridae*

[17] p.118, B型肝炎ウイルス

ヘパドナウイルス科に属する B 型肝炎ウイルス[17] については後述する.

2 | RNAウイルス

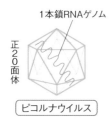

1本鎖RNAゲノム

正20面体

ピコルナウイルス

🄰 ピコルナウイルス科 family *Picornaviridae*

代表的なピコルナウイルス
- ポリオウイルス
- コクサッキーウイルス
- エコーウイルス
- エンテロウイルス
- ライノウイルス
- A型肝炎ウイルス

　ピコルナウイルス picornavirus には200種類を超える血清型が存在するが，多彩な臨床像を示し，かつ医学上重要なウイルスが含まれることが特徴である．pico（小さい）と rna（RNA）という名前からもわかるように，RNAウイルスとしては最も小さなウイルス群である（**表5-1**）．

[1] p.265, ポリオ

1 | ポリオウイルス Poliovirus[1]

　ポリオ（急性灰白髄炎），いわゆる小児麻痺の原因ウイルスである．糞便中に排泄されたポリオウイルスが経口的に侵入し，咽頭や小腸粘膜で増殖する．ウイルスはさらにリンパ組織でも増殖し，血液を介して体内の感受性組織に感染する（第一次ウイルス血症）．一部のウイルスは再び血行に入り（第二次ウイルス血症），脊髄を中心とする中枢神経系に達すると運動神経細胞を破壊し，結果的に四肢に非対称性の急性弛緩性麻痺（acute flaccid paralysis：AFP）が引き起こされる．また，ウイルスが延髄の呼吸中枢に達すると，呼吸麻痺により死にいたる（**図5-1**）．

✎ ポリオウイルスの持続的な排出

腸管で増幅したウイルスは数週間にわたって糞便中に排出される．また，発症後1週間は咽頭分泌液にもウイルスが存在するため，ともに感染源としての注意が必要である．

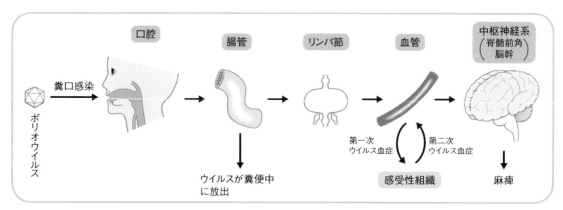

図5-1　ポリオウイルスの体内での広がりとポリオ（急性灰白髄炎）の発症機序

従来，予防に使われていた経口生ポリオワクチン（oral polio vaccine：OPV；弱毒化したウイルス）は 100 万人に 1 人という頻度ではあるがワクチン関連麻痺が起こる危険性があるため，日本では 2012 年より皮下接種による不活化ポリオワクチン（inactivated polio vaccine：IPV；感染性をなくしたウイルス）の単独，もしくはジフテリア・百日咳・破傷風混合ワクチンとの4 種混合（DPT-IPV）接種に移行した．

WHO による世界ポリオ根絶計画

日本は 2000 年にポリオの根絶宣言をおこなった．

2　コクサッキーウイルス coxsackievirus・エコーウイルス echovirus

コクサッキーウイルス（A 群 23 種類と B 群 6 種類に分けられる）とエコーウイルスはともに不顕性感染が多いが，無菌性髄膜炎（ウイルス性髄膜炎）を引き起こす代表的なウイルスとしてあげられる．また，コクサッキーウイルスの感染は，ヘルパンギーナ[2]（A 群による），手足口病[2]（主に A 群），急性出血性結膜炎（AHC）[3]（A 群），流行性筋痛症（B 群），心筋炎（B 群）などの原因にもなり，臨床症状は多様である．

ウイルス名の由来

コクサッキーウイルスは，1948 年に米国ニューヨーク州のコクサッキーという町で，ポリオ疑似患者より分離されたウイルスである．エコーウイルスは無症候のヒトの糞便から最初に分離され，"enteric cytopathogenic human orphan virus（腸管由来細胞傷害性ヒト孤児ウイルス）" という意味で名付けられた．

[2] p.216，手足口病，ヘルパンギーナ
[3] p.280，AHC

3　その他のピコルナウイルス

a　エンテロウイルス enterovirus

エンテロウイルス 70（EV70）はコクサッキーウイルス A24 とともに急性出血性結膜炎（AHC）[3]の原因となる．ウイルスは眼の分泌物から排出され，かつ伝染性が高い．EV70 はコクサッキーウイルス A24 に比べて潜伏期が短く，またポリオ様麻痺を伴う神経合併症を引き起こす．エンテロウイルス 71（EV71）はコクサッキーウイルスと同様に手足口病や無菌性髄膜炎を引き起こす．

b　ライノウイルス rhinovirus

ライノウイルスは普通かぜ症候群（感冒）の主要な病原ウイルスであるが，冬に発生の多いインフルエンザウイルス（後述）やヒトオルソニューモウイルス[4]に対して，比較的春と秋に多くみられる．100 以上の血清型が存在するため，交差免疫ができずに繰り返し感染が起こりやすい．

[4] p.105，ヒトオルソニューモウイルス

c　A 型肝炎ウイルス

肝炎を引き起こすピコルナウイルスである A 型肝炎ウイルス[5]については後述する．

[5] p.117，A 型肝炎ウイルス

B　オルソミクソウイルス科 family *Orthomyxoviridae*

代表的なオルソミクソウイルス

● インフルエンザウイルス

1本鎖RNAゲノム（8分節）
HA
NA
オルソミクソウイルス
（A・B型インフルエンザウイルス）

[6] p.224, インフルエンザ

1　インフルエンザウイルス influenza virus[6]

　医学上重要となるのは A 型インフルエンザウイルス，B 型インフルエンザウイルス，そして C 型インフルエンザウイルスである 🖋．A 型と B 型インフルエンザウイルスのエンベロープにはヘマグルチニン（赤血球凝集素 [hemagglutinin：HA]）とノイラミニダーゼ（neuraminidase：NA）という糖タンパク質が表出している．HA はウイルスの侵入過程におけるレセプターへの結合や細胞膜との融合に必要である．NA はウイルスの放出を助ける役割をもち，現在，一般的に使われている抗インフルエンザウイルス薬は NA の阻害薬である．C 型インフルエンザウイルスは HA と NA の分子機能を兼ねた HE（hemagglutinin-esterase）タンパク質をもっている．

　HA と NA は，その抗原性が宿主側の感染防御免疫の確立において重要となる．つまり，HA と NA に対する抗体は中和抗体として機能するが，その抗原性が異なるとウイルスの感染を防ぐことができなくなる．これは多様な HA と NA が存在する A 型インフルエンザでとくに問題となる．

インフルエンザウイルスゲノムの複製

インフルエンザウイルスは，核でウイルスゲノムの複製をおこなうユニークな RNA ウイルスである．

もう少しくわしく　ヘマグルチニン（HA）とノイラミニダーゼ（NA）の役割

インフルエンザウイルスは，HA を介して細胞側のレセプターであるシアル酸に結合し，標的細胞に感染する．感染細胞で産生されたウイルス粒子は出芽によって放出されるが，そのままでは細胞表面のシアル酸に結合してしまいウイルス産生細胞から離れることができない．しかし，NA によってシアル酸が取り除かれ，最終的に遊離することができる．シアル酸はヒトだけでなく，トリやブタといった他の動物種にも存在する．

もう少しくわしく　A 型インフルエンザウイルスの亜型

A 型インフルエンザウイルスには，HA の亜型が 16 種類，そして NA の亜型が 9 種類存在し，それぞれ H1 ～ 16，N1 ～ 9 と記される．1 個のウイルス粒子は，これらの HA と NA のなかから 1 種類ずつをもつことになるが，HA と NA の組み合わせを考えると理論上は 16×9＝144 種類の亜型が存在することになる．たとえば人類がこれまでに経験したインフルエンザのパンデミックをみると，1918 年のスペイン風邪は H1N1 亜型，1957 年のアジア風邪は H2N2 亜型，そして 1968 年の香港風邪は H3N2 亜型だったことがわかっている．現在では，毎年流行する季節性 A 型インフルエンザは H1N1 亜型と H3N2 亜型である．

2　インフルエンザウイルスの変異

　インフルエンザウイルスは分節ゲノムをもつため（**表5-1**），それまで流行していた（つまりヒトが免疫をもっている）亜種とは異なる HA 亜種の親ウイルスが同一宿主に感染すると，遺伝子再集合[7]により新しい HA 分節を

[7] p.85, ウイルスの遺伝・変異

もった子ウイルスが出現する可能性がある（**図 5-2**）．ヒトはそのようなウイルスに対しては免疫をもたないため，新型インフルエンザの大流行（パンデミック）が起こるのである．これを抗原不連続変異という．一方，同じ亜型のＡ型インフルエンザウイルスだけでなくＢ型インフルエンザウイルスでもHA 遺伝子と NA 遺伝子に変異が集積することにより抗原性が少しずつ変化すると，前年の流行やワクチン接種で得られた免疫の効果が弱まり，小規模な流行（エンデミック）を引き起こす．このような小変異を抗原連続変異とよび，毎年，季節性インフルエンザが流行する主な理由となっている．

3 人獣共通感染症としてのインフルエンザ

インフルエンザウイルスはトリやブタにも感染し，人獣共通感染症を引き起こす．抗原不連続変異によって動物種の壁を超え，ヒトに感染できるような新型インフルエンザウイルスが出現すると，それが世界的な大流行につながるという懸念がある．とくに，トリから直接ヒトに伝播する亜型ウイルスは病原性が高いと考えられている．感染症法では特定鳥インフルエンザ（Ａ

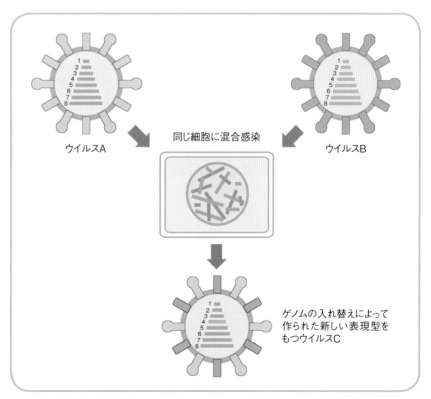

図 5-2　遺伝子再集合によるインフルエンザウイルスの変異
Ａ型インフルエンザウイルスは８つの分節した RNA ゲノムをもつが，２種類のウイルスが１つの細胞に同時感染すると，細胞内でウイルスゲノムの入れ替えが起こり，新しい形質をもつウイルスが出現する．本図では，ウイルスＡのゲノム４が入れ替わったためにウイルスＢ由来の表面タンパク質をもつ新しいウイルスＣができたことを表している．

型インフルエンザウイルスであって H5N1 亜型および H7N9 亜型）を 2 類，鳥インフルエンザ（H5N1 亜型と H7N9 亜型を除く）を 4 類，季節性インフルエンザ（その他の A，B 型インフルエンザウイルス）を 5 類に，そして新型インフルエンザと再興型インフルエンザ（かつて世界規模で流行し，その後流行がなく長期間が経過しているもの）をともに新型インフルエンザ等感染症に分類し，その蔓延（まんえん）に備えている．

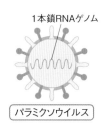

1本鎖RNAゲノム

パラミクソウイルス

C　パラミクソウイルス科 family *Paramyxoviridae*

代表的なパラミクソウイルス

- 麻疹ウイルス
- ムンプスウイルス
- ヒトレスピロウイルス
- ヒトルブラウイルス
- ヘンドラウイルス
- ニパウイルス

[8] p.208, 麻疹

🖊 **パラミクソウイルスの特徴**

パラミクソウイルスはエンベロープに包まれ，非分節のマイナス鎖1本鎖RNAをゲノムとしてもつ．その特徴の1つとして強い細胞融合活性があげられる．パラミクソウイルスのように非分節マイナス鎖1本鎖RNAをもつウイルスはモノネガウイルスともよばれ，他にラブドウイルスやフィロウイルスもモノネガウイルスと称される（**表5-1**）．

[9] p.213, ムンプス

1　麻疹ウイルス Measles virus[8]

麻疹の原因となるパラミクソウイルス paramyxovirus である🖊．飛沫核感染（空気感染）や接触感染によって伝搬し，感染性がきわめて高く，免疫のないヒトに対してはほぼ顕性感染となる．かつて痘瘡が「面定め（つらさだめ）」と形容されたのに対し，麻疹は「命定め（いのちさだめ）」とよばれた．それほど麻疹は，とくに乳幼児にとっては恐ろしい病気だったのである．一方，一度罹患すると二度と麻疹にかからないことも経験的に知られていた．これは麻疹ウイルスに対する免疫が終生防御免疫として機能するためである．したがって，現在では麻疹ウイルスワクチンを接種することにより，麻疹を効率よく予防することが可能となった．予防ワクチンには弱毒化した麻疹ウイルスが使われるが，その感染防御免疫効果は終生続かず経過年数とともに減弱すると考えられている．

2　ムンプスウイルス mumps virus[9]

流行性耳下腺炎（ムンプス），いわゆるおたふくかぜの原因ウイルスである．ウイルスが含まれた唾液を介した飛沫感染や接触感染によって経気道的に感染する．気道粘膜に感染したウイルスは所属リンパ節で増殖し，ウイルス血症を起こして全身の臓器に散布される．主な標的臓器としては，唾液腺，精巣，内耳，髄膜などで，おたふくかぜに特徴的な唾液腺の腫脹もこうした全身感染の1つの症状として現れる．また，ムンプスウイルスは中枢神経にも親和性があり，症状の明らかな無菌性髄膜炎の約10%はムンプスウイルス感染によるものである．他にも難聴，精巣炎（思春期以降の男性），そして卵巣炎（思春期以降の女性）が合併症としてあげられる．しかし，不顕性感染が多く，臨床経過も比較的軽症である．任意接種であるが，予防には弱毒生ワクチン[10] が使われている．

[10] p.170,（弱毒）生ワクチン

3 その他のパラミクソウイルス

ウイルス名の変更

これらのウイルスは，最近までヒトパラインフルエンザウイルスとよばれていた．

ヒトレスピロウイルス human respirovirus とヒトルブラウイルス human rubulavirus は，主に上気道炎の原因ウイルスであるが，乳幼児や高齢者では気管支炎や肺炎の原因となる．乳幼児の下気道炎の原因ウイルスとしては，ヒトオルソニューモウイルスに次いで多い．

[11] p.315, 新興・再興感染症

パラミクソウイルスには，ヘンドラウイルス hendra virus とニパウイルス nipah virus という新興感染症[11] の原因ウイルスも含まれる．ともにオオコウモリが自然宿主である．ウイルスに感染した家畜（ブタやウマ）からの飛沫感染，もしくは感染コウモリの体液を通じた経口感染によってヒトに伝播し，呼吸器症状（肺炎）や神経症状（脳炎）を引き起こす人獣共通感染症である．感染症法では 4 類感染症に指定されている．

D ニューモウイルス科 family *Pneumoviridae*

代表的なニューモウイルス
- ヒトオルソニューモウイルス（RS ウイルス）
- ヒトメタニューモウイルス

[12] p.220, 呼吸器感染症

1 ヒトオルソニューモウイルス Human orthopneumovirus [12]

これまで RS ウイルス respiratory syncytial virus とよばれていた．年齢を問わず顕性感染を引き起こし，乳幼児，とくに生後 6 ヵ月未満の乳児に呼吸困難を伴う重篤な細気管支炎や肺炎を引き起こすウイルスとして警戒される（**表 5-1**）．また，感染によって得た防御免疫は不完全なため何度も罹患するものの，成人では多くの場合軽症で済む．ワクチンはないが，エンベロープに対するヒト型モノクローナル抗体製剤（パリビズマブ）が先天性心疾患や免疫不全を伴う乳幼児，また早期産や低出生体重で出生した乳幼児などに限定されて投与される．

2 ヒトメタニューモウイルス Human metapneumovirus

ヒトメタニューモウイルスは，とくに子どもや免疫の弱まった年長者に上気道炎や下気道炎を引き起こす．遺伝的にも症状的にもヒトオルソニューモウイルスに近く，乳幼児では下気道感染症の原因となる．冬から春にかけて流行し，これはヒトオルソニューモウイルス感染症やインフルエンザウイルス感染症と重なっているが，それらに比べると重症化することは少ない．

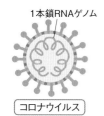

1本鎖RNAゲノム

コロナウイルス

■ ウイルス名の由来

ウイルス粒子のエンベロープが太陽のコロナ（corona）のような特徴的な形状をしていることから名付けられた.

[13] p.320, SARS, MERS

[14] p.321, 新型コロナウイルス感染症（COVID-19）

E　コロナウイルス科 family *Coronaviridae*

代表的なコロナウイルス

- ● ヒトコロナウイルス
- ● SARS コロナウイルス
- ● MERS コロナウイルス
- ● SARS-CoV-2

コロナウイルス coronavirus のなかで，ヒトコロナウイルス human coronavirus はヒトのみを宿主とし，これまでに 4 種類が知られている．主に上気道感染症を引き起こし，冬季に発生するかぜ症候群の 10 ～ 15% を占める．また，幼児の下気道感染症の原因ともなるが，感染に対する防御免疫は弱く，2 ～ 4 年に 1 回の流行がみられる．感染者の咳を介した飛沫感染によって伝搬する．

一方，重症急性呼吸器症候群（SARS）の原因ウイルスである SARS コロナウイルスと中東呼吸器症候群（MERS）の原因ウイルスである MERS コロナウイルス[13] は，ヒト以外の動物にも感染し，とくにヒトに対して高い病原性を示す（**表 5-1**）.

コラム　新型コロナウイルス（SARS-CoV-2）

2019 年末に中国湖北省武漢市で多発した原因不明の重症肺炎は，SARS-CoV-2（SARS-coronavirus 2）と名付けられた新しいコロナウイルスの感染に起因するものである．肺炎患者の気管支肺胞洗浄液中に SARS コロナウイルスに近いウイルスの遺伝子が存在していることがわかり，さらには患者から分離されたウイルスの電子顕微鏡観察によって，コロナウイルスに特徴的な粒子構造が確認されたのである．SARS-CoV-2 によって引き起こされる感染症は COVID-19（coronavirus disease 2019）[14] とよばれ，2020 年に入り世界的な大流行（パンデミック）となった.

ウイルスゲノムの塩基配列の比較解析によると，SARS-CoV-2 はコウモリを宿主とする SARS 様コロナウイルスにより近縁であることから，SARS-CoV-2 もコウモリに由来するのではないかと考えられている．しかし，自然宿主や中間宿主の存在についてはまだわかっていない．SARS コロナウイルスと同様に SARS-CoV-2 は，ACE2 という下気道に発現する分子をレセプターとして細胞に侵入することが明らかになっており，ACE2 を標的とした抗ウイルス薬の開発が望まれる.

コロナウイルスはコウモリをはじめネコやブタなどさまざまな動物に感染することが知られているが，そのほとんどはそれぞれの宿主動物に固有であり，ヒトに感染することはないと考えられてきた．しかし，近年みられる SARS コロナウイルス，MERS コロナウイルス，そして SARS-CoV-2 の流行は，動物種の壁を超えてウイルスがヒトに感染すると重症化の危険性が高まるという事実をわれわれに教えてくれる.

1本鎖RNAゲノム

フラビウイルス

F フラビウイルス科 family *Flaviviridae*

代表的なフラビウイルス
- C 型肝炎ウイルス
- 日本脳炎ウイルス
- 黄熱ウイルス
- デングウイルス
- ジカウイルス
- ウエストナイルウイルス
- ダニ媒介性脳炎ウイルス群

　フラビウイルス科（**表5-1**）の3属のうち，ペスチウイルス Pestivirus 属はヒトに感染しない．また，ヘパシウイルス Hepacivirus 属に分類される**C型肝炎ウイルス**[15] は後述するので，ここではフラビウイルス Flavivirus 属（以下フラビウイルスとする）の代表的なウイルスについて概説する．

　フラビウイルスには70種類以上のウイルスが含まれるが，そのほとんどが蚊やダニなどの節足動物によって媒介されることが特徴である（**図5-3**）．また，引き起こされる病状は発熱や発疹，さらには出血熱，脳炎，肝炎など多様である．

[15] p.118, C型肝炎ウイルス

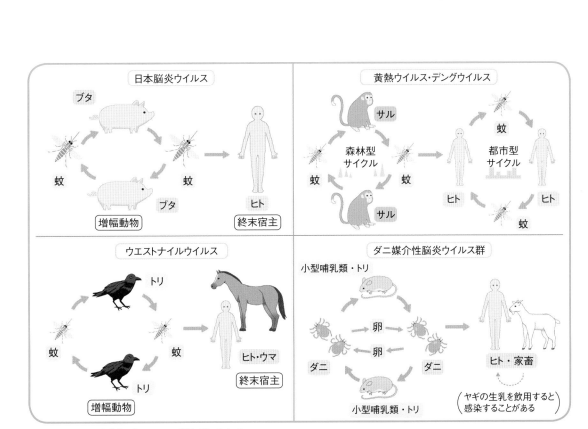

図 5-3　フラビウイルスの感染サイクル

[16] p.264，日本脳炎

1 日本脳炎ウイルス Japanese encephalitis virus[16]

　日本脳炎ウイルスは，日本を含む東アジアから，東南アジア・南アジアにかけて広く分布している．ブタにも感染し，ブタの体内で増幅されたウイルスがヒトに伝播する．日本脳炎ウイルスに感染したブタはウイルス血症を起こすことから増幅動物とよばれるが，ヒトではウイルス血症が起こりにくいため，蚊を介してヒトからヒトへの感染は起こらない．したがって，ヒトは日本脳炎ウイルスの終末宿主である（図5-3）．

コラム　日本脳炎の患者数

　日本における日本脳炎患者は，1966年には2,000人以上が報告されているが，近年は毎年10名以下と激減している．これは，日本脳炎ワクチンの普及や水田耕作地が減ったことによる媒介蚊の減少が原因と考えられる．また，住宅地と養豚場が隔離され感染蚊による刺咬の機会が減ったことも日本脳炎患者数減少の大きな要因である．ただし，世界では年間50,000人以上の患者が発生している．

2 黄熱ウイルス Yellow fever virus

　ヒトやサルを宿主とし，これらの脊椎動物間を媒介蚊によって循環している．蚊を介したウイルスの感染環は森林型黄熱と都市型黄熱（図5-3）とで異なっており，前者はサル-蚊-サル，そして後者はヒト-蚊-ヒトのサイクルで成り立っている．黄熱でみられる黄疸はウイルス感染による肝細胞の直接的な破壊の結果であると考えられている．黄熱流行地域へ渡航する際は，黄熱ワクチンの接種が推奨されている．

海外渡航者への黄熱ワクチン

一部の国では入国時に予防接種の証明書（イエローカード）が必要とされる．

3 その他のフラビウイルス

　デングウイルス dengue virus は熱帯・亜熱帯地域に広く分布し，デング熱やデング出血熱[17]を引き起こす．ネッタイシマカとヒトスジシマカによって媒介される（図5-3）．

　2015年から2016年にかけて中南米を中心に大流行したジカウイルス感染症は，ジカウイルス Zika virus によって引き起こされる．感染後の症状はデング熱に類似しているものの，比較的軽症である．しかし，妊婦のジカウイルス感染と新生児の小頭症との関連性が強く示唆されている．

　ウエストナイルウイルス West Nile virus はアフリカ，ヨーロッパ，中東，中央アジア，ロシアに分布し，トリ-蚊-トリの感染サイクルで維持されている（図5-3）．ヒトは終末宿主であり，ウエストナイル熱やウエストナイル脳炎を発症する．

[17] p.315，デング熱・デング出血熱

[18] p.317，ダニ媒介脳炎

　また，ダニ媒介脳炎[18]の原因となるダニ媒介性脳炎ウイルス群は14種類

のフラビウイルスからなる．げっ歯類やトリとマダニとの間で感染サイクルを維持しており，マダニがヒトへウイルスを媒介する（**図5-3**）．日本でも北海道で2017年8月の時点で4名の感染者が報告されている．

G　トガウイルス科 family *Togaviridae*

代表的なトガウイルス
- 風疹ウイルス
- チクングニアウイルス

風疹ウイルスの分類変更

風疹ウイルスは，2018年にマトナウイルス科（ルビウイルス属）へと分類が変更となった．

[19] p.210, 風疹

[20] p.290, CRS

[21] p.289, TORCH症候群

[22] p.316, チクングニア熱

1　風疹ウイルス Rubella virus

ルビウイルス属 Rubivirus に属する唯一のウイルスで，経気道的にヒトに感染し，その名のとおり風疹[19]を引き起こす（**表5-1**）．風疹は小児を中心に発症し，発熱，発疹，リンパ節腫脹を主徴とする比較的予後の良好なウイルス性発疹症である．しかし，風疹ウイルスに免疫をもたない妊婦が感染すると，胎盤を介して胎児に垂直感染し，出生児が**先天性風疹症候群**（CRS）[20]を発症するおそれがある．CRSはいわゆる TORCH症候群[21]の1つである．風疹ウイルス感染の予防には弱毒生ワクチンが用いられる．

2　チクングニアウイルス Chikungunya virus [22]

アルファウイルス属 alphavirus にはヒトに疾患を引き起こすウイルスとして約20種類が含まれており，これらは蚊などの節足動物によって媒介されるという特徴をもつ．チクングニアウイルスは**チクングニア熱**を引き起こし（**表5-1**），日本に常在しないものの海外からもち込まれる可能性が高く，検疫感染症にも指定されている．

コラム　チクングニア熱

チクングニア熱は，アフリカ，南アジア，東南アジアの国々で散発的にみられる風土病であったが，2004年に東アフリカではじまった流行はインド洋南西諸島から東南アジアまで波及する世界的な大流行となった．また，この大流行によってチクングニアウイルスがイタリアやフランスといったヨーロッパの国にはじめてもち込まれた．チクングニアウイルスの媒介蚊はデングウイルスと同じくネッタイシマカとヒトスジシマカであるが，ヨーロッパでのアウトブレイクはチクングニアウイルスがヒトスジシマカでより増殖できるように変異した結果であると考えられている．ヒトスジシマカは日本にも生息することから，チクングニアウイルスやデングウイルスは国内流行のリスクが高い蚊媒介性ウイルスとして懸念されている．

2本鎖RNAゲノム（11分節）

レオウイルス

ウイルス名の由来

ロタウイルスは電子顕微鏡で観察したとき，その粒子が車輪状（ラテン語で *rota*）に見えることからその名が付いた．

[23] p.245，ロタウイルス

[24] p.85，ウイルスの遺伝・変異

H　レオウイルス科 family *Reoviridae*

代表的なレオウイルス

● ロタウイルス

　レオウイルス reovirus は分節した2本鎖RNAをゲノムとしてもつユニークなウイルスである．エンベロープは有しない．レオウイルス科は12属からなるが，そのなかでも小児期の重症下痢症の原因となるロタウイルス rotavirus[23] は最も重要なウイルスである．

　ロタウイルスは，ウイルス粒子の抗原性をもとにA〜Hの8群に区別される．このうち，ヒトに感染性をもつものはA群，B群，C群，およびH群であるが，小児における下痢症の大部分はA群ロタウイルスによるものである．ロタウイルスには非常に多様なウイルス株が存在する．この多様性はRNAゲノムにおける変異の導入だけでなく，分節ゲノムの遺伝子再集合[24] によって引き起こされると考えられている（**表 5-1**）．

　日本において販売承認が得られているロタウイルスワクチンは2種類あり，ともに経口弱毒生ワクチンである．2020年10月よりA類定期接種に定められた．ロタリックス® は1種類の抗原をもつ単価ワクチン，ロタテック® はウシのロタウイルスに5種類の抗原性をもたせた5価ワクチンである．

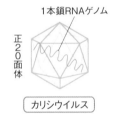

1本鎖RNAゲノム

正20面体

カリシウイルス

[25] p.245，ノロウイルス

I　カリシウイルス科 family *Caliciviridae*

代表的なカリシウイルス

● ノロウイルス属　　　　　● サポウイルス属

　カリシウイルス科には，急性胃腸炎の原因となるノロウイルス属 norovirus[25] とサポウイルス属 sapovirus が含まれる（**表 5-1**）．

コラム　　**ノーウォークウイルスとサッポロウイルス**

　現在，ノロウイルス属には米国で流行した急性胃腸炎の原因ウイルスとして1972年に発見されたノーウォークウイルス Norwalk virus が，そしてサポウイルス属にはサッポロウイルス Sapporo virus が属する．したがって，たとえば急性胃腸炎の原因ウイルスとして述べる場合は"ノーウォークウイルス"そして"サッポロウイルス"という正式な種名を使うべきであるが，医療現場では"ノロウイルス"と"サポウイルス"という呼称を使うことが一般的である．

　ノロウイルスの抗原多様性

ノロウイルスは，抗原性を規定するカプシドタンパク質の遺伝子配列の違いをもとに，動物に感染するものも含めて 5 つ（GI 〜 GV）の遺伝子グループに分類されている．ヒトに感染するノロウイルスは GI，GII，そして GIV に属するが，それぞれ 9 種類，22 種類，2 種類の遺伝子型が含まれる．このような抗原の多様性がノロウイルスに対するワクチンの開発を困難にしている大きな要因である．ただし，一度感染した遺伝子型に対しては免疫を獲得することができる．

ノロウイルスとサポウイルスは，汚染されたカキなどの貝類や水，または感染者の排泄物などが感染源となって経口的に体内に侵入し（糞口感染），腸管の上皮細胞で増殖する．両ウイルスとも非エンベロープ型であることから，環境の変化に強く，胃酸に対して安定であり，アルコールにも抵抗性をもつ．感染した小腸では，絨毛の萎縮や上皮細胞の脱落がみられ，下痢が発症する[26]．現在のところ，これらのウイルスに対する予防ワクチンは存在しない．とくに，ノロウイルスは抗原性が多様であり，このことがワクチンの開発を困難にしている大きな要因となっている．

[26] p.244, ウイルス性食中毒

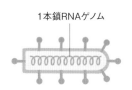

1本鎖RNAゲノム

ラブドウイルス

ウイルスの形状

その名前が棒状を意味する *"rhabdos"* からきているように，ウイルス粒子は弾丸状をしている（**表5-1**）．

[27] p.265, 狂犬病

J　ラブドウイルス科 family *Rhabdoviridae*

代表的なラブドウイルス
- 狂犬病ウイルス

ラブドウイルス科のウイルスは，哺乳類から植物にいたるまでさまざまな種の宿主から分離されているが，ヒトに病原性を示すラブドウイルスはリッサウイルス属 Lyssavirus に分類され，さらに 7 つの遺伝子型に分けられる．代表的なヒト病原性ラブドウイルスである狂犬病ウイルス rabies virus は 1 型であるが，2 〜 7 型の感染によっても狂犬病様の致死的脳炎症状を示すことから，狂犬病ウイルスによる感染症を狂犬病（または狭義の狂犬病）[27]，それ以外のリッサウイルス属によるものをリッサウイルス感染症（または広義の狂犬病）とし，いずれも 4 類感染症に分類されている．

狂犬病ウイルスは，主にアセチルコリンレセプターを吸着レセプターとして用いる．感染細胞にはウイルス複製の過程で過剰に産生されたウイルスタンパク質の蓄積が封入体として観察され，これをネグリ小体（Negri body）とよぶ．

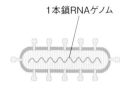

1本鎖RNAゲノム

フィロウイルス

ウイルスの形状

"filo" とは糸状を意味し，実際にフィロウイルス粒子は特徴的なひも状の形態をとる（表5-1）.

[28] p.318, ウイルス性出血熱

K　フィロウイルス科 family *Filoviridae*

代表的なフィロウイルス

● エボラウイルス属　　　　　　　　● マールブルグウイルス属

フィロウイルス科はエボラウイルス属 Ebolavirus とマールブルグウイルス属 Marburgvirus に分類され，エボラウイルス属はさらに5種に分けられる．エボラウイルスとマールブルグウイルスはそれぞれ**エボラウイルス病**（エボラ出血熱）ならびに**マールブルグ病**（マールブルグ出血熱）とよばれる劇症の出血熱[28]を引き起こす．感染経路は，感染したヒトもしくは動物（サルなど）の血液や臓器に直接触れることによる接触感染が主であるが，性行為によるものも報告されている．自然宿主はコウモリと考えられている．エボラウイルス病やマールブルグ病のアウトブレイクは，アフリカを中心に起こっている．

フィロウイルス感染症は，感染症法において危険性がきわめて高い感染症（1類感染症）として分類されている．また，その取り扱いも BSL-4 などの最高度安全実験施設を必要とする．

1本鎖RNAゲノム（3分節）

ブニヤウイルス

L　ブニヤウイルス目 *Bunyavirales*

代表的なブニヤウイルス

● ハンタウイルス　　　　　　　　　● 重症熱性血小板減少症候群ウイルス
● クリミア・コンゴ出血熱ウイルス

ブニヤウイルス（表5-1）には300種以上のウイルス種が含まれており，その多くは野生動物や家畜などを自然宿主とし，ヒトに人獣共通感染症を引き起こす．

[29] p.321, HPS, HFRS

ハンタウイルスの自然宿主

ハンタウイルスは種ごとに自然宿主となるげっ歯類の種類が異なっており，腎症候性出血熱はアジアを含むユーラシア大陸全域に生息するげっ歯類が，ハンタウイルス肺症候群は南北アメリカ大陸に生息するげっ歯類がそれぞれ感染源となる．

1　ハンタウイルス Hantavirus[29]

ハンタウイルス科 family *Hantaviridae* には**腎症候性出血熱**（HFRS）の原因となるハンターンウイルス Hantaan virus，ソウルウイルス Seoul virus などが，そして**ハンタウイルス肺症候群**（HPS）の原因となるシンノンブレウイルス Sin Nombre virus やアンデスウイルス Andes virus などが含まれる．ヒトへの感染経路はハンタウイルスを保有するげっ歯類の排泄物を介した経気道感染である．

2 | クリミア・コンゴ出血熱ウイルス Crimean-Congo hemorrhagic fever virus

[30] p.318, ウイルス性出血熱

ナイロウイルス科 family *Nairoviridae* にはクリミア・コンゴ出血熱の原因ウイルスであるクリミア・コンゴ出血熱ウイルスが含まれる. 自然宿主であるヒツジやヤギなどの動物・家畜とダニとの間で感染サイクルが維持されているが、ウイルス保有ダニに咬まれたり、感染動物の血液・組織に接触することによってヒトに感染する. さらに、患者の血液や排泄物を介したヒト-ヒト感染も報告されている. また、渡り鳥に感染ダニが寄生することで、遠隔地に運ばれる可能性も示唆されている. クリミア・コンゴ出血熱はエボラ出血熱、マールブルグ病、そして後述するラッサ熱とともに最も危険なウイルス性出血熱（VHF）[30] として認識されており、1 類感染症に指定されている.

[31] p.320, SFTS

3 | 重症熱性血小板減少症候群ウイルス（SFTS ウイルス）[31]

フェヌイウイルス科 family *Phenuiviridae* のフレボウイルス属（Phlebovirus）には重症熱性血小板減少症候群（SFTS）の病原ウイルスである重症熱性血小板減少症候群ウイルス（SFTS ウイルス）が含まれる. SFTS ウイルスはマダニの吸血によって媒介され、2011 年に中国で分離された. 日本では 2012 年、山口県における SFTS の初症例以来 500 名以上の患者が報告され、うち死亡者は 70 名にのぼる（2020 年 5 月現在）.

M | アレナウイルス科 family *Arenaviridae*

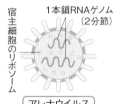

1本鎖RNAゲノム（2分節）
宿主細胞のリボソーム
アレナウイルス

代表的なアレナウイルス

● ラッサウイルス

約 30 種類のアレナウイルス arenavirus のうち 9 種類がヒトに病気を引き起こす. そのなかでもラッサウイルス Lassa virus は西アフリカに生息するネズミ（マストミス）を自然宿主とし、1 類感染症に分類されるラッサ熱[30] の原因ウイルスである（**表 5-1**）. また、特定の自然宿主（げっ歯類）をもつ異なるアレナウイルスを病原体するアルゼンチン出血熱、ブラジル出血熱、ベネズエラ出血熱、ボリビア出血熱を合わせて南米出血熱と総称し、1 類感染症に指定されている（**表 5-1**）. アレナウイルスは自然宿主の排泄物や唾液を介してヒトに感染する.

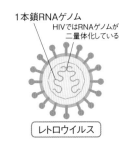

1本鎖RNAゲノム
HIVではRNAゲノムが
二量体化している

レトロウイルス

[32] p.89, ウイルスによる発がん

ウイルス名の由来

レトロウイルスretrovirusの名前は逆転写酵素（reverse transcriptase）をもつ腫瘍性(oncogenic)のウイルスという意味に由来するが，現在，レトロウイルスには腫瘍ウイルス以外のウイルスも含まれている．

N　レトロウイルス科 family *Retroviridae*

代表的なレトロウイルス

- ● ヒト T 細胞白血病ウイルス（HTLV）
- ● ヒト免疫不全ウイルス（HIV）

　1911 年，ラウスは**ラウス肉腫ウイルス** Rous sarcoma virus（RSV）[32] がニワトリの肉腫を生じさせることを証明した．そして，1970 年にテミン（Temin H）とボルチモア（Baltimore D）がラウス肉腫ウイルスやネズミの白血病ウイルス Murine leukemia virus といった腫瘍を引き起こすウイルスを用いた研究により，RNA から DNA を合成する酵素を発見し，**逆転写酵素**と名付けた．この逆転写酵素をもつウイルスがレトロウイルスである🖋．また，レトロウイルスが感染すると，逆転写酵素によってつくられた 2 本鎖 DNA は核に移行し，宿主細胞の DNA ゲノムに組み込まれる．この反応は**インテグレーション**（integration）とよばれ，逆転写酵素反応とともにレトロウイルスの大きな特徴である（**図 5-4**）．

> #### もう少しくわしく　逆転写反応
>
> われわれのような真核生物だけでなく，原核生物においても"転写（transcription）"とは DNA ゲノムから RNA が合成される反応を意味する．しかし，レトロウイルスは RNA ゲノムから DNA を合成することから（**表 5-1**），一般的な転写とは反対の方向性をもつ反応という意味で"逆転写（reverse transcription）"とよばれるようになった．なお，DNA ウイルスである B 型肝炎ウイルスも逆転写酵素をもつ[33]．

[33] p.118, HBV のゲノム複製様式

> #### もう少しくわしく　インテグレーション反応
>
> インテグレーション反応を触媒する酵素をインテグラーゼ（integrase）という．逆転写酵素とインテグラーゼは，細胞には存在しないレトロウイルスに固有の酵素であることから，それらの活性を阻害する抗ウイルス薬は，ウイルスに対する特異性が高く宿主への影響が少ないと考えられる．

1　ヒト T 細胞白血病ウイルス Human T cell leukemia virus / Human T-lymphotropic virus（**HTLV**）

　1977 年に高月らが，九州出身者に多い新しいタイプの白血病として**成人 T 細胞白血病**（ATL）の疾患概念を確立し，その後，日沼やギャロ（Gallo R）らによって HTLV が ATL の原因ウイルスであることが明らかとなった．

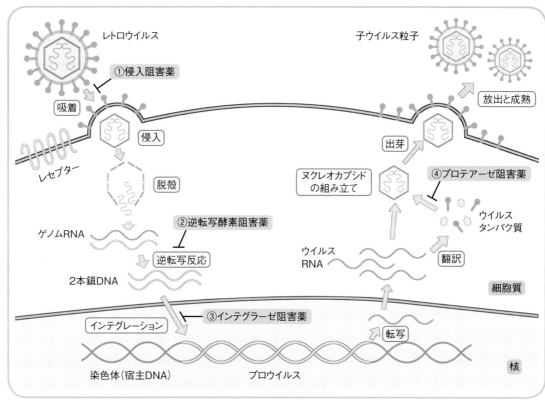

図 5-4　レトロウイルスの複製様式と既存の HIV 阻害薬の作用点

HTLV には 1 型と 2 型があるが，最も流行しているのは HTLV-1 であり，HTLV-2 は病気との関連が明らかになっていない．

　HTLV-1 は CD4 陽性細胞に感染し，感染した T 細胞の腫瘍化を引き起こす．感染細胞と非感染細胞の接触によってウイルスが受け渡されることが特徴で，HTLV-1 の個体間伝播は感染細胞の移入が起こる①母乳を介した母子感染，②性行為による性感染，そして③輸血や針刺しによる血液感染によって主におこなわれる．また，HTLV-1 感染症は発症までに 30 ～ 60 年という長い期間を経ることも特徴である．ATL 以外にも緩徐進行性の痙性脊髄麻痺をきたす HTLV-1 関連脊髄症（HAM）[34] が起こることがある．ATL にはヒト化抗 CCR4 モノクローナル抗体（モガムリズマブ）による治療が承認されている．

[34] p.252, HTLV-1 感染症

2　ヒト免疫不全ウイルス Human immunodeficiency virus（HIV）[35]

[35] p.250, HIV 感染症

　後天性免疫不全症候群（AIDS／エイズ）の原因ウイルスである HIV には，抗原性や遺伝子配列の異なる 1 型（HIV-1）と 2 型（HIV-2）とがある．世界的に流行しているのが HIV-1 であるのに対し，HIV-2 は主に西アフリカで流

行し，HIV-1 に比べるとエイズ発症にいたる期間も長い.

　HIV は，性行為や血液を介して主に感染するが，母体から胎児への垂直感染もみられる．CD4 を主要レセプターとし，ヘルパー T 細胞やマクロファージなどの CD4 陽性細胞に感染する．HIV に感染した細胞は速やかに死にいたり，結果的に宿主の免疫機構が抑制状態となる．つまりエイズとは免疫反応の中枢であるヘルパー T 細胞が HIV 感染によって破壊されることにより，日和見感染症などの二次疾患が引き起こされる病態のことである．

　HIV 感染症に対する治療は化学療法によっておこなわれ，現在承認されている薬剤には①ケモカインレセプター（補助レセプター）への結合を抑える侵入阻害薬，②逆転写酵素阻害薬，③インテグラーゼ阻害薬，④ウイルスのプロテアーゼ阻害薬がある（**図 5-4**）．また，HIV のゲノムは変異が導入されやすく容易に薬剤耐性ウイルスが出現するので，治療には作用点の異なる薬剤を 3 剤以上組み合わせて服用する**多剤併用療法**（combination anti-retroviral therapy：cART）が標準的に用いられる．cART の効果は高く，いまやエイズの発症や進行は大幅に遅らせることが可能となった．しかし，HIV の感染細胞では，インテグレーション[36]により，ウイルスゲノムが宿主ゲノムの一部となっているため（**図 5-4**），現在の化学療法ではウイルスを体内から完全に除去することはできない．したがって，HIV 感染症[37]の対策としては，ウイルス感染をいかに予防するかが重要となる．

HIV-1 と HIV-2

HIV はサルの免疫不全ウイルス simian immuno-deficiency virus（SIV）がヒトに感染できるよう変化したものと推測されている．HIV-1 はチンパンジーの SIV（SIV$_{CPZ}$），そして HIV-2 はスーティーマンガベイというサルの SIV（SIV$_{SM}$）が起源であると考えられている．

[36] p.114，インテグレーション反応

[37] p.250，HIV 感染症

3 肝炎ウイルス

代表的な肝炎ウイルス
- A 型肝炎ウイルス（ピコルナウイルス科）
- B 型肝炎ウイルス（ヘパドナウイルス科）
- C 型肝炎ウイルス（フラビウイルス科）
- D 型肝炎ウイルス（デルタウイルス属）
- E 型肝炎ウイルス（ヘペウイルス科）

　肝臓を特異的な標的臓器とし，肝臓の炎症と肝細胞の破壊を引き起こす DNA ウイルスや RNA ウイルスを肝炎ウイルスと称する．肝炎ウイルスには A ～ E 型の 5 種類があるが，すべて異なる科に属するウイルスである．一方，サイトメガロウイルス，EB ウイルス，もしくは黄熱ウイルスの感染においても全身症状の 1 つとして肝障害を呈することがあるが，これらは肝炎ウイルスとして扱わない．日本においては慢性肝炎を引き起こす B 型肝炎ウイルスと C 型肝炎ウイルスが多くを占めている．

[1] p.254, ウイルス性肝炎

　肝炎ウイルスの病態や治療は後述[1] することとし，本項では各ウイルスのウイルス学的特徴について述べる（**表 5-3**）．

A　A 型肝炎ウイルス Hepatitis A virus（HAV）

[2] p.100, ピコナウイルス科

　HAV はピコルナウイルス科[2] のヘパトウイルス属 Hepatovirus に分類され（**表 5-1**），ヒトを唯一の自然宿主とする．界面活性剤やエーテルに対して耐性で，胃酸や胆汁酸によっても不活化することのない非常に安定なウイル

表 5-3　**肝炎ウイルスの特徴**

肝炎ウイルス	ウイルス科（ゲノムの性状）	主な感染経路	肝がんとの関係	キャリアの有無	潜伏期	劇症化	抗ウイルス薬による化学療法	予防ワクチン	その他の特徴
A 型（HAV）	ピコルナウイルス科（RNA）	経口	なし	なし	2～7週間	あり	—	あり	ウイルスは非常に安定
B 型（HBV）	ヘパドナウイルス科（DNA）	血液	あり	あり	1～6ヵ月	あり	可	あり	逆転写酵素をもつ
C 型（HCV）	フラビウイルス科（RNA）	血液	あり	あり	1～3ヵ月	まれ	可	—	1～6の遺伝子型に分けられる
D 型（HDV）	デルタウイルス属（RNA）	血液	なし	なし	3～7週間	あり	（B 型肝炎の治療が D 型肝炎の治療となる）	（HBVの予防ワクチンがHDVの予防となる）	HBV がヘルパーウイルスとして必要
E 型（HEV）	ヘペウイルス科（RNA）	経口	なし	なし	1～2ヵ月	あり	—	—	人獣共通感染症

スである．汚染された貝類や水などから経口感染することが多い．HAV による肝細胞の傷害はウイルスによる直接的なものではなく，感染細胞に対する免疫応答の結果であると考えられている．肝細胞でつくられた HAV は胆汁に放出され，最終的に糞便中に排出されるが，これが感染源となることもある．したがって，A 型肝炎の発生状況は衛生状態によって大きく左右される．

B　B型肝炎ウイルス Hepatitis B virus （HBV）

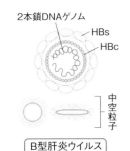

2本鎖DNAゲノム
HBs
HBc
中空粒子

B型肝炎ウイルス

肝炎ウイルスとしては唯一の DNA ウイルスであり，ヘパドナウイルス科に分類される（**表5-1**）．ウイルス粒子のエンベロープタンパク質は HBs（surface）抗原，そしてコアタンパク質は HBc（core）抗原とよばれるが，感染細胞からは感染性のウイルス粒子だけでなく，主に HBs 抗原からなる中空の（ゲノムをもたない）小型もしくは管状粒子が多数観察される．さらに，感染細胞からは HBe とよばれるタンパク質も分泌されるが，HBs，HBc，HBe 抗原，およびそれらに対する抗体は，HBV 感染症を診断する際の重要な指標となる[3]．

[3] p.254，ウイルス性肝炎

HBV は細胞傷害活性をもたず，肝細胞の傷害は，細胞表面のウイルス抗原（主に HBc 抗原）に対する免疫応答の結果であると考えられている[4]．HBV に対する免疫反応が十分であれば一過性の急性肝炎としてウイルスは排除されるが，不十分であればウイルスが残り，持続感染（慢性感染）状態となる．

[4] p.86，ウイルスの病原性

HBV は血液や体液に含まれ，ウイルスの伝播は輸血，性行為，母子感染，汚染した医療器具を介して起こる．HBV に対してはワクチンが存在し，遺伝子組換え技術によってつくられた HBs 抗原が用いられる[5]．

[5] p.171，成分ワクチン

もう少しくわしく　HBV のゲノム複製様式

HBV 粒子に含まれるゲノムは，1 本鎖 DNA の部分を含む不完全な環状 2 本鎖 DNA であるが，肝細胞の核内で完全な 2 本鎖 DNA へと変換される．そして，この DNA ゲノムから転写された mRNA はタンパク質合成の鋳型となると同時に，ウイルスのポリメラーゼがもつ逆転写酵素活性によってゲノム DNA へと変換される．したがって，レトロウイルス[6] と同様に，HBV は逆転写酵素をもつウイルスであり，逆転写酵素阻害薬による抑制が可能である．

[6] p.114，レトロウイルス科

C　C型肝炎ウイルス Hepatitis C virus （HCV）

[7] p.107，フラビウイルス科

HCV はフラビウイルス科[7]（**表5-1**）のヘパシウイルス属 Hepacivirus に分類される RNA ウイルスである．HCV は遺伝子の多様性に基づき 1 〜 6 の

遺伝子型（genotype）に分類されるが，異なる遺伝子型ではその地理的分布や病原性が異なり，さらにはインターフェロンに対する感受性も変わってくることが知られている 。よって，C 型慢性肝炎に対するインターフェロン療法を検討するうえで HCV の遺伝子型を調べることがある．

　HCV は主に血液を介して感染する．少ないが，母児感染や性感染も報告されている．輸血用血液に対しては，現在，ウイルスのスクリーニングが徹底しており，輸血による感染が激減している．HCV 感染による肝臓の障害はHAV や HBV の場合と同様に，主に免疫病理学的機序によるものであり，細胞傷害性 T 細胞による肝細胞の攻撃や，リンパ球による**アポトーシス**の誘導によって引き起こされると考えられている．

HCV の遺伝子型

日本では，C 型慢性肝炎の約 70% が 1b の遺伝子型で，2a と 2b を加えると全体の約 90% がこの 3 つの遺伝子型で占められる．また，1b に対してはインターフェロンが効きにくいとされているが，2a/2b に対してはおおむね有効である．

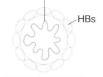

環状1本鎖RNAゲノム

HBs

D型肝炎ウイルス

Ｄ D 型肝炎ウイルス Hepatitis D virus（HDV）

　HDV は特定のウイルス科には分類されておらず，デルタウイルス属 Delta-virus として分類されている（**表 5-1**）．HDV は HBV が重複感染していないと増殖できない欠損ウイルスであり，したがって D 型肝炎は HBV 感染者でのみみられる（日本では HBV キャリアの約 1%）．しかし，HBV の単独感染の場合に比べて重篤な病態がしばしば引き起こされる．HDV は HBV の感染を必要とすることから，HDV 感染の予防には HBV ワクチンが有効である．

もう少しくわしく　ヘルパーウイルス

その感染によって，何らかの欠損をもつ別の種類のウイルスの複製を補うウイルスをヘルパーウイルスとよぶ．D 型肝炎の場合は HDV が欠損ウイルスであり，HBV がヘルパーウイルスである．実際に HDV の粒子は HBV の HBs 抗原で覆われている．同様の関係は，パルボウイルス科[8] のアデノ随伴ウイルス adeno-associated virus でもみられ，その複製にはアデノウイルス[9] の感染を必要とする．つまり，アデノウイルスがヘルパーウイルスとして機能する．成人の約 85% がアデノ随伴ウイルスに対する抗体を有しているが，疾患との関係は不明である．

[8] p.99，パルボウイルス科
[9] p.97，アデノウイルス科

Ｅ E 型肝炎ウイルス Hepatitis E virus（HEV）

　HEV はヘペウイルス科 family *Hepeviridae* のうちヒトに感染する唯一のウイルスである（**表 5-1**）．その 4 種類の遺伝子型のうち，1 型と 2 型はヒトのみに感染するのに対し，3 型と 4 型はブタやイノシシなどにも感染する（人獣共通感染症）．1 型と 2 型は汚染された水や食物を介して感染されるため，熱帯・亜熱帯地域の開発途上国で多くみられ，先進国では主に輸入感染症として認識されている．一方，先進国でみられる E 型肝炎は 3 型と 4 型による

ものが多く，とくに加熱が不十分な動物の肉を摂取することによって感染する事例が多い．

　HEV は経口的に感染し，肝臓で増殖した後，腸管を経て糞便とともに排出される．HAV とよく似た急性肝炎の症状を示し，A 型肝炎よりも比較的高い頻度で劇症化することがある．HEV の血清型は 1 種類のため，E 型肝炎により一度獲得した中和抗体は，すべての遺伝子型のウイルスに対して感染防御の働きをする．

E 型肝炎の慢性化

HEV による肝炎は慢性化しないと考えられてきたが，近年，臓器移植に伴う免疫不全状態では HEV が慢性肝炎の原因になることが報告されており，注意を要する．

4 プリオン

A　プリオン病

　哺乳類には伝達性海綿状脳症（transmissible spongiform encephalopathy）とよばれる致死性の中枢神経変性疾患の一群が存在する．これは，①数年〜数十年の潜伏期間を経て発症すること，②一度発症すると亜急性に病状が進行すること，そして③その病原体は濾過性*かつ伝達性であることなどからJC ウイルス[1] による進行性多巣性白質脳症（PML）や麻疹ウイルス[2] による亜急性硬化性全脳炎（SSPE）のような遅発性ウイルス感染症[3] の１つであると考えられていた．ヒツジの伝達性海綿状脳症であるスクレイピー（scrapie）は 18 世紀の英国ですでにその記載がみられ，1980 年代に英国で発生したウシ海綿状脳症（bovine spongiform encephalopathy：BSE）も狂牛病としてよく知られている動物の伝達性海綿状脳症である．ヒトでは1920 年代初頭にドイツの神経病理学者であるクロイツフェルト（Creutzfeldt HG）とヤコブ（Jakob A）によってはじめて記述されたクロイツフェルト-ヤコブ病（Creutzfeldt-Jakob disease：CJD）や，1957 年にガジュセック（Gajdusek DC）とジガス（Zigas V）が報告したパプアニューギニアの食人族で流行する奇病であるクールー（kuru）が含まれる．現在では，これらの疾患はウイルス感染によるものではなく，プリオンとよばれる伝達性のタンパク質分子（prion protein：PrP）によって引き起こされるプリオン病であることがわかっている．

> ***濾過性**
> 細菌が通過できないような濾過器を通過できる性質をもつという意味である．ウイルスやプリオンは濾過性の病原体である．
>
> [1] p.98，JC ウイルス
> [2] p.208，麻疹
> [3] p.87，発症までの経過

B　プリオンタンパク質の特徴

　プリオンはヒトなどの動物がもともともっている糖タンパク質であり，多くの組織で発現しているが，とくに脳における発現が多い．このようなプリオンを正常型プリオンタンパク質とよぶ．一方，病原性を示すものは異常型プリオンタンパク質とよばれ，正常型と同じアミノ酸配列をもつものの，高次構造が異なっている．また，異常型プリオンは凝集しやすく，分解酵素や熱に対しても耐性である．さらに重要な特徴は，正常型プリオンに異常型プリオンが結合すると，正常型が異常型に変換されてしまうことである（図5-5）．この機序により異常型プリオンが細胞内で増幅されていくと神経細胞の変性や脱落が起き，結果的に脳組織にスポンジ（海綿）状の空胞が出現すると考えられている．

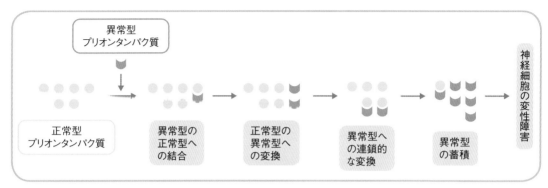

図 5-5　異常型プリオンタンパク質の増幅メカニズム

プリオンの不活化

「2008 年度版プリオン病感染予防ガイドライン」では，プリオンの不活化方法として ① 焼却，② 132 ℃・1 時間でオートクレーブ，③ 3% ドデシル硫酸ナトリウム（SDS）中で 5 分間煮沸，④ 1 M 水酸化ナトリウム溶液に 1 時間・室温にて浸す，⑤ 1.5% 次亜塩素酸ナトリウム中に 2 時間・室温にて浸すこと，が推奨されている．

＊ミオクローヌス

不随意かつ瞬間的に筋肉が収縮する現象のことをいう．

プリオン病に対する治療法はなく，感染を予防することが最も重要であるが，プリオンが非常に安定なため，汚染された医療器具の消毒は容易ではない．

C ヒトのプリオン病の種類

ヒトでみられるプリオン病はほとんどが CJD であり，3 つの病型に分けられる．**孤発性 CJD**（散発性 CJD/古典的 CJD）は，ヒトのプリオン病の約 78% を占める．認知障害・視覚障害・歩行障害などで発症し，その後，高次脳機能障害やミオクローヌス＊が複合して急速に出現し，発症から平均して 3.5 ヵ月で無動無言状態に陥る．その結果，全身衰弱，呼吸麻痺，肺炎などで死亡する．孤発性 CJD の発生には地理的な差がなく，罹患率は世界的に人口 100 万人あたり 1 〜 2 人である．発症年齢の平均は 62 歳である．

家族性 CJD（遺伝性 CJD）は臨床症状的には孤発性 CJD と似ているが，プリオン遺伝子の変異によって異常型プリオンを生じることが原因である．獲得性 CJD にはゲルストマン・シュトロイスラー・シャインカー病（Gerstman-Sträussler-Scheinker disease：GSS）や**致死性家族性不眠症**（fatal familial insomnia）も分類され，プリオン病の約 16% を占める．

感染性 CJD（獲得性 CJD）は，変異型プリオンが蓄積した臓器を経口摂取することによって引き起こされ，上述のクールーや BSE の原因プリオンがヒトに感染した場合もこれに含まれる．また，CJD 患者の組織・臓器を移植することや，異常型プリオンに汚染された医療器具による医原性 CJD も感染性 CJD である．したがって医療従事者は傷口からの感染や，眼をこすることなどによる感染に注意しなければならない．約 6% のプリオン病は感染性 CJD である．

第6章 真 菌

1 真菌

A 真菌の性質

1 真菌とは

　真菌とは，俗に「カビ」とよばれる一連の微生物の総称である．後述するように，細菌が原核生物であるのに対し，真菌は真核生物である．キノコも真菌の一種で，真菌のうち子実体（キノコのかさ）を形成するものがキノコとよばれる．一部の例外を除きキノコが病気を引き起こすことはない．また，病気を引き起こさない真菌も多いため，本項では主な真菌症の原因となる病原性真菌のみを対象とする．

2 真菌の基本構造

　細菌は原核生物であるが，真菌は，哺乳類細胞と同様，核膜に囲まれた核をもつ真核生物であり，ミトコンドリアや小胞体などの細胞小器官も有する．ヒトなどの哺乳類細胞と大きく異なる点は表層構造で，細胞膜の成分と細胞壁の存在である（**図6-1**，**表6-1**）．ヒトとの相違は，治療標的としても

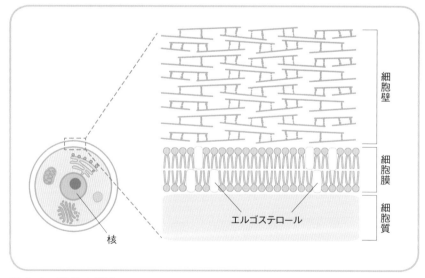

図6-1　**真菌の構造**
真菌は核膜に囲まれた核をもつ．細胞膜の主成分はリン脂質であるが，エルゴステロールが6%程度含まれている．また，細胞膜の外側に，主にグルカンで構成される細胞壁を有する．

表 6-1　**細菌，真菌，ヒト（哺乳類細胞）の比較**

	細菌	真菌	ヒト
細胞の大きさ（径）	1～数 μm	数～数十 μm	数十～100 μm
核膜	－	＋	＋
細胞小器官	－	＋	＋
細胞膜	リン脂質	リン脂質 エルゴステロール	リン脂質 コレステロール
細胞壁	ペプチドグリカン	グルカン キチン マンナン	－

重要なので理解しておきたい．細胞膜や核膜の主成分である脂質二重膜は，哺乳類細胞と共通であるが，ヒトの細胞膜成分の一部であるコレステロールの代わりに，真菌の細胞膜には数％のエルゴステロールが含まれる．エルゴステロールは，ポリエン系抗真菌薬やアゾール系抗真菌薬の標的である．また，哺乳類細胞は細胞壁をもたないので，薬剤の選択毒性を考えるうえで重要である．細菌の細胞壁とも構成要素が異なっており，グルカン，マンナン，キチンなどの多糖類が主成分となっている．グルカン（とくに (1→3)-β-D-グルカン）はキャンディン系抗真菌薬の標的であり，検査の指標としても重要である．

3 | 真菌の分類

　酵母様真菌と糸状菌という形態学的分類が臨床的には有用である．一般的な病原性真菌は，酵母様真菌と糸状菌のうちのいずれかの形態をとる（**図6-2**）．例外として，酵母様真菌と糸状菌の両方の性質をもつ真菌（二形性真菌という）が少数知られており，コクシジオイデス症（coccidioidomycosis）などの輸入真菌症の原因となる真菌が含まれている．また，ニューモシスチス・イロベチ *Pneumocystis jirovecii* という，かつては原虫に分類されていた特殊な真菌もある．

　また，真菌は，交配によって増殖する有性生殖と，交配によらずに増殖する無性生殖を使い分けて増殖するものが存在し，それぞれ，有性世代（テレオモルフ），無性世代（アナモルフ）とよぶ．前述の酵母様真菌と糸状菌という分類は，無性世代の増殖に関連した形態学的な分類である．酵母様真菌では分裂または出芽により増殖するのに対し，糸状菌では分生子を形成して増殖する（**図6-2**）．分生子は，いわば真菌の卵であり，空気や水に乗って遠くまで飛んで，条件のよいところで発芽する．アスペルギルス属とムーコルの代表的な病原性真菌であるリゾプス属 *Rhizopus* では分生子の形成が異なっており，前者ではフィアライドとよばれる装置の先に分生子が形成され，後

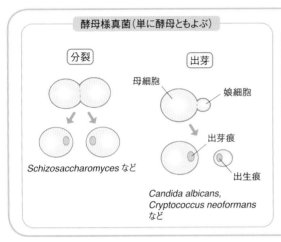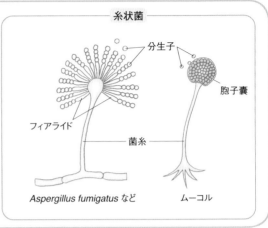

酵母様真菌（単に酵母ともよぶ）

分裂

出芽

母細胞

娘細胞

出芽痕

Schizosaccharomyces など

出生痕

Candida albicans,
Cryptococcus neoformans
など

糸状菌

分生子

胞子嚢

フィアライド

菌糸

Aspergillus fumigatus など

ムーコル

図 6-2　**酵母様真菌と糸状菌**

病原性真菌のほとんどは，通常の培養条件下では，ほとんどの真菌が無性世代で，カンジダ属やクリプトコッカス属のように出芽（もしくは2分裂）で増殖する酵母と，アスペルギルス属やムーコルに代表される糸状菌に大別される．

出芽：分裂は両者がほぼ均等に分かれるが，出芽は母細胞から小さな娘細胞が生まれる．母細胞，娘細胞ともに出芽の痕跡が残るが，母細胞側を出芽痕，娘細胞側を出生痕とよぶ．出芽は，発芽ともよばれるが，胞子からの発芽と区別するためあえて本項では出芽とよぶ．

分生子：単に胞子とよばれることもあるが，有性胞子と区別するため，分生子もしくは無性胞子とよぶほうがより厳密である．

者は胞子嚢とよばれる構造のなかに分生子が形成される．糸状菌では菌糸とよばれる構造も特徴である（**図 6-2**）．

　有性胞子として，子嚢胞子，担子胞子，接合胞子が知られており，それぞれに対応して，子嚢菌類，担子菌類，接合菌類に分類される．臨床的に有性世代を確認することは少ないが，系統的な類縁性の知識は，診断や治療薬を理解するうえで参考になるため，後述の「真菌の分類」で必要最低限にとどめて解説したので参照していただきたい．

B　主な病原性真菌

　前述のごとく，臨床的には，酵母様真菌と糸状菌に分類して理解することが重要であり，検査上も，形態に基づく分類からさらに同定することが重要である．本項では，酵母様真菌および糸状菌の主な病原性真菌を中心に，その他の特殊な病原性真菌の一部について紹介する（**図 6-3**）．

1　酵母（酵母様真菌）

　形態的には，球形または卵形で，二分裂または出芽によって増殖する．カンジダ属やクリプトコッカス属などの主な病原性真菌は出芽によって増殖する．生化学的同定法により同定可能な場合が多い．近年では，細菌と同様，質量分析による同定も可能となってきた（**図 6-3**）．深在性真菌症の原因菌と

もう少し
くわしく　**真菌の分類**

子嚢菌類の代表的な病原性真菌は，カンジダ属やアスペルギルス属で，無性世代では前者は酵母様真菌，後者は糸状菌に分類される．担子菌類は，キノコの仲間であり，有性世代の菌糸にあるかすがい連結とよばれる構造が特徴である．担子菌類の代表的な病原性真菌はクリプトコッカス属やトリコスポロン属で，通常，子実体の形態をとらず，いずれも無性世代では酵母様真菌である．まれな担子菌類の病原性真菌として，スエヒロタケ（シゾフィラム・コムーネ *Schizophyllum commune*）があり，例外的に子実体を形成する．接合菌類は，ムーコルともよばれ，病原性真菌の多くはムーコル目（ケカビ目）かエントモフトラ目に大別される．細胞壁のグルカンは，主に（1→3）-β-D-グルカンと（1→6）-β-D-グルカンであるが，子嚢菌類の病原性真菌の代表であるカンジダ属やアスペルギルス属では，（1→3）-β-D-グルカンが多く，（1→6）-β-D-グルカンが少ないのに対し，担子菌類のクリプトコッカス属やトリコスポロン属，接合菌類は（1→3）-β-D-グルカンが少ない．検査で測定されている β-D-グルカンは，主に（1→3）-β-D-グルカンを測定しているため，カンジダ属やアスペルギルス属に比べて，その他の菌では β-D-グルカンが検出されにくい．また，担子菌類のクリプトコッカス属やトリコスポロン属は，細胞外多糖としてグルクロノキシロマンナン（GXM）を産生する．GXM はクリプトコッカス抗原としても知られるが，トリコスポロン症でも検出される．

表 6-2　有性器官による分類と具体例

有性世代 / 無性世代	子嚢菌類	担子菌類	接合菌類
酵母様真菌	*Candida albicans*	*Cryptococcus neoformans* *Trichosporon asahii*	
糸状菌	*Aspergillus fumigatus*		*Rhizopus oryzae*
特徴	（1→3）-β-D-グルカンが多い	（1→3）-β-D-グルカンが少ない．グルクロノキシロマンナンを有する	（1→3）-β-D-グルカンが少ない

してはカンジダ属，クリプトコッカス属，トリコスポロン属が代表的である．

[1] p.276，皮膚真菌症
p.300，カンジダ属

ⓐ カンジダ属 genus *Candida*[1]

　カンジダ症の原因として最も代表的な真菌は，カンジダ・アルビカンス *Candida albicans* であり，*C. albicans* 以外のカンジダ属はしばしばノンアルビカンスカンジダ（non-*albicans Candida*）と総称される（**図 6-3b**）．non-*albicans Candida* のなかでは，カンジダ・グラブラータ *C. glabrata*，カンジダ・トロピカリス *C. tropicalis*，カンジダ・パラプシローシス *C. parapsilosis*，カンジダ・クルーセイ *C. krusei* などが比較的分離されやすい．また，*C. albicans* のように，娘細胞が伸びて菌糸状に見えることがある．これを仮性菌糸とよぶ（**図 6-4**）．*C. glabrata* は，仮性菌糸をつくらないので，顕微

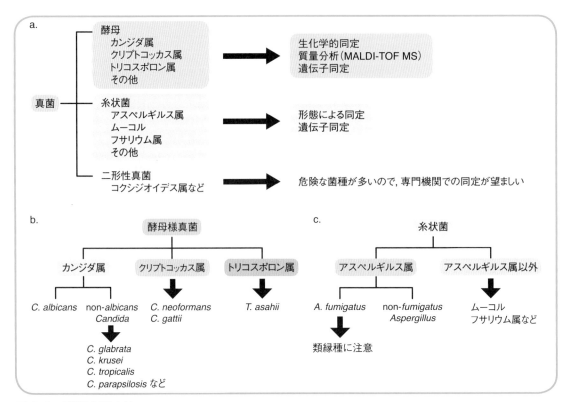

図6-3　真菌の同定法

a：酵母様真菌は，生化学的同定，質量分析によって多くは同定可能である．糸状菌は，分生子のできかたなどである程度推測できるが，正確な同定には遺伝子検査が不可欠である．また，二形性真菌は危険な菌種が多いため，専門機関での同定が望ましい．

b：酵母様真菌として同定された場合，カンジダ属，クリプトコッカス属，トリコスポロン属などに分類し，カンジダ属の場合には，*C. albicans* かどうかの鑑別が重要である．

c：糸状菌として同定された場合には，アスペルギルス属とそれ以外を区別し，アスペルギルス属の場合には，*A. fumigatus* かどうかを鑑別する．また，形態的に類似した *A. fumigatus* の近縁種があるため，注意が必要である．

鏡所見でもある程度区別することが可能である．カンジダ属は，常在菌として消化管などの粘膜や皮膚の表面に存在し，エイズなどの免疫不全状態で日和見感染症を起こす．

　C. albicans と non-*albicans Candida* では生体内での分布も異なり，前者は上部消化管，後者，とくに *C. glabrata* は下部消化管に常在することが多い．また，抗真菌薬に対する感受性も菌種によって異なる．口腔カンジダ症（鵞口瘡）の多くは，*C. albicans* が原因で，一般的に抗真菌薬の感受性は良好である．*C. glabrata* の一部はアゾール耐性，*C. krusei* はフルコナゾールに一次耐性を示す．*C. parapsilosis*，カンジダ・ギリエルモンディ *C. guilliermondii* はキャンディンに耐性を示すことがあり，カンジダ・ルシタニアエ *C. lusitaniae* はポリエン耐性である（**表6-3**）．なお，カンジダ属による感染症は，皮膚カンジダ症のような表在性[2]と，カンジダ血症（candidemia）に代表される深在性[3]の2つの病態に大別される．

[2] p.277，皮膚カンジダ症
[3] p.300，カンジダ属
　　p.281，感染性眼内炎

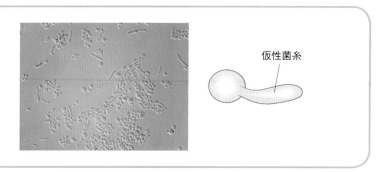

図 6-4 **Candida albicans** （顕微鏡像，無染色）
C. albicans は酵母様真菌であるが，娘細胞が伸びて菌糸状に見えることがある（仮性菌糸）.

表 6-3 **カンジダ属真菌の感受性**

	アゾール系薬	キャンディン系薬	ポリエン系薬
C. albicans	○	○	○
C. glabrata	△（株による）	○	○
C. krusei	フルコナゾール×，ボリコナゾール△	○	○
C. parapsilosis	○	△〜×	○
C. tropicalis	○	○	○
C. guilliermondii	○	×	○
C. lusitaniae	○	○	×

> **コラム**
>
> ## カンジダ・オーリス *Candida auris*
>
> 最近，米国などで集団発生事例が話題になっている *C. auris* は，抗真菌薬耐性が問題となっているが，元々日本で新種として報告されたものである．ただし，米国やインドを中心とする南アジア由来の株と，日本などで分離される東アジア由来の株では，抗真菌薬感受性が異なっており，日本の株は比較的感受性が保たれていることがわかっている．

b クリプトコッカス属 genus *Cryptococcus*

　クリプトコッカス属の一部はヒトの皮膚などから検出されるが，とくに病原性の高いクリプトコッカス・ネオフォルマンス *C. neoformans* やクリプトコッカス・ガッティ *C. gattii* は基本的には環境分離菌である．カンジダ属やアスペルギルス属と異なり，細胞壁は (1→3)-β-D-グルカンよりも (1→6)-β-D-グルカンを多く含むため，(1→3)-β-D-グルカン合成酵素を阻害するキャンディン系薬には一次耐性を示す．細胞壁の外側にある莢膜とよばれる構造

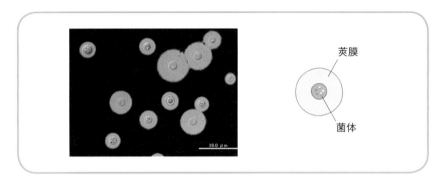

図 6-5　*Cryptococcus neoformans*（顕微鏡像，墨汁法）
C. neoformans は，墨汁法で観察すると，莢膜が不染帯として観察される．喀痰や気管支肺胞洗浄
液，髄液などで直接，もしくは培養後の真菌を墨汁法で観察して，このような形態が見られれば，
C. neoformans（または *C. gattii*）であることがほぼ確定できる．

が特徴で，墨汁法を用いると不染帯として観察でき，顕微鏡でほぼ特定することができる（**図6-5**）．莢膜は，免疫を回避することに寄与しており，カンジダ属やアスペルギルス属などの多くの病原性真菌よりも感染症を起こしやすい．また，莢膜の主成分である**グルクロノキシロマンナン**（GXM）抗原は血清診断に使用されている．

　クリプトコッカス症（cryptococcosis）の主要な原因真菌である *C. neoformans* は，土壌中に生息しているが，ハトなどの糞を栄養にして発育しやすいことが知られている（トリの体内にはいない）．したがって，鳥類との接触歴が重要となる場合がある．原則として，空気中に舞い上がった菌体を吸入することで，呼吸器系，とくに肺に一次病巣を形成する．肺感染症は健常者にも比較的起こりやすい．また，中枢神経系への親和性が高く，播種すると中枢神経感染症を起こすことがある．とくに，エイズなどの高度な免疫不全では，明らかな肺病変を示さずに中枢神経感染症で発症することがある．

　2000年ごろから高病原性クリプトコッカス病原体として知られるようになった *C. gattii* は，以前は *C. neoformans* の亜種とされてきたが，現在は独立した種に分類されている．

ⓒ トリコスポロン属 genus *Trichosporon*

　代表的な菌種はトリコスポロン・アサヒ *T. asahii* であり，夏型過敏性肺臓炎（本菌に対するアレルギー）の原因として知られている．病原性は低いため，健常者に侵襲性感染症を起こすことはないが，日和見感染症の病原体となることがある．担子菌類であり，クリプトコッカス属と同様，キャンディン系薬には一次耐性を示し，侵襲性感染症では GXM 抗原値も上昇することがある．

2 │ 糸状菌

　糸状菌のうち深在性真菌症の原因菌の代表にはアスペルギルス属があり，表在性真菌症ではルブルム菌（紅色［白癬］菌；トリコフィトン・ルブルム *Trichophyton rubrum*）が代表的である．また，ムーコルは，接合菌類とほぼ同義で，複数の菌種の総称であり，近年の分類体系の見直しにより再分類されている．その他の糸状菌としては，スケドスポリウム・アピオスペルム *Scedosporium apiospermum*，シュードアレシェリア・ボイディ *Pseudallescheria boydii* やフサリウム・ソラニ *Fusarium solani* などがある．

[4] p.300, アスペルギルス属

a アスペルギルス属 genus *Aspergillus* [4]

　糸状菌の代表である．アスペルギルス症（aspergillosis）の原因菌は，ほぼ4菌種に限られ，アスペルギルス・フミガタス *A. fumigatus*，アスペルギルス・フラブス *A. flavus*，黒麹菌（アスペルギルス・ニゲル *A. niger*），アスペルギルス・テレウス *A. terreus* が症例全体の約95%を占め，とくに *A. fumigatus* による症例が最も多い．抗真菌薬の感受性から，*A. fumigatus* と non-*fumigatus Aspergillus* に分けることもある．*A. fumigatus* に類似した菌種として，アスペルギルス・ニデュランス *A. nidulans*，*A. restrictus*，アスペルギルス・ベルシカラー *A. versicolor* などがあり，同定上問題となることがある．なお，酒の原料となるコウジカビもアスペルギルス属であり，米麹菌（アスペルギルス・オリゼ *A. oryzae*）とよばれる（遺伝子学的には *A. flavus* と同等）．いずれも，環境生育菌であり，菌糸と胞子形成が特徴で，空気中に浮遊している胞子の吸入によって生体内に入る．通常，健常者に発症することはなく，肺に器質的疾患を有する患者や全身性の免疫力の低下した患者などに発症する．アスペルギルス症の好発臓器は肺であり，肺アスペルギルス症とよばれ，急性に発症する侵襲性肺アスペルギルス症（invasive pulmonary aspergillosis），慢性肺アスペルギルス症（chronic pulmonary aspergillosis），アレルギー性気管支肺アスペルギルス症（allergic bronchopulmonary aspergillosis）といった複数の病型に分類される．

b ムーコル/ムコール *Mucor*（ケカビ）

　有性世代において接合胞子を形成する複数の属の総称で，ムーコル目やエントモフトラ目 *Entomophthorales* が含まれる．アスペルギルス属真菌と類似した感染症を起こすため，鑑別として重要な真菌である．無性世代の菌糸は，アスペルギルス属の菌糸よりも太いが，隔壁が少ないため，アスペルギルス属の菌糸よりも折れやすい．

　なお，従来，接合菌症とよばれていた同菌類による疾患は，近年，ムーコル症（mucormycosis）という名称に統一されつつある．ムーコル症は，ムーコル属による感染症のみではなく，カニングハメラ属 *Cunninghamella*（クスダマカビ）などによる感染症も含まれるので注意が必要である．

[5] p.276, 皮膚真菌症

C　表在性真菌症の原因となる病原性真菌[5]

　白癬の原因である紅色（白癬）菌 *T. rubrum* や癜風の原因である癜風菌
（マラセチア・フルフル *Malassezia furfur*）がある．前者は子嚢菌類の糸状
菌，後者は担子菌類の酵母様真菌である．また，近年では，柔道やレスリン
グなどのコンタクトの多いスポーツのアスリートの間でトンスランス菌（ト
リコフィトン・トンスランス *Trichophyton tonsurans*）が問題となっている．

3　二形性真菌

　培養条件によって，菌糸形と酵母形の二形態を取りうる真菌である．広い
意味で，*C. albicans* も菌糸形と酵母形を示すので，二形性真菌といえるが，
臨床的な観点では，コクシジオイデス症の主要な病原体であるコクシジオイ
デス・イミチス *Coccidioides immitis* および *C. posadasii*，ヒストプラズマ症
（histoplasmosis）の主要な病原体であるヒストプラズマ・カプスラーツム
Histoplasma capsulatum などが重要である．*H. capsulatum* については，日
本国内での発生例が知られているが，二形性真菌は，基本的には輸入真菌症
の原因菌であり，日本には元々存在しないと考えてよい．これらの真菌によ
る感染症が疑われる際には海外渡航歴の聴取が重要である．

4　特殊な真菌

[6] p.300, ニューモシスチ
ス属

　ニューモシスチス・イロベチ *Pneumocystis jirovecii*[6] は，以前は原虫に分
類されていた真菌である．疾患はニューモシスチス肺炎（PCP）に限られる．
エイズの指標疾患であり，いわゆる「いきなりエイズ」の原因として最多で
ある．通常の抗真菌薬が無効で，治療の第一選択薬はペンタミジンまたはST
合剤で，これらが無効または副作用で使用できない場合には第二選択薬とし
てアトバコンが使用される．

　なお，かつてニューモシスチス・カリニ *Pneumocystis carinii* とよばれて
いたが，*P. carinii* はイヌの病原体であり，ヒトに感染する病原体とは異なる
ことが示され，ヒトに感染するニューモシスチス属は *P. jirovecii* と命名され
た．

第7章　原虫・蠕虫

1 | 原 虫

　寄生虫は動物であり，細菌やウイルスとは異なるカテゴリーに属する病原体である．寄生虫は単細胞の**原虫**と多細胞の**蠕虫**（ぜんちゅう）とに分けられる．蠕虫は一般に微生物には含めない．

A　原虫の性質

　原虫は単細胞動物である．細菌や真菌のように細胞壁をもたず，1個の細胞で栄養代謝，生殖，神経，運動など独立して生命を維持するための構造と機能を備えている．病原性原虫としてはアメーバなどの肉様虫亜門，膣トリコモナスなどの鞭毛虫亜門，マラリア原虫やトキソプラズマなどのアピコンプレックス門などがある．細胞外寄生原虫と細胞内寄生原虫とがあり，細胞外寄生原虫は寄生環境の状態によって，活発に代謝し増殖する**栄養型虫体**か活動を停止した**囊子型虫体**（のうし）（シスト）の形をとる．発育および生活史は複雑であり，無性生殖のものと不完全ながら有性生殖を行うものとがある．無性生殖には二分裂と多数分裂がある．有性生殖の例として，マラリア原虫では形態が異なる生殖細胞が融合して遺伝子交換を行っている．ヒトへの感染経路は接触感染，経口感染，節足動物媒介性などがある．

　原虫はヒトと同じ動物性真核生物であり，代謝経路として共通する部分も多く，原虫に選択的に効果をもつ薬剤の開発は困難である．また十分な感染防御免疫も成立しないため多くの感染症の予防法であるワクチンも開発に成功していない．

B　主な病原性原虫

　日本国内で遭遇する機会が比較的多い原虫種について概説する（**表7-1**）．

1 | 病原性アメーバ

[1] p.240, アメーバ赤痢

　ヒトに病原性をもつアメーバには，赤痢アメーバ *Entamoeba histolytica*[1]と自由生活アメーバ（ネグレリア *Negleria* やアカントアメーバ *Acanthamoeba* など）がある．すべて細胞外寄生を行い，環境条件によって栄養型と囊子型との間で形態変化を行う（**図7-1**）．自由生活アメーバは本来寄生性をもたない（ヒトに病原性はない）が，ヒトに偶発的に侵入して脳炎や角膜炎などの原因となる．角膜炎は頻回交換型コンタクトレンズ着装者に多い．一方，

赤痢アメーバは大腸に寄生し，栄養型虫体が増殖してアメーバ赤痢を起こす他，腸管外アメーバ症としてアメーバ性肝膿瘍も起こす．糞便中に排出された嚢子型虫体（シスト）が主に汚染食品を介して，次のヒト宿主に経口感染するが，男性同性愛者の性行為を介した感染も多い（肛口感染）．

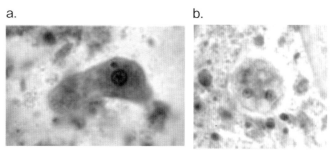

図7-1　赤痢アメーバの栄養型（a）と嚢子型（b）

表7-1　日本国内で発症する主な原虫症

	疾患名	病原体	感染経路	症状	主な治療薬
肉様虫亜門	アメーバ赤痢	赤痢アメーバ（*Entamoeba histolytica*）	嚢子型虫体（シスト）による経口感染	粘血便，しぶり腹，発熱，肝膿瘍など	メトロニダゾール内服
	アメーバ性角膜炎	アカントアメーバ（*Acanthamoeba*）	接触感染	角膜炎症状，ごくまれに脳炎	抗真菌点眼薬
鞭毛虫亜門	ジアルジア症	ランブル鞭毛虫（*Giardia intestinalis*）	嚢子型虫体（シスト）による経口感染	一過性の腹痛，下痢，重症例で栄養吸収障害	メトロニダゾール内服
	膣トリコモナス症	膣トリコモナス（*Trichomonas vaginalis*）	接触感染，性感染症	膣炎，尿道炎	メトロニダゾール内服
アピコンプレックス門	トキソプラズマ症	トキソプラズマ（*Toxoplasma gondii*）	経口感染（生肉摂食，ネコ糞便との接触など）	後天感染（免疫健常者）：一過性のかぜ様症状の後，慢性化（終生感染）日和見感染（免疫不全者）：脳炎など経胎盤感染：先天性トキソプラズマ症（網膜症状，精神発育障害など）	ピリメタミン，ST合剤など
	マラリア	マラリア原虫(4種)三日熱マラリア原虫（*Plasmodium vivax*）熱帯熱マラリア原虫（*P. falciparum*）四日熱マラリア原虫（*P. malariae*）卵形マラリア原虫（*P. ovale*）	ハマダラカの吸血	発熱，貧血，脾腫（ただし日本人の輸入マラリア例では発熱のみ）．熱帯熱マラリアでは，重症化して意識障害，昏睡，肺水腫，高度の貧血，腎不全などを合併することがある	熱帯熱マラリア：アルテミシニン系薬重症マラリア：キニーネ静注三日熱マラリア：クロロキン服用後に，プリマキンで根治療法

[2] p.250, HIV 感染症

[3] p.267, トキソプラズマ症

**寄生虫による日和見
感染症**

日和見感染症とは, 免疫機
能が正常である人には病
原性がない/低い微生物
が, 免疫機能が低下してい
る人には重篤な感染症を
起こすものである. エイズ
の指標疾患に含まれるも
のもあり, 寄生虫ではクリ
プトスポリジウム症, トキソ
プラズマ症, 戦争イソス
ポーラ症がある. 健常者で
は自然治癒するが, 免疫機
能低下者では治癒するこ
となく進行し, 放置した場
合は予後が悪い.

2　鞭毛虫亜門　Subphylum *Mastigophora*

　ヒトに感染する鞭毛虫にはランブル鞭毛虫（ジアルジア *Giardia intestina-lis*）と膣トリコモナス *Trichomonas vaginalis* がある. ともに鞭毛をもつ細胞外寄生原虫である. ランブル鞭毛虫は小腸粘膜に接着寄生し, 宿主に下痢, 腹痛, 栄養不良などをもたらすが, 日和見感染症の原因としても重要である. 膣トリコモナスは生殖器に寄生し, 栄養型のみで嚢子型をもたない. 女性では膣炎や尿道炎, 男性では尿道炎が主な症状であり, 代表的な性感染症である.

3　アピコンプレックス門　Phylum *Apicomplexa*

　アピカルコンプレックスという運動装置をもつ原虫で, ヒトに強い病原性をもつものが多い. とくにトキソプラズマとマラリア原虫が臨床的に重要である. ともに細胞内寄生をする.

a　トキソプラズマ　*Toxoplasma gondii*

　日本人の 10 ～ 20% が感染していると推定される. ネコを終宿主とする原虫で, ネコ糞便中にはスポロゾイト期の原虫を包蔵したオーシスト期の原虫が含まれ, それがネズミなど中間宿主動物に摂取されて, その体内で無数の原虫を包蔵したシストに発育し, それをネコが捕食して生活史が完結する. ヒトは中間宿主としての役割を担う. ヒトは, 主にシスト包蔵肉の不完全調理での摂食によって感染するが, ネコ糞便中のオーシスト期の原虫による直接感染も起こりうる. ヒト体内ではマクロファージに寄生してシストを形成し, 一度感染すると終生寄生が持続するためエイズ[2] などに伴う日和見感染症の原因として重要である. 胎児への経胎盤感染もあり, 先天性トキソプラズマ症[3] として網膜病変や精神症状を起こすこともある （**図 7-2**）.

> **もう少し
> くわしく**　**寄生虫の発育ステージによる呼び名**
>
> 　細胞内寄生原虫の発育ステージごとの呼称が複雑で, 混乱を招くことが多い.
> 　マラリア原虫は, 雌雄生殖母体の融合後にハマダラカ体内でオーキネート（虫様体）→オーシスト→スポロゾイトの順に発育し, 人体内に侵入後はメロゾイトとして肝細胞および赤血球内で増殖する. 一部がガメートサイト（生殖母体）に分化し, ハマダラカに吸血される.
> 　トキソプラズマでは, ネコ腸管上皮細胞内で発育したスポロシストを包蔵したオーシストがネコの糞便とともに体外に排出され, ヒトを含む中間宿主動物に摂取されると個々のスポロゾイトが網内系細胞内で急速に増殖する. 宿主の免疫が成立するとトキソプラズマは増殖を止め, 無数の虫体が集簇してシストを形成し, ネコに捕食されるのを待つ. 細胞外寄生原虫のシストは 1 個の原虫の形態であり, トキソプラズマのシストとは内容が異なっている.

もう少し
くわしく

寄生虫の発育に応じた宿主

寄生虫は宿主という他の動物に寄生する．終宿主には成虫が寄生し，中間宿主には発育段階の寄生虫が寄生する．寄生虫の種類によっては中間宿主が複数必要な場合もあり，第一中間宿主，第二中間宿主と区別する．中間宿主ではないが，寄生虫を一時的に体内に保持しておくことができるのが待機宿主である．肺吸虫症の感染源となるイノシシ肉はその例である．

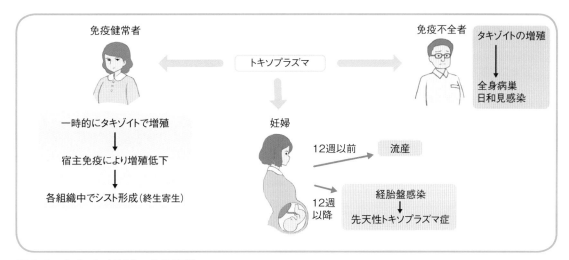

図 7-2　トキソプラズマ症の病態

トキソプラズマは免疫健常者に感染した場合は一過性の症状を起こした後，体内各所に囊子として潜むことになり，臨床症状は現れない．免疫不全者では日和見感染症の原因となり重症化する．妊娠中に初感染した場合は胎児に原虫が移行し，先天性トキソプラズマ症を起こすことがある．

b マラリア原虫 *Plasmodium*

　マラリア原虫はハマダラカを終宿主とし，その発育過程でヒトに寄生してマラリアという熱性疾患を起こす．マラリアは熱帯地方で5億人以上が感染し年間50万人以上の死亡者を出す人類の最重要感染症である．蚊が吸血する際にスポロゾイト期の原虫が感染する．いったん肝細胞で多数分裂によって増殖し，続いて赤血球に侵入して増殖サイクルを繰り返す結果，赤血球が破壊される．その過程で一部は生殖母体に変化し，蚊が吸血して次の世代がはじまる（**図 7-3**）．ヒトに寄生するマラリア原虫には4種類があり（**表 7-1**），

[4] p.253, マラリア

そのうち重症化するのが熱帯熱マラリア原虫 *Plasmodium falciparum*[4] である．薬剤耐性原虫の出現が問題であり，薬剤開発と耐性原虫出現とが常に競合している．

　原虫の抗マラリア薬耐性の克服が最重要問題であるが，アルテミシニン系薬が現時点では第一選択となる．三日熱マラリアでは肝細胞内に休眠体原虫が残存するのでプリマキンによる根治療法が必要である．

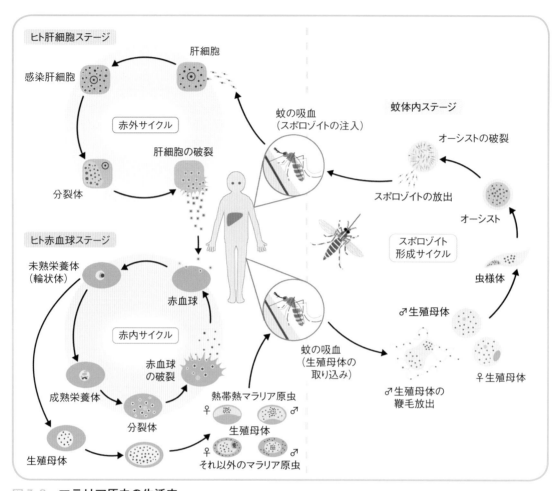

図 7-3　**マラリア原虫の生活史**
蚊の体内で有性生殖し，ヒトは蚊の吸血によって感染する．はじめに肝細胞で発育し（肝細胞期），その後で赤血球に移動して発育サイクルを繰り返す（赤血球期）．赤血球期の原虫の一部が生殖母体となり，蚊に吸血されて次の世代の発育がはじまる．
［米国疾病予防管理センター（CDC）：Malaria，〔https://www.cdc.gov/malaria/about/biology/index.html〕（最終確認 2020 年 10 月 27 日）を参考に作成］

2 蠕虫

A 蠕虫の性質

蠕虫（ぜんちゅう）は多細胞の動物性病原体である．蠕虫とは動物学的な分類ではなく，線虫，吸虫，条虫の総称である（**表7-2**）．

表7-2 日本国内で発症する主な蠕虫症

疾患名	病原体	感染経路	症状	主な治療薬
線虫類				
蟯虫症	蟯虫 *Enterobius vermicularis*	経口感染	肛門周囲瘙痒感	ピランテル
糞線虫症	糞線虫 *Strongyloides stercolaris*	経皮感染	消化器症状（下痢，腹痛など），日和見感染（自家感染による過剰感染症候群）	イベルメクチン
トキソカラ症	イヌ回虫 *Toxocara canis* ネコ回虫 *T. cati*	経口感染 （生肉の摂食）	幼虫移行症による網膜病変，皮膚症状など	アルベンダゾール
アニサキス症	アニサキス *Anisakis simplex* sensu stricto ほか	経口感染 （海産魚介類の生食）	急性腹症（食中毒）	内視鏡的に摘出
吸虫類				
横川吸虫症	横川吸虫 *Metagonimus yokogawai*	経口感染 （アユの生食）	軽度の腹部症状	プラジカンテル
肺吸虫症	ウエステルマン肺吸虫 *Paragonimus westermanii*	経口感染 （イノシシ肉の生食）	胸痛，呼吸困難，胸水貯留	プラジカンテル
住血吸虫症	住血吸虫科（3種） 日本住血吸虫 *Schistosoma japonicum* マンソン住血吸虫 *S. mansoni* ビルハルツ住血吸虫 *S. haematobium*	経皮感染 （アフリカ，アジア地域での水浴）	日本住血吸虫とマンソン住血吸虫では肝脾病変，直腸病変 ビルハルツ住血吸虫では血尿，腟／子宮病変，膀胱がん	プラジカンテル
条虫類				
日本海裂頭条虫症	日本海裂頭条虫 *Diphyllobothrium nihonkaiense*	経口感染 （サケ・マス類の生食）	軽度の消化器症状，片節の排便時の排出	プラジカンテル服用後に下剤
有鉤／無鉤条虫症	有鉤条虫 *Taenia solium* 無鉤条虫 *T. saginata*	経口感染 （有鉤条虫：ブタ肉，無鉤条虫：牛肉の生食）	軽度の消化器症状，片節の排出，有鉤条虫は囊虫症併発の危険性	無鉤条虫は同上．有鉤条虫は造影剤で透視しながら排便させる
エキノコックス症 （多包虫症）	エキノコックス（多包条虫） *Echinococcus multilocularis*	経口感染 （キタキツネの糞便中の虫卵摂取）	肝機能障害，腫瘍様増殖による臓器不全	外科的に摘出

1 線虫類 Helminth

　細長い形態で，表面は強靱な角質層で覆われている．蟯 虫（ぎょうちゅう）など体長1 cm の小型線虫からヒト回虫 *Ascaris lumbricoides* など30cmを超す大型のものまで多様である．不完全だが体腔をもち，消化器，排泄系，神経系，生殖器などが発達している．すべて有性生殖を行い，ヒトは虫卵または幼虫を摂取して感染する．原則としてヒト体内では増殖しない．寄生部位によって消化管寄生，組織寄生（血管内を含む）とがあり，感染経路は経口感染，経皮感染，節足動物媒介性など多様である．線虫感染時の宿主応答の特徴は強いⅡ型ヘルパーT（Th2）細胞型応答であり，血清IgE値の上昇，好酸球増多などがみられる．感染した幼虫がヒト組織内を移行する場合にTh2型応答がとくに顕著である．

　生活様式の変化に伴って，ペット由来線虫のヒトへの感染が増加している．ヒト体内では成虫に発育できず幼虫のまま体内各組織を移動する幼虫移行症を起こし，診断と治療が困難な人獣共通感染症として新たな臨床的課題となっている．

> **もう少しくわしく**
>
> ### 幼虫移行症
>
> 本来ヒトが好適宿主でない寄生虫が感染しても，ヒト体内で成虫に発育できずに幼虫のまま体内を移動することでさまざまな症状が起きるのが幼虫移行症である．皮下を移行すると皮膚幼虫移行症として皮疹や移動性湿疹が起きる．さらに深部臓器を移行すると内臓移行症として臓器の機能障害が起きる．線虫ではトキソカラ，旋尾線虫，イヌ糸状虫など，条虫ではエキノコックス，有鉤条虫，マンソン裂頭条虫などが原因となる．診断は困難であり，血清中の抗体検出による場合がほとんどである．

2 吸虫類 Trematode

　扁平な虫体で，体表に2つの吸盤をもつ．体表は角質層を欠き，体腔形成もない．消化管や排泄系も未発達である．原則として雌雄同体であり，淡水産巻貝を第一中間宿主に必要とし，貝を捕食する他の動物が第二中間宿主である．ヒトへは，食品を介して経口感染をする．しかし住血吸虫科は例外で，雌雄異体であること，中間宿主は淡水産巻貝だけ（第二中間宿主がない）であること，そして経皮感染することなどの特徴がある．ヒトでの寄生部位は消化器が大半であるが，肺や血管内に寄生するものもあり，その場合は症状が重篤になる．

3 | 条虫類 Cestode

いわゆるサナダムシである。終宿主の腸管に寄生し，食品媒介性寄生虫症を起こす。体長も数cmから10m以上のものまで多様である。ヒトに寄生するのは海産魚類を介して感染する擬葉目条虫と，食肉を介する円葉目条虫とがある（表7-2）。条虫は，1個の頭節とそこから無限に形成されてくる片節とから形成され，個々の片節は精巣と卵巣をもち雌雄同体である。自覚症状に乏しく，患者は片節が肛門から排出されて気づくことが多い。

人獣共通感染症の病原体としても条虫は重要である。エキノコックス（単包条虫 *Echinococcus granulosus* および多包条虫 *E. multilocularis*）は本来イヌ科動物に寄生する小型の腸管寄生条虫であるが，その虫卵を摂取すると人体内で幼虫が無限に増殖してとくに多包条虫は致死性のエキノコックス症を起こす。ブタ肉から感染する有鉤条虫 *Taenia solium* も人体内にその幼虫が散布形成されることがあり（人体有鉤嚢虫症），条件によっては致死的な経過をとる。

B 主な病原性蠕虫

日本国内で比較的症例数が多いものについて概説する。

1 | 病原性線虫

a 蟯虫 *Enterobius vermicularis*

蟯虫は小児に多く，夜間の肛門周囲での産卵による瘙痒感が睡眠障害の原因になる。住居の1人当たりの占有面積が少ない都市部に多い傾向がある。日本国内で感染者数が最も多い線虫で，体長1cm程度の成虫が回盲部に寄生し，夜間に肛門周囲に出てきて産卵する。瘙痒感のため無意識下に擦過して手指を汚染し，そのまま経口感染する。

b 糞線虫 *Strongyloides stercoralis*

沖縄県の風土病である。今日でも50歳以上の中高年で2〜3%の感染がある地域も残っている。裸足での農作業などを通じて幼虫が経皮感染して成虫は小腸に寄生するが，自家感染するため治療しない限り感染が終生持続する。糞線虫感染者には成人T細胞白血病（ATL）の原因ウイルスであるHTLV-1のキャリアが多いこと，日和見感染症の原因として注意すべきことなど，臨床的に重要な線虫症である。免疫機能が低下した人では小腸内での自家感染が進行して，糞線虫過剰感染症候群を招く。

c トキソカラ（イヌ回虫 *Toxocara canis* / ネコ回虫 *T. cati*）

イヌやネコの回虫である。ペット動物との接触が濃密化して，ヒトへの感染リスクも高くなった。人体内では成虫まで発育できないが，幼虫が皮下組

織や内臓を移動して，そこで皮疹など局所の炎症や臓器障害の原因になる幼虫移行症を起こす．トキソカラ症ではとくに網膜病変が問題で，重篤な場合は視力障害も起こる．

d アニサキス *Anisakis simplex* sensu stricto ほか

アニサキスは海産哺乳動物の消化管寄生線虫である．幼虫がオキアミ→サバ，アジ，イカなどの食物連鎖を経てクジラなどに感染する．ヒトは海産魚を刺身や寿司などで生食することによって感染する．最近ではカツオの生食での感染事例が増加している．人体内では成虫に発育できないが，幼虫が胃や小腸粘膜に侵入し**急性腹症**を起こすことが多い．日本の食中毒原因病原体では最も多い．

2 病原性吸虫

a 横川吸虫 *Metagonimus yokogawai*

蟯虫と並んで日本国内で最も感染者が多い蠕虫で，とくに成人では5～10％が感染していると推定される．感染経路の大半はアユの生食である．小腸腔内に寄生するだけなのでほぼ無症状であるが，多数寄生では不定の消化器症状がみられる．

b ウエステルマン肺吸虫 *Paragonimus westermanii*

成虫は肺実質に寄生して胸痛，鉄錆色の喀痰，胸水貯留など重篤な症状を起こす．第二中間宿主であるモクズガニやサワガニの生食で感染していたが，最近では食生活の変化もあり，待機宿主であるイノシシ肉の生食が最も重要な感染源となっている．

c 住血吸虫科 *Schistosomatidae*

日本国内でかつて流行していた日本住血吸虫 *Schistosoma japonicum* はすでに終息したが，アフリカではマンソン住血吸虫 *S. mansoni* やビルハルツ住血吸虫 *S. haematobium* の濃厚流行地があり，約2億人の感染者と年間約30万人の死亡者を出している．吸虫類の一般的な特徴をもたず，形態が一見，線虫様であること（**図7-4**），経皮感染することなどは他の吸虫ではみられない．住血吸虫は血管内寄生であり，虫卵が全身の臓器の毛細血管を塞栓して炎症を起こし，とくに肝臓の機能不全を招く．

3 病原性条虫

a 日本海裂頭条虫 *Diphyllobothrium nihonkaiense*

日本で最も症例数が多い条虫症が日本海裂頭条虫症である．サケ・マス類に寄生している幼虫を摂取して感染する．擬葉目条虫で，体長は10 mを超す場合もある．自覚症状を欠くが，1 m前後の片節が肛門から排出されるので不快を訴える．初夏の日本海産のサクラマスの20～30％に幼虫が寄生している．

b テニア科条虫（有鉤条虫 *Taenia solium* / 無鉤条虫 *T. saginata*）

　円葉目条虫として牛肉の生食で感染する無鉤条虫とブタ肉の生食で感染する有鉤条虫とがある．小腸に寄生し，体長は 5 〜 10 m になる．肛門から運動性に富む片節を排出する．日本海裂頭条虫と同様に，症状を自覚することは少ないが，有鉤条虫では自家感染を起こすこともあり（有鉤嚢虫症），その場合は致死的なこともある．

　有鉤条虫の駆虫では有鉤嚢虫症を回避する必要がある．詳細は「寄生虫症薬物治療の手引き」（熱帯病治療薬研究班）を参照すること．

c エキノコックス（多包条虫）*Echinococcus multilocularis*

　幼虫移行症を起こす条虫のうち最も危険なものである．イヌ科の動物が終宿主で，その小腸に寄生している成虫が生んだ虫卵が外界に出て，ヒトが偶然に摂取して感染する．日本では北海道のキタキツネに多包条虫が高率に寄生がみられており，排出される虫卵が偶発的に経口摂取されてヒトに感染する．エキノコックスの幼虫は包虫とよばれ，その胚層から無限に原頭節ができてくるので，宿主臓器の機能不全を招く（**図 7-5**）．北海道内に流行が限定されてきたが，最近は愛知県の野犬からも検出され，拡大傾向にある．

a.　　　　　b.

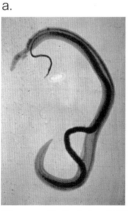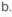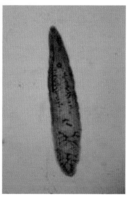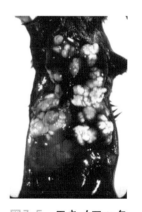

図 7-4　住血吸虫の形態
a：日本住血吸虫，b：肝吸虫（Clonorchis sinensis）
吸虫は扁平な形態を示すが，住血吸虫は一見線虫様の細長い形態を示す．

図 7-5　エキノコックス感染ネズミの内臓病変（北海道の例）
ネズミの肝臓を中心とする腹腔臓器に形成された多包条虫の幼虫による病変．

第8章 免疫学

1 免疫の基本的なしくみ

　はしかや痘瘡などの感染症は一度病気になると二度と病気になることはない．これは体を守るための免疫系があるからである．免疫系はわれわれの体（自己）と侵入してきた病原体や腫瘍（非自己）とを区別し非自己を処理するだけでなく，非自己を記憶して再度侵入してきたときにすばやく対応する．本章では，免疫系の基本的なしくみを学ぶ．

　免疫系は，生体内に侵入してきた病原体を認識し，病原体による傷害を最小限に食い止め処理するシステムで，大まかに自然免疫系と獲得免疫系に分けられる（図8-1）．自然免疫系は侵入してきた病原体に対してはじめに反応するシステムで，獲得免疫系は一度感染した病原体に対してすぐに反応できるシステムである．これらの働きには，食細胞やリンパ球などの白血球を中心とする免疫にかかわる細胞（免疫担当細胞）とタンパク質（抗体，補体，サイトカイン，ケモカインなど）が重要な役割を担っている．

　自然免疫系は，食細胞やナチュラルキラー（natural killer：NK）細胞が主に働く．病原体が生体内に侵入すると，まず組織にいる食細胞が病原体を貪

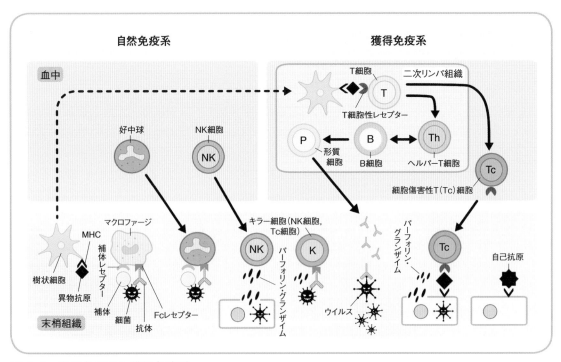

図 8-1　**自然免疫系と獲得免疫系**

食し処理をする．また，NK 細胞は自己と判断できない細胞を傷害する．自然免疫系と獲得免疫系は連携していて，食作用のある樹状細胞が，侵入してきた病原体の情報を獲得免疫系に伝える（抗原提示）．

獲得免疫系は，T 細胞（T リンパ球）および B 細胞（B リンパ球）などのリンパ球が主に働く．活性化した樹状細胞は T 細胞に病原体の情報を伝えることで，病原体に特異的に反応するリンパ球が活性化し抗体が産生され，効率よく病原体を処理するようになる．獲得免疫系は，抗体がかかわる液性免疫と細胞が主体でかかわる細胞性免疫とに分けられる．抗体が病原体などの異物に結合し，補体や食細胞，細胞傷害性リンパ球によって処理される．ウイルスに感染した細胞やがん細胞などは細胞傷害性リンパ球で処理される．

病原体に特異的に反応するリンパ球は一部生き残り，再度侵入してきたときにより早くより強く反応できるようになる（免疫記憶）．このような働きにより，感染症に一度かかると同じ病原体の二度目の感染では症状が軽くなる．自然免疫と獲得免疫，あるいは液性免疫と細胞性免疫は，はっきりと分けられるものではなく，役割を分担し互いに関連しあって働いている．

A 抗原

抗原とは，後述する抗体や B 細胞・T 細胞上の細胞表面レセプターに認識され，獲得免疫を誘導する分子のことである．病原体はその表面には多くの異なる抗原がある．薬剤などの非常に小さな分子（ハプテン）もタンパク質に結合することで抗原となり，薬剤に対して免疫反応を起こすことがある（薬剤アレルギー）．病原体だけでなく，自己の成分も抗原となりうることがあり，ときに自分自身に免疫反応が起きることで病気になる（自己免疫疾患）．

B 免疫担当細胞

食細胞やリンパ球などの白血球を中心とする，免疫にかかわる細胞を免疫担当細胞とよぶ．末梢血には白血球，すなわち好中球，好酸球，好塩基球，単球，リンパ球が存在する．

好中球は末梢血中で最も多い白血球で通常は末梢血管内に存在するが，組織に炎症が起こると末梢血管から組織に出て病原体を貪食する（食作用）．

単球も食作用をもつ細胞であるが，末梢血管から組織に出て留まるとマクロファージとよばれ，組織に侵入した病原体を貪食する．存在する部位によって肺胞マクロファージや腹腔内マクロファージとよばれる．肝臓におけるクッパー（Kupffer）細胞，腎臓におけるメサンギウム細胞，脳におけるミクログリア細胞も単球由来の細胞である．食作用をもつ細胞は，他にも樹状細胞，皮膚におけるランゲルハンス（Langerhans）細胞がある．

　リンパ球は獲得免疫系の中心となる細胞で，モノクローナル抗体によって細胞表面分子（CD：Cluster of Differentiation 分類）の違いを検出することで，B 細胞，調節性 T 細胞（ヘルパー T 細胞），細胞傷害性 T 細胞（キラー T 細胞），制御性 T 細胞などに分けることができる．これらの細胞は，抗体の産生，細胞内寄生細菌やウイルスなどに感染した細胞やがん細胞の傷害など各々異なった働きを担っている．

　好酸球や好塩基球はアレルギーにかかわる細胞である．

> **コラム　CD 分類**
>
> リンパ球などの白血球の表面には，機能にかかわる分子が多く発現している．これらの分子はモノクローナル抗体[1]によって同定され CDn(数字) と名付けられ，白血球の分類などに用いられている．CD3 は T 細胞，CD4 は調整性 T 細胞，CD8 は細胞傷害性 T 細胞，CD19，CD20 は B 細胞に発現し，これらの細胞の機能と関連がある．白血球以外の細胞にもこれらの分子は発現していることがある．

[1] p.159，抗体とノーベル賞

C　補体

　補体は肝臓で産生される 10 数種類の急性期反応性タンパク質で，体内で炎症が起きたときに産生が亢進する．補体系は，古典経路，副経路（代替経路），レクチン経路の 3 つの経路で活性化する（**図 8-2**）．古典経路は免疫複合体（immune complex；抗原と抗体が結合したもの）を，レクチン経路は

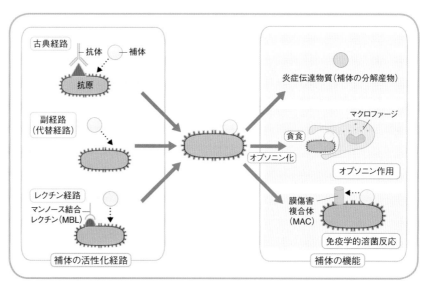

図 8-2　**補体の活性化と機能**

マンノース結合レクチン（MBL）が細菌や真菌の表面に多い糖鎖（マンノース，マンナンなど）を認識し，補体系を活性化する．副経路は免疫複合体や糖鎖を介さずに補体系を活性化する．補体系が3つの経路で活性化されると，補体の成分が病原体の表面に結合し，膜傷害複合体（membrane-attack complex：MAC）が病原体の表面に穴を空け傷害する（溶菌反応）．また，食細胞には補体成分を認識するレセプターがあり，補体が結合している病原体を効率よく貪食する（オプソニン作用 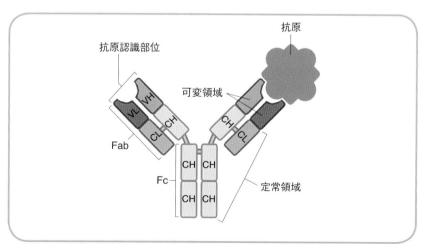）．さらに補体が活性化する過程でできる補体の分解産物は局所の炎症反応を誘導する．

　補体系は自己の細胞を傷害する可能性がある．しかし自己の細胞には補体制御タンパク質があり，補体による傷害を受けないように補体を分解する．一方，病原体は補体制御タンパク質をもたないので補体による傷害を受ける．

オプソニン化とオプソニン作用

食細胞は病原体自体を直接認識する力が弱く，効率よく貪食できない．しかし，補体成分や抗体が病原体に結合している（オプソニン化）と，補体成分や抗体を認識するレセプターを介して病原体を効率よく貪食する（オプソニン作用）．

D　抗体

　抗体はB細胞から分化した形質細胞（プラズマ細胞）が産生するタンパク質で，1つの抗体は1つの抗原（病原体など）に対してしか結合しない（抗原特異性）．抗体は，血清タンパク質を電気泳動した際のγ-グロブリン分画にあり，γ-グロブリンや免疫グロブリン（Immunoglobulin：Ig）ともよばれる．抗体は，多様な抗原が結合する可変領域と定常領域からなる（**図8-3**）．定常領域の違いから，抗体はIgM，IgD，IgG，IgA，IgE 5種類のクラスに分けられる（**図8-4**）．

図8-3　抗体（IgG）の構造

VH：H鎖可変領域，CH：H鎖定常領域，VL：L鎖可変領域，CL：L鎖定常領域，Fab：L鎖とH鎖の一部からなる抗原結合部位を含む抗体分子の一部，Fc：H鎖の一部で抗体に対するレセプター（Fcレセプター）や補体が結合する2つのH鎖と2つのL鎖から構成され，互いにジスルフィド結合をしている．可変領域のバリエーションによって多様な抗原に対応することができる．

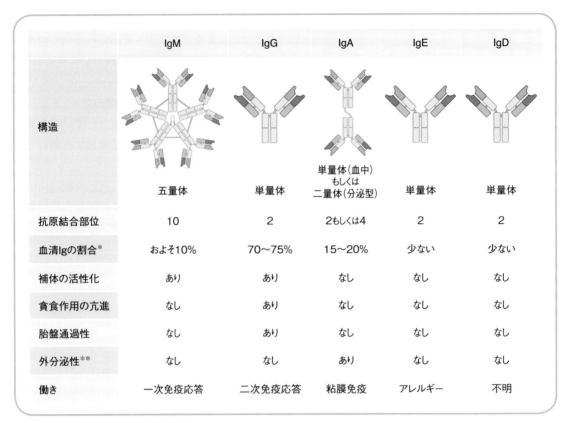

	IgM	IgG	IgA	IgE	IgD
構造	五量体	単量体	単量体(血中) もしくは 二量体(分泌型)	単量体	単量体
抗原結合部位	10	2	2もしくは4	2	2
血清Igの割合*	およそ10%	70〜75%	15〜20%	少ない	少ない
補体の活性化	あり	あり	なし	なし	なし
貪食作用の亢進	なし	あり	なし	なし	なし
胎盤通過性	なし	あり	なし	なし	なし
外分泌性**	なし	なし	あり	なし	なし
働き	一次免疫応答	二次免疫応答	粘膜免疫	アレルギー	不明

図 8-4　**抗体の種類と構造・機能**
*血清中には IgG が最も多い．**粘液や母乳中へは IgA が分泌される（外分泌性）．

　　　IgG, IgA, IgM はウイルス感染や細胞毒素を中和する働きがある（中和反応）．IgM は分子量が最も大きい抗体で，主に血管内で働き，補体を活性化する作用がある．感染症にかかったとき，最初に産生される抗体である．IgGは血清中で最も多い抗体で体内に広く分布する．IgM の次につくられる抗体で，補体を活性化する作用だけでなく，食細胞の貪食を助ける働きがある（オプソニン作用）．また，細胞傷害性リンパ球を活性化し抗体が結合している病原体を傷害する（抗体依存性細胞傷害［antibody-dependent cellular cytotoxity：ADCC］）活性．IgA は粘膜に分泌される抗体で，粘膜での免疫に関与する．IgE は血中には非常に少ない抗体であるが，好塩基球や肥満細胞上のレセプターに結合して働き，アレルギーに関与する．IgD は血中でも少なく，働きも十分わかっていない．

　　胎児および新生児の IgG は母体の IgG に由来し，胎盤を介して能動的に運ばれる（移行抗体）．IgG 以外の抗体は胎児には運ばれない．母体由来の IgGは生後 8 ヵ月ぐらいでなくなる（**図 8-5**）．児の抗体については，まず IgMが出生前から産生されるようになり，出生後，IgG，IgA の順に産生される

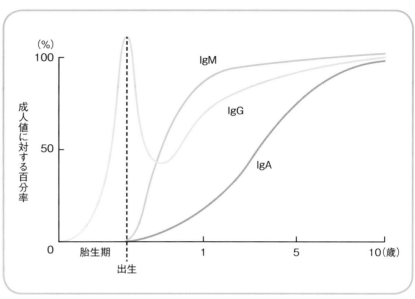

図 8-5 胎生期から小児期にかけての血中免疫グロブリンの変化

ようになる．生後1年ぐらいで成人の60〜80％の抗体がつくられるようになる．
　抗体は多様な抗原に対応し結合することができるが，そのしくみが明らかにされている（**図8-3**）．未熟なB細胞はさまざまな抗原に結合できる抗体をつくれる可能性をもっている．B細胞が成熟する過程で抗原が結合する可変領域の遺伝子が変化し1種類の抗体しかつくれなくなる（遺伝子再構成）．したがって，1つのB細胞が多様な抗体をつくるのではなく，多様な抗原に対して抗体をつくるために多様なB細胞が存在することになる．

E サイトカイン・ケモカイン

　サイトカインは，T細胞，B細胞，NK細胞，マクロファージ，線維芽細胞などから産生され，炎症反応や免疫応答などを制御する生理活性物質である．これらの働き以外に造血，アレルギー，抗腫瘍反応などにも関与している．サイトカインはサイトカインレセプターを発現している細胞に働き，生存の維持，細胞死，細胞増殖，分化などを誘導する．
　サイトカインには3つの特徴がある．1つのサイトカインが異なる生理活性を複数もつこと（多機能性），異なるサイトカインでも似た作用があること（機能重複性），同じサイトカインでも作用する細胞が異なると反応が異なること（細胞特異性）が知られている．
　サイトカインは，産生する細胞によって，あるいは機能によってさまざまな名前でよばれ，モノカイン，リンホカイン，増殖因子，造血因子，腫瘍壊

死因子（tumor necrosis factor：TNF），インターフェロン（IFN），インターロイキン（interleukin：IL），ケモカインなどがある．インターロイキンは白血球が産生し，白血球間の免疫応答にかかわるサイトカインで，ケモカインは主に細胞遊走に働くサイトカインである．

F 一次リンパ組織（骨髄・胸腺）

免疫担当細胞のほとんどが骨髄でつくられる．骨髄には，すべての血球系に分化できる多能性造血幹細胞がある．多能性造血幹細胞は自己複製するだけでなく，種々の造血因子やサイトカインの働きで血球に分化する．多能性幹細胞は骨髄球系幹細胞とリンパ球系幹細胞に分化し，骨髄球系幹細胞から好中球，単球・マクロファージ，赤血球，血小板を産生する巨核球が分化・成熟する．リンパ球系幹細胞からはT細胞，B細胞，NK細胞が分化する．T細胞の分化にはIL-2やIL-7などのサイトカインが，B細胞の分化にはIL-4，IL-5，IL-6，IL-7などのサイトカインが重要である．B細胞は骨髄で成熟し，二次リンパ組織へ移動する．

T細胞も多様な抗原に反応するが，抗体と同様に一つの抗原に対して反応できるT細胞は1種類しかない．T細胞が抗原を認識する細胞表面分子をT細胞レセプター（T cell receptor：TCR）とよぶ．未熟なT細胞はB細胞と同様にさまざまな抗原に反応できる可能性をもっているが，T細胞が成熟する過程でTCRの可変領域の遺伝子が変化し1種類の抗原にしか反応できないTCRになる（遺伝子再構成）．したがって，多様な抗原に対して反応するためには多くの種類のT細胞が必要になる．骨髄で分化した未熟なT細胞は，胸腺に移動して，そこで自己の組織には反応しないT細胞だけが生き残り二次リンパ組織に移動する（ナイーブ［これまで抗原提示を受けたことがない］T細胞）．

G 二次リンパ組織（脾臓・リンパ節・MALT）

骨髄や胸腺で成熟したリンパ球は二次リンパ組織に移動する．二次リンパ組織には，被膜でおおわれた器官として脾臓と全身のリンパ節と，被膜ではおおわれていない粘膜関連リンパ組織（mucosa-associated lymphoid tissue：MALT）がある．末梢で活性化した樹状細胞は二次リンパ組織に移動し，ナイーブT細胞に抗原の情報を伝える（抗原提示）．樹状細胞のようにT細胞に対して抗原提示能がある細胞を抗原提示細胞とよび，他にマクロファージ，B細胞，胸腺上皮細胞がある．

H 主要組織適合遺伝子複合体（MHC）抗原

　主要組織適合遺伝子複合体(major histocompatibility complex：MHC)は，細胞膜上に発現し抗原を提示する分子で，ヒトではヒト白血球抗原（human leukocyte antigen：HLA）とよばれる．T細胞は，T細胞レセプターを介して抗原提示細胞のMHC分子とMHC分子上に提示されたタンパク質抗原の一部（ペプチド）とを合わせて認識する．MHCは構造の違いから，MHCクラスI分子とMHCクラスII分子とに大別される（**図8-6**）．

　MHCクラスI分子は，赤血球を除くほとんどすべての細胞に発現し，細胞傷害性T細胞に対して抗原提示を行う．MHCクラスII分子は，マクロファージ，B細胞，樹状細胞，胸腺上皮細胞などの限られた細胞（抗原提示細胞）に発現し，ヘルパーT細胞に対して抗原提示を行う．

　MHCは胸腺におけるT細胞の成熟においても重要である．骨髄で産生された未熟なT細胞は胸腺において胸腺上皮細胞から抗原を提示され，自己抗原には反応せず適切な反応ができるT細胞だけが生き残る．まず，自己MHC分子を認識できるT細胞だけが生き残り（**正の選択**［ポジティブ・セレクション］），次に自己抗原に反応するT細胞が排除される（**負の選択**［ネガティブ・セレクション］）．

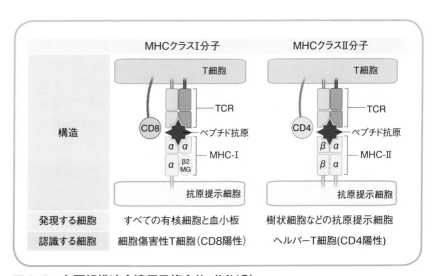

図8-6　主要組織適合遺伝子複合体（MHC）
MHCクラスI分子，MHCクラスII分子は，それぞれα鎖とβ2ミクログロブリン（MG），α鎖とβ鎖から構成される．

2 | 自然免疫系

A　上皮におけるバリア

　ヒトの体は，まず外界にいる病原体から上皮で守られており，3つのバリアがある．胃液などの酸や唾液，汗，涙に含まれるリゾチームなどの抗菌酵素が化学的バリアとして働く．上皮細胞同士が密着結合（タイト・ジャンクション）し，皮膚の角質層や粘液が物理的なバリアとして働く．上皮細胞の表面にいる常在微生物も他の微生物の繁殖を妨げ，これを生物学的バリアと呼んでいる．

B　食細胞・補体による自然免疫

　生体内に侵入した細菌やウイルスなどの病原体は，まず自然免疫系（**図8-1左**）によって排除される．細菌などの侵入してきた病原体に補体が結合し，補体自体が病原体を傷害する．また，補体が結合した病原体は補体レセプターを介してマクロファージに貪食される（オプソニン作用）（**図8-2**）．

　マクロファージはToll様レセプター*を介して貪食した病原体由来の固有構造（細胞壁の構成成分であるLPS，ウイルスDNA・RNA，鞭毛など）を認識すると，活性化し，IL-1，IL-6，TNF-αなどの炎症性サイトカインやIL-8などのケモカインを産生する．炎症性サイトカインやケモカインは周囲にある血管内皮細胞の接着因子*を発現させ，血管内にいる好中球，リンパ球などの免疫担当細胞を血管外に誘導する．血管外に誘導された好中球は，単球と同様に炎症局所で病原体を貪食する．また，炎症性サイトカインは，肝臓で働くとC反応性タンパク質（CRP）*や補体などの急性期反応性タンパク質の産生を誘導し，中枢神経系では発熱物質として働く．

　また，マクロファージや好中球などの食細胞*は抗体に対するレセプター（Fcレセプター）をもち，抗体が結合している病原体を貪食することができる（オプソニン作用）．

C　NK細胞による自然免疫（**図8-7**）

　ウイルスなどの細胞内に侵入し増殖する病原体やがん細胞は，食細胞により処理することができない．このような病原体や細胞を処理する免疫担当細胞の1つがNK細胞である．

＊Toll様レセプター

Tollはショウジョウバエで見つけられた免疫応答にかかわる分子である．哺乳類でも同様の分子が見つけられ，Toll様レセプターとよばれている．Toll様レセプターは病原体を直接認識することができ，ヒトでも数種類見つかっている．

＊接着因子

細胞表面にある分子で，細胞間の接着や細胞外基質との接着に関与する．接着因子は細胞接着を介して細胞の機能（活性化あるいは抑制）を制御する．

＊C反応性タンパク質（CRP）

肺炎レンサ球菌のCタンパク質に結合し食細胞の貪食を促進させる．CRPは炎症があると血中で非常に増えるため，臨床においては炎症マーカーとして用いられている．

＊食細胞

食細胞には，単球・マクロファージ・好中球がある．

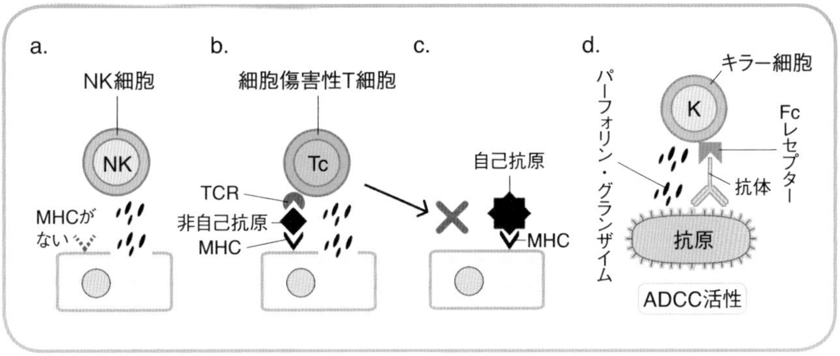

図 8-7　NK 細胞と細胞傷害性 T 細胞

NK 細胞は，細胞表面に MHC がない細胞を傷害する（a）．細胞傷害性 T 細胞は MHC 上に非自己抗原（ウイルス抗原やがん抗原など）を結合している細胞を傷害する（b）が，自己抗原を結合している細胞は傷害しない（c）．また，NK 細胞と細胞傷害性 T 細胞はともに抗体が結合している細胞を傷害する（ADCC 活性）（d）．

アポトーシスとネクローシス

アポトーシスは多細胞生物において細胞増殖を管理・調整するための能動的な細胞死（機能的細胞死）である．一方，外傷や毒物などの外的な要因による細胞死をネクローシスという．

＊パーフォリンとグランザイム

細胞傷害性 T 細胞や NK 細胞は標的細胞を認識すると，標的細胞に顆粒を放出する．パーフォリンとグランザイムは放出顆粒に含まれる成分で，パーフォリンは標的細胞表面に結合し細胞膜に穴を開ける．この穴からグランザイムが細胞内に入り，細胞体のさまざまなタンパク質を分解し細胞死を誘導する．

　体細胞の表面上には MHC クラス I 分子があり，この分子の上に自己抗原があると細胞傷害性 T 細胞は反応せず，非自己抗原（がん抗原やウイルス抗原など）があると体細胞は傷害を受ける．しかし，がん細胞やウイルス感染細胞のなかには MHC クラス I 分子が細胞表面にないことがあり，NK 細胞はこれらの細胞を認識し，アポトーシス（apoptosis；機能的細胞死）の誘導やパーフォリンとグランザイム＊の放出により傷害する．また，NK 細胞は抗体に対するレセプター（Fc レセプター）をもち，抗体が結合している細胞を傷害することができる（ADCC 活性）．

D 樹状細胞の活性化

　抗原提示細胞である樹状細胞は，マクロファージと同様に補体や抗体に対するレセプターを介して病原体を貪食する．さらに Toll 様レセプターを介して病原体由来の固有の構造を認識すると活性化し，二次リンパ組織へ移動し，病原体特異的に反応するナイーブ T 細胞を活性化する（抗原提示）．

3 獲得免疫系

A 二次リンパ組織での抗原提示

　活性化した樹状細胞（抗原提示細胞）は貪食した病原体を分解する．病原体タンパク質由来のペプチド抗原（外来ペプチド抗原）はMHCクラスⅡ分子と結合し樹状細胞表面に発現する．ナイーブヘルパーT細胞は，T細胞レセプター（TCR）を介してMHCクラスⅡ分子とペプチド抗原を認識する（抗原提示）*．

　活性化されたヘルパーT細胞はIL-12あるいはIL-4が存在すると，それぞれⅠ型ヘルパーT（Th1）細胞とⅡ型ヘルパーT（Th2）細胞に分化する．Th1細胞は細胞性免疫に，Th2細胞は液性免疫に関与している（**図8-8**）．活性化したヘルパーT細胞は，一部が記憶T細胞となり長期間生存する．また，外来ペプチド抗原とMHCクラスⅠ分子とが結合する特別な経路もあり，この場合にはナイーブ細胞傷害性T細胞が活性化する（クロスプレゼンテーション）．

＊活性化とアネルギー
ヘルパーT細胞の活性化にはTCRだけでなく補助刺激分子も不可欠である．補助刺激分子のない状態で抗原提示を受けるとT細胞は逆に不活化してしまう（アネルギー）．

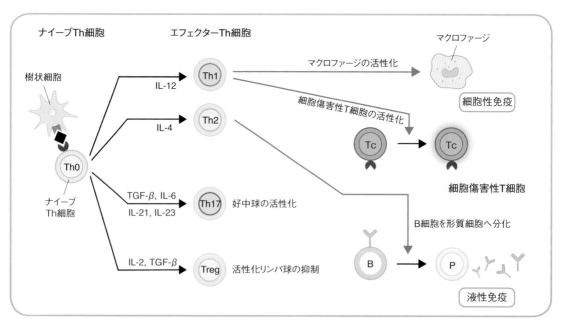

図8-8　抗原提示とヘルパーT細胞の分化と機能
ナイーブヘルパーT細胞は樹状細胞から抗原提示を受け活性化し，細胞間の相互作用や周囲のサイトカインなどによって種々のエフェクター効果をもつヘルパーT細胞に分化する．

その他の T 細胞には好中球，上皮細胞を活性化する Th17 細胞や，T 細胞の反応を抑える制御性 T（Treg）細胞がある．

B　液性免疫

獲得免疫系には，抗体がかかわる液性免疫と細胞がかかわる細胞性免疫がある（**図 8-1 右**）．

抗体は B 細胞から分化した形質細胞が産生する糖タンパク質で，抗体産生にかかわる免疫が液性免疫である．B 細胞表面には **B 細胞レセプター**（B cell receptor：BCR），MHC クラス Ⅱ 分子，補助刺激分子などが存在し，いずれも抗体産生には重要である．BCR は，**膜型免疫グロブリン**で，可変領域も含め抗体とほぼ同じ構造であるが，膜に結合する部分だけが異なる．抗体を産生する機序としては T 細胞に依存する経路と T 細胞に依存しない経路がある．

T 細胞に依存する経路では，すでに樹状細胞などの抗原提示細胞により活性化した Th2 細胞が必要になる．B 細胞は BCR と抗原との結合および，**MHC クラス Ⅱ 分子・補助刺激分子**と **Th2 細胞**の T 細胞レセプターとの結合により活性化し（抗原提示[1]），形質細胞に分化し抗体を産生する（**一次免疫応答，図 8-9**）．まず IgM が産生され，1 週間ほど経つと抗体の定常領域に遺伝子再構成が起き IgG が産生されるようになり（**クラススイッチ**），抗原により結合しやすい（**親和性**が高い）抗体が産生されるようになる．クラススイッチにはサイトカインが補助的な役割をする．抗原が減少すると抗体の産生も低下し，B 細胞の一部は記憶 B 細胞となり長期間生存する．再び抗

[1] p.152, 二次リンパ組織

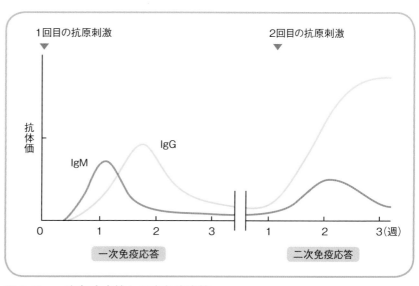

図 8-9　**一次免疫応答と二次免疫応答**

原刺激を受けると，記憶B細胞によって，IgMよりIgGの抗体が多く，また早く，長期間にわたり産生される（二次免疫応答，**図8-9**）．

一方，T細胞に依存せずに抗体産生が起こることが少なからずある．LPSなどの成分は細菌上に多く存在する．これらを認識するBCRがあるとB細胞表面で集まり，B細胞を活性化する．Th2細胞がかかわらなくてもIgMは産生されるが，クラススイッチは起こらずIgGは産生されない．また，記憶B細胞もできない．

C 細胞性免疫 （**図8-7**）

細胞性免疫は，細胞内で生き続ける（寄生する）病原体やがん細胞に対する免疫反応で，細胞傷害性リンパ球による細胞傷害とTh1細胞を介するマクロファージの活性化がある．

細胞傷害性リンパ球には，細胞傷害性T細胞とNK細胞がある．前者は標的細胞上のMHCクラスI分子に提示された病原体由来の抗原を認識し，後者はMHCクラスI分子を発現しない細胞を認識し攻撃する（前述）．細胞傷害性リンパ球による細胞傷害（エフェクター）作用は，標的細胞との相互作用やサイトカイン（TNF-αなど）を介して細胞死を誘導したり（アポトーシス），パーフォリンやグランザイムなどの顆粒を放出したりすることで細胞を傷害する．また，ADCC活性による細胞傷害作用ももつ．

マクロファージは細菌を貪食し，活性酸素や窒素中間体などで処理するが，結核菌などの細胞内寄生する菌はこれに抵抗性がある．Th1細胞はIFN-γなどを介してマクロファージを活性化させ，殺菌能を高める．

D 免疫と老化

老化に伴い自然免疫系，獲得免疫系のいずれも機能が低下し，高齢者においては感染症に対して抵抗力が弱くなる．免疫細胞は骨髄産生細胞から分化するが，老化に伴いマクロファージや好中球などの自然免疫系の細胞の割合が増え，T細胞やB細胞などの獲得免疫系の細胞の割合が減る．相対的に自然免疫系の細胞が増加するが，マクロファージや好中球の貪食能や抗原提示細胞の抗原提示能は低下する．また，老化に伴い胸腺は萎縮し，胸腺上皮細胞の機能低下がみられ，ナイーブT細胞が減少し相対的に記憶T細胞が増加する．T細胞の成熟の過程においても老化に伴い機能が低下し，特定の抗原に対しての反応性が低下する．B細胞においても成熟過程の機能低下がみられ，未熟なB細胞は減少し抗体の力価が低下する．ナイーブT細胞，未熟B細胞が減ることで未知の病原体への抵抗性が弱くなる．

コラム　抗体とノーベル賞

免疫の分野において多くの研究者がノーベル賞を受賞している.
抗体の研究の歴史を紹介する. ベーリング (Behring EAv)*と北里柴三郎は,
1890 年に破傷風菌やジフテリア菌の毒素に対する抗毒素とよばれる物質が動物
の血液中にあり, 毒素を中和することを発見した. ベーリングはこの発見により
1901 年に最初のノーベル生理学・医学賞を受賞している. その翌年に抗毒素に
対してエールリッヒ (Ehrlich P)*が抗体という用語をはじめて使った. その後,
エデルマン (Edelman GM)*とポーター (Porter RR)*は抗体の化学的構造を解
明し, 1972 年にノーベル生理学・医学賞を受賞している. 石坂公成・照子夫妻
は 1996 年に IgE の発見をしている. 同年, 岡田善雄らは動物細胞の細胞融合現
象を発見していたが, この現象を利用してケーラー (Keller GJF)*とミルスタイ
ン (Milstein C)*は B 細胞と形質細胞を融合させるハイブリドーマ技術によりモノ
クローナル抗体 (一つの抗原の構造だけを認識する抗体) 生産の原理を発表し,
1984 年にノーベル生理学・医学賞を受賞している. 現在, モノクローナル抗体
は, 実験の試薬としてだけではなく分子標的薬としてがんや免疫疾患の治療薬と
して用いられている. また, 利根川進*は抗体の可変領域に遺伝子再構成が起こり
多様な抗原に対して結合できることを, 本庶佑*らは抗体のクラススイッチが定常
領域の遺伝子再構成によって起こることを発見し, 利根川は 1987 年にノーベル
生理学・医学賞を受賞している. 最近では, スミス (Smith GP)*とウインター
(Winter SG)*がモノクローナル抗体をヒト型抗体に変える技術を開発し 2018
年にノーベル化学賞をしている. このように, 抗体の研究にも多くの日本人が貢
献している.
なお本庶佑もノーベル生理学・医学賞を受賞しているが, 抗体のクラススイッチ
の研究ではなく, 免疫チェックポイント分子 PD-1 の発見によるものである.
(*はノーベル賞受賞者)

コラム　サイトカインの基礎研究と臨床応用

1980 〜 1990 年代にサイトカインの基礎的な研究が進められ, 数多くの著名な
日本人研究者がサイトカインやそのレセプターの発見や同定, クローニングに貢
献してきた. 現在, サイトカインやそのレセプターを標的とした治療薬がたくさ
ん開発され, さまざまな領域で治療に用いられている. IFN-α/β は肝炎の治療薬
として用いられている. 顆粒球コロニー刺激因子 (G-CSF), エリスロポエチン
(EPO) は, それぞれ顆粒球減少症, 腎性貧血の治療に用いられている. また,
TNF-α や IL-6 レセプターに対する抗体は, 関節リウマチや若年性特発性関節炎な
どの治療に用いられている.

4 | アレルギー

　本来，免疫のシステムは病原体や腫瘍などを生体内から取り除くなど体にとってよいはずだが，過剰な免疫反応によって組織や細胞が異常をきたすことがあり，これをアレルギー反応とよぶ．クームス（Coombs R）とゲル（Gele P）がアレルギー反応を作用機序からⅠ～Ⅳ（Ⅴ）型に分類し，現在この分類法がよく用いられている．抗体が関与するⅠ～Ⅲ（Ⅴ）型，T細胞やマクロファージが関与するⅣ型に分けられている（**図8-10**）．

A　Ⅰ型アレルギー

　Ⅰ型アレルギーは即時型アレルギー反応で，アナフィラキシー反応ともよばれる．特定の抗原に一度曝露を受けるとT細胞を介してB細胞が活性化し形質細胞に分化し抗体を産生する（感作）．またTh2細胞が活性化されると抗原に特異的に結合するIgE抗体が産生される．IgE抗体は組織へ移行し，IgE抗体に対するFcレセプターをもった肥満細胞（マスト細胞）に結合す

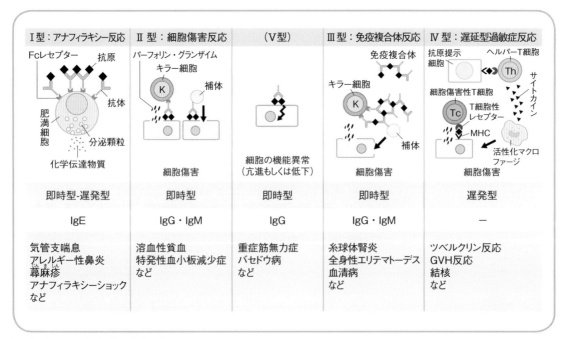

図8-10　アレルギーの分類

る．この状態で同じ抗原に再度曝露され，抗原が細胞膜上のIgEと結合すると肥満細胞が活性化され，分泌顆粒に蓄えられていた種々の化学伝達物質（ケミカルメディエーター）を放出し（脱顆粒），炎症が引き起こされる．ヒスタミン，セロトニン，好酸球性走化因子などの化学伝達物質は血管透過性の亢進，粘液分泌亢進，平滑筋の収縮などを起こし，局所に炎症細胞を集積させる．続いて肥満細胞はロイコトリエン，プロスタグランジン，血小板活性化因子などを合成・放出し，数時間後に即時型反応と同様の症状が起きることが多い（遅発型反応）．

　Ⅰ型アレルギーには食物アレルギー，薬物アレルギー，気管支喘息，アトピー性皮膚炎，アレルギー性鼻炎，アレルギー性結膜炎などがある．アレルギーを引き起こす物質をアレルゲンとよぶが，アレルゲンの侵入経路・量，IgE産生量によって臨床症状が決まる．食物や薬物など，腸管から急速に吸収され全身に拡散するアレルゲンはアナフィラキシーショックを引き起こすこともある．

B　Ⅱ型アレルギー

　Ⅱ型アレルギーは自己成分に対する抗体（自己抗体）が関与し補体依存性細胞傷害（complement dependent cytotoxicity：CDC）活性，抗体依存性細胞傷害（ADCC）活性によって細胞が傷害される．CDCの例としては自己免疫性溶血性貧血や血液型不適合妊娠による溶血反応がある．赤血球膜タンパク質に対する自己抗体が産生されると，赤血球に自己抗体が結合し補体が活性化され，赤血球が破壊される（溶血）．ADCCの例としては自己免疫性肝炎がある．肝細胞膜タンパク質に対する自己抗体が産生されると，肝細胞に自己抗体が結合し，さらにFcレセプター（抗体に対するレセプター）を介して細胞傷害性リンパ球やマクロファージが結合し肝細胞を傷害する．

　その他，抗アセチルコリンレセプター抗体による重症筋無力症や抗TSHレセプター抗体によるバセドウ病などがある．これらはレセプターに結合することで，前者は細胞機能を低下させ，後者は細胞機能を亢進させる．これらの抗体はⅡ型のように細胞を傷害しないが，細胞の機能を変化させるため，Ⅱ型と区別してⅤ型アレルギーとよばれることがある．

C　Ⅲ型アレルギー

　Ⅲ型アレルギーは免疫複合体の沈着による組織傷害である．血管内で抗原抗体反応が起き免疫複合体ができると，食細胞によって貪食・処理される．しかし，免疫複合体は処理されないと肺や腎糸球体に沈着し，補体や食細胞が活性化し組織の炎症反応を引き起こす．古典的にはアルサス現象が知られ

甲状腺刺激ホルモン（TSH）

脳下垂体から分泌されるホルモン．TSHが甲状腺細胞膜上のレセプターに結合すると甲状腺ホルモンが合成・分泌される．血中に分泌された甲状腺ホルモンは脳下垂体に作用し，TSHの産生を抑制する（フィードバック作用）．バセドウ病では自己抗体がTSHレセプターに結合することにより甲状腺ホルモンが合成・分泌されるが，フィードバック作用はなく甲状腺機能が亢進した状態になる．

＊抗血清

＊抗血清

抗血清は，動物などに無毒化あるいは弱毒化した毒素を注射し毒素に対する抗体をつくらせ，この抗体を含む血清のことである．たとえば，蛇毒に対する抗体をウマにつくらせ，マムシなどに噛まれたときに，抗体を含む血清（抗血清）を投与して治療する．毒素は抗体によって中和されるが，ウマの血清はヒトにとっては異物になる．

ている．特定の抗原を動物の皮膚に注射し抗体をつくらせた状態にした後，同じ抗原を皮膚に再投与すると注射したところに炎症反応が起きる．血清病も Ⅲ 型アレルギーによると考えられている．ジフテリア毒素，蛇毒などの毒素に対する動物由来抗血清を治療のために投与すると，抗血清＊はヒトにとっては異物（非自己）であるので抗血清に対する抗体ができる．動物由来抗血清とそれに対する抗体により免疫複合体ができ，腎炎，関節炎，発疹などを起こす．過敏性肺臓炎は繰り返しカビ抗原を吸入することでカビ抗原に対する抗体との免疫複合体がつくられ，間質性肺疾患を引き起こす．

D　Ⅳ型アレルギー

　Ⅳ 型アレルギーは特定の抗原に特異的に反応する T 細胞により細胞傷害が起きる遅発型（遅延型）アレルギーである．特定の抗原により活性化した T 細胞が直接的に細胞傷害を起こすだけでなく，サイトカインを放出してマクロファージを活性化し炎症を引き起こす．マクロファージの活性化が遷延すると，しばしば肉芽腫をつくる．このアレルギーには，接触型過敏反応，ツベルクリン型過敏症，肉芽腫形成型過敏症の 3 つのタイプがある．接触型過敏反応にはアレルギー性接触性皮膚炎や湿疹がある．ツベルクリン型過敏症にはツベルクリン反応＊や移植片対宿主反応（graft versus host reaction：GVH）がある．GVH 反応は，輸血や骨髄移植などの際に移入された成熟 T 細胞が，移植を受けた患者（宿主）の組織に反応し傷害する疾患である．結核，ハンセン病などでは肉芽腫形成がみられる．

＊ツベルクリン反応

結核菌由来のタンパク質抗原（ツベルクリン）を皮内注射すると，48 時間をピークとして注射部位に発赤・硬結，ときに水疱がみられる皮膚の反応．遅発型アレルギーの典型として知られ，ワクチン接種や結核菌感染の既往があると，ツベルクリンに反応して皮内局所に炎症が起こる．

5 | 自己免疫疾患

　免疫のシステムは自己の構成成分に対して免疫反応を起こさない（免疫寛容機構）．自己免疫疾患は，免疫寛容機構が破綻して免疫系が誘導されることにより自己組織の傷害をきたす疾患である．自己の構成成分に反応するリンパ球（自己反応性リンパ球）は健常者でもわずかに存在するが，このリンパ球は自己抗原に対して親和性が低く，また制御されていて無反応な状態（アナジー）にある．しかし何らかの要因で制御できなくなると，自己反応性リンパ球が活性化し自己抗体が産生され，組織の炎症と破壊を引き起こし，自己免疫疾患が発症すると考えられている．

　自己免疫疾患発症の原因については不明な点も多いが，環境要因と遺伝要因が考えられている．環境要因としては，感染症，紫外線，化学物質，薬剤，ホルモン，妊娠・出産などが知られている．たとえば，ヒドララジン，プロカインアミドなどの薬剤により全身性エリテマトーデス（SLE）様の症状，抗甲状腺薬などの薬剤により血管炎症状が出ることが知られている．また，自己免疫疾患の多くが多遺伝子疾患*で，とくにMHCハプロタイプとの関連性やサイトカインやケモカインなどの免疫に関連する遺伝子の多型との関連性が知られている．

*多遺伝子疾患
多遺伝子疾患は複数の遺伝子が疾患の発症や病態に関与している疾患の総称である．疾患に罹っている患者の血縁者に発症率が高い．

　自己免疫疾患は，大まかに特定の臓器を傷害する臓器特異的な自己免疫疾患（表8-1）と，複数の臓器が障害される臓器非特異的な自己免疫疾患に分けられる．前者はバセドウ病，重症筋無力症，特発性血小板減少性紫斑病などがあり，臓器特異的な自己抗体が産生され，その抗体が標的臓器を傷害したり細胞機能を変化させたりする．後者の代表は関節リウマチ（RA）や全身性エリテマトーデス（SLE）などの膠原病で，全身諸臓器の傷害を伴う．リウマトイド因子（rheumatoid factor：RF）や抗核抗体 (anti-nuclear antibody：ANA) などの自己抗体が検出されるが，その病原性についてはわかっていない．

A 臓器特異的自己免疫疾患

　バセドウ病では，甲状腺刺激ホルモン（TSH）レセプターに対する自己抗体が産生され，TSHレセプターに結合し甲状腺機能を亢進させる．重症筋無力症では，抗アセチルコリンレセプター抗体が産生され，アセチルコリンレセプターに結合し神経伝達物質であるアセチルコリンの結合を阻害して筋力を低下させる．また，特発性血小板減少性紫斑病では抗血小板抗体により血

表 8-1　自己免疫疾患と自己抗原

疾患	自己抗原
バセドウ病	TSH レセプター
橋本病（慢性甲状腺炎）	サイログロブリン 甲状腺ペルオキシダーゼ
1 型糖尿病	膵ランゲルハンス島細胞 グルタミン酸脱炭酸酵素
自己免疫性肝炎	平滑筋
原発性胆汁性肝硬変	ミトコンドリア
グッドパスチャー症候群	糸球体基底膜
多発性硬化症	ミエリン塩基性タンパク質
重症筋無力症	アセチルコリンレセプター
自己免疫性溶血性貧血	赤血球
特発性血小板減少性紫斑病	血小板

小板が傷害され血小板減少をきたす．その他に，抗サイログロブリン抗体や
抗ミクロソーム抗体ができる橋本病（慢性甲状腺炎），抗赤血球抗体ができる
自己免疫性溶血性貧血，β細胞抗体・インスリン自己抗体・グルタミン酸脱
炭酸酵素抗体などが検出される 1 型糖尿病（type 1 diabetes）などがある．
これらの自己抗体の多くが IgG のため，胎児への移行性が考えられ，新生児
の一過性自己免疫疾患発症の点で問題となる．

B　臓器非特異的自己免疫疾患

　臓器特異的自己免疫疾患と異なり，全身諸臓器や組織にある抗原に対して
自己抗体ができる自己免疫疾患で，全身性エリテマトーデス（systemic lupus
erythematosus：SLE）や関節リウマチ（rheumatoid arthritis：RA），多発
性筋炎/皮膚筋炎，全身性強皮症，血管炎症候群などの膠原病，多発性硬化
症，潰瘍性大腸炎，クローン病などがある．
　SLE は，抗 2 本鎖 DNA 抗体などの多彩な自己抗体が血中で検出される全
身性炎症性疾患である．若い女性に多く，発熱，関節痛，蝶形紅斑（図 8-11）
などの皮疹，精神症状，腎機能障害，血球減少，漿膜炎など多彩な臨床症状
を呈する．RA は多発関節炎を特徴とする全身性炎症性疾患で，SLE と同様
に女性に多い．多発性筋炎・皮膚筋炎は主に体幹や四肢近位筋，頸筋，咽頭
筋などの筋力低下が進行する炎症性筋疾患で，特徴的な皮膚症状がある場合
を皮膚筋炎と呼んでいる．女性に多く，発症年齢は 5 〜 14 歳と 50 歳代の 2
つのピークがある．全身性強皮症は皮膚硬化を主徴とする内臓諸臓器の線維
化と血管病変を伴う自己免疫性全身疾患である（図 8-12）．女性に多く，発
症年齢は 30 〜 40 歳代にピークがある．血管炎症候群は，その罹患血管の大

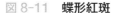

図 8-11　蝶形紅斑

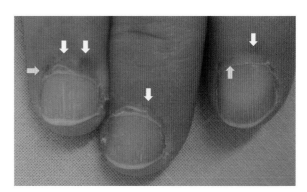

図 8-12　爪上皮出血点（➡）と毛細血管拡張（　）

きさにより分類されている．大型血管炎には高安動脈炎・側頭動脈炎，中型血管炎には結節性多発動脈炎・川崎病，小型血管炎には抗好中球細胞質抗体（ANCA）関連血管炎・免疫複合体性小型血管炎などが分類されている．

コラム

妊娠と自己抗体

若い女性の自己免疫疾患患者の場合には，妊娠・出産時の原疾患のコントロールはもちろんであるが，自己抗体にも注意が必要である．自己抗体は IgG 抗体であることがほとんどなので，胎盤が完成すると胎児側に能動的に移行し，胎児および新生児に一過性の自己免疫疾患を発症させることが知られている．抗 SS-A 抗体は新生児ループス（環状紅斑，心ブロック），抗血小板抗体は血小板減少症，抗リン脂質抗体は子宮内胎児仮死・流早産，抗 TSH レセプター抗体は甲状腺機能亢進症と関連がある．ただし，これらの抗体が陽性であるからといって必ず自己免疫疾患を発症するわけではない．

6 感染防御免疫

外来微生物が原因の感染症に対し，われわれは自然免疫と獲得免疫を組み合わせて対抗している．

A　自然免疫による感染防御

自然免疫では，①化学的バリア，②物理的（機械的）バリア，③生物学的バリアに分けて考えるとわかりやすい．

①化学的バリア：胃液の酸による下痢原性微生物の殺菌，皮膚で分泌される脂肪酸やリゾチームなどによる細菌の増殖抑制などがある．また，細菌細胞壁構成成分である LPS による補体の代替経路[1]の活性化は，侵入した細菌を速やかに溶菌する機構なので，自然免疫の1つのメカニズムといえる．

[1] p.148, 補体

②物理的バリア：皮膚の角質層や扁平上皮細胞の密着結合（タイト・ジャンクション）による細菌の侵入阻止，粘膜の粘液層による防御，気道粘膜上皮細胞の線毛運動による異物の痰としての排除，腸管上皮細胞の早いターンオーバー（入れ替わり）によって病原体の細胞内侵入を許した細胞の速やかな脱落・除去などがある．

③生物学的バリア：腸管常在菌による下痢原性細菌の定着阻害などがある．スペース占拠による消極的な阻害から，有機酸の産生，抗菌物質（バクテリオシン/コリシンとよばれる）による比較的積極的なものまである．腸内の常在菌で乳酸などの有機酸を産生する乳酸菌，ビフィズス菌などは「善玉菌」ともよばれ，下痢原性細菌の定着を妨げる効果があるため，これらの菌を積極的に摂取して下痢を防ぐことがある．これをプロバイオティクスという．また成人の腟には乳酸菌（デーデルライン桿菌という）が存在し，腟内の pH を酸性に保つことで大腸菌などの腸炎起因菌の定着を防いでいる．これを腟の自浄作用という．

B　獲得免疫による感染防御

自然免疫による感染防御は主に感染の予防に働くが，獲得免疫による感染防御はむしろ，感染を許してしまった病原体に対する治癒機転として，あるいは初回感染後，2度目に同じ病原体に遭遇したときの感染予防に働くと考えられる．

獲得免疫による感染防御については，微生物の種類やその存在様式によっ

て，液性免疫と細胞性免疫を巧みに使い分けている（**図 8-13**）.

1 細胞外寄生性の一般細菌に対する感染防御

　このような細菌が侵入すると，まず好中球やマクロファージによる貪食が行われる．獲得免疫が働き，菌体表面の抗原に対する特異抗体が産生されると，その抗体が菌の表面に付着し，抗体の尾部に相当する Fc レセプターをもつマクロファージなどの貪食細胞がより効率的に貪食できるようになる（**図 8-13**①）．菌体表面の抗原に付着した抗体は，菌が上皮に定着することを防ぐ（**図 8-13**②）．また菌体表面で免疫複合体が生成されると，それが刺激となって補体が古典経路[2]で活性化され，膜傷害複合体（MAC）が形成

[2] p.148, 補体

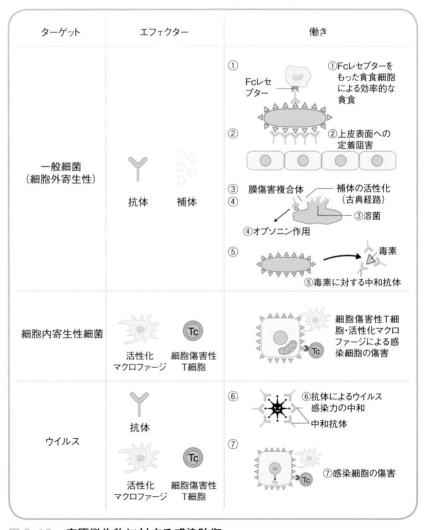

図 8-13　**病原微生物に対する感染防御**

されることによって細菌の細胞膜が破れ，溶菌される（**図8-13③**）．補体活性化の中間産物はオプソニン作用をもち，より効率的な貪食が行われる（**図8-13④**）．

外毒素を産生する細菌の場合，その外毒素の活性を阻害する中和抗体（感染防御抗体）が産生されると，毒素の活性がなくなる（**図8-13⑤**）．あらかじめ毒素活性をなくした毒素分子（トキソイド）を注射して中和抗体*を産生させておくと，菌の定着を防ぐことはできないが，発症を防ぐことができる．これがトキソイドワクチンの作用メカニズムである．

＊中和抗体
細菌が産生する外毒素と結合し，その毒素としての作用を減弱させる抗体を中和抗体という．また，ウイルスの表面抗原と結合し，ウイルスの感染力を減弱させる抗体のことも中和抗体とよぶ．

2 ｜ 細胞内寄生性細菌に対する感染防御

結核菌やサルモネラ，リステリアなどは，マクロファージなどの貪食細胞に貪食されても，殺菌からエスケープする機構をもっており，細胞内に寄生して増殖することができる（細胞内寄生性細菌）．このような細菌に対する感染防御として，抗体は細胞内に侵入できないので，前述のような液性免疫による感染防御は期待できない．そこで細胞性免疫が感染防御の主体となる．具体的にはキラーT細胞，あるいは活性化マクロファージがエフェクターとなって，細菌に寄生された感染細胞ごと排除することになる．

3 ｜ ウイルスに対する感染防御

[3] p.151, サイトカイン, ケモカイン

自然免疫としてはマクロファージによる貪食，インターフェロン[3]による作用，NK細胞による感染細胞の傷害などで対抗する．特異免疫が成立した後は以下のような機構でウイルスに対抗できる．

まず遊離ウイルス粒子の場合，ウイルスが細胞に定着・侵入する際に用いるウイルス表面抗原（細胞側レセプターと結合する分子）に対する抗体は，その抗原を覆うことでウイルスの感染性をなくすことができる（中和抗体）（**図8-13⑥**）．また，ウイルスによる細胞侵入を許してしまうと，抗体が作用できないので，感染細胞ごと排除することになる．この場合は細胞性免疫が働く．エフェクターはキラーT細胞か活性化マクロファージである（**図8-13⑦**）．

4 ｜ 真菌・原虫・寄生虫に対する感染防御

主に細胞性免疫が働くものと考えられているが，明らかでない．寄生虫感染症では血清IgE抗体価の上昇と好酸球増多が特徴的であり，これらが感染防御にも何らかの働きをしている可能性がある．

7 | ワクチンと血清療法

A ワクチン接種の目的

ワクチンとは，人工的な異物を接種することで能動免疫*を付与し，感染症などを予防するときに用いる物質のことである．ワクチンのことを予防接種ともいい，ワクチンを接種する行為自体を予防接種とよぶこともある．

ワクチンはジェンナーが牛痘接種法によって痘瘡（天然痘）[1] を予防したことにはじまる[2]．1980 年，WHO は天然痘の世界根絶宣言を発した．痘瘡は自然界には存在しないが，それが実現できたのは優秀なワクチンがあったことが大きい．

ジェンナーが使用したワクチンは，病原性（ヴィルレンス[3]）が弱いが，増殖性や感染性を保持している，いわば「生きた微生物」をヒトに接種するものであった．これを弱毒生ワクチンという．細菌やウイルスを実験室で何代も継代培養すると，病原性を発揮する遺伝子に変異が生じ，ワクチンに用いられるような弱毒微生物が得られることがある．しかしそのような「弱毒株」が得られるかどうかは偶然によるところが多い．適切な弱毒株が得られない場合，病原性の細菌やウイルスをホルマリンなどの消毒薬で増殖性・感染性を失わせたものを用いることがある．微生物の増殖性・感染性を失わせても，抗原[4] としての性質が残っていれば，免疫を付与することができる．このようなワクチンを不活化ワクチン（広義）という．不活化ワクチンはさらに細かく分類することもできるが，ワクチンの種類については後述する．

ワクチンの免疫付与力はさまざまである．1 回の接種で免疫を十分付与できるものもあるが，そうでないものはブースター効果*による免疫力の増強を意図し，複数回の接種を行うことがある．以前，麻疹ワクチンは 1 回接種で終生免疫が得られたが，これは，昔は市中にまだ麻疹患者が少なからず存在し，患者と接触することで自然にブースター効果が得られて免疫が活性化していたからであり，麻疹が制圧された現在の日本では，麻疹はワクチンの 1 回接種だけでは終生免疫が得られなくなった．そのため現在は 2 回接種が行われている．

一般にワクチンは健常者にあらかじめ接種しておき，後々感染症に罹患することを予防するものであるが，疾患や状況によっては，感染者などと接触した後でワクチンを接種し，感染や発症を予防することができるものもある．これを曝露後発症予防のためのワクチン接種といい，潜伏期がある程度長い疾患，たとえば狂犬病や麻疹などで用いることができる．もちろん狂犬

---

*能動免疫
異物である抗原に対して自らつくり出す免疫．他人や他の動物がつくり出した免疫をもらう「受動免疫」と対比される．

[1] p.92, 痘瘡ウイルス
[2] p.13, 免疫学の発展とワクチンによる感染症の予防
[3] p.182, ヴィルレンス

[4] p.147, 抗原

*ブースター効果
より強力な免疫を付与するため，複数回の抗原刺激を行うこと．

病も麻疹も，本来は曝露前にワクチン接種するのが基本であり，曝露後予防接種は緊急避難的な意味合いが大きい．

国民に広く接種し，公衆衛生学的な視点から感染症を予防するため，予防接種法で規定された定期接種として接種するワクチンもあれば，海外渡航者が自らの健康を守るために接種するワクチン（トラベラーズワクチン）や，医療従事者など特殊な職業の者を対象として接種すべきワクチンもある．

Ｂ　有効成分によるワクチンの分類

ワクチンにはその有効成分の性質によって，大きく（弱毒）生ワクチンと，生ワクチンではないもの＝不活化ワクチン（広義）に分かれる．不活化ワクチンはさらに，不活化ワクチン（狭義），成分ワクチン，トキソイドの 3 種類に分かれる．

1 （弱毒）生ワクチン

生きたウイルスや細菌の病原性＝ヴィルレンス（毒力）を弱めた製剤である．自然感染と同じ流れで免疫ができるので，1 回接種で十分な免疫を得ることができることが多い．病原性を弱くしているが，場合によってはもとの病気のごく軽い症状が出ることがあり，これが弱毒生ワクチンの代表的な副反応である（たとえば麻疹ワクチンでは，微熱や淡い発疹など）．よって接種後，通常の感染症でいう潜伏期に相当する時期を経て副反応が出る場合があり，注射による生ワクチンの場合，1 回接種すれば次の注射生ワクチン接種まで 27 日間以上の間隔をあけなければならない，と規定されている．

代表的な弱毒生ワクチン対象疾患：ロタウイルス感染症，結核（BCG ワクチン），麻疹，風疹，水痘，おたふくかぜ（流行性耳下腺炎），黄熱など．

2 不活化ワクチン（広義）

不活化ワクチン（広義）は，弱毒生ワクチンではないワクチンを指す．これには，後述する不活化ワクチン（狭義），成分ワクチン，トキソイドなどがある．

接種してもその病気になることはないが，1 回接種では免疫が十分にはできないため，一般的にワクチンによって決められた回数の接種が必要である．主な副反応はワクチン成分によるアレルギー反応である．

a 不活化ワクチン（狭義）

病原性の細菌やウイルスにホルマリンなどの消毒薬を作用させ，増殖性・感染性を完全になくしたものである．抗原としての性質が残っているため，免疫を付与させることができる．

代表的な不活化ワクチン（狭義）対象疾患：日本脳炎，A 型肝炎，狂犬病，

ポリオなど.

b 成分ワクチン

感染免疫に重要な抗原だけを抽出したものである.不活化ワクチン(狭義)は感染免疫に関係のない雑多な物質を含んでいるため,場合によっては接種した局所の腫れや発赤,熱感などが強く出ることがあるが,その副反応を弱くすることを企図している.インフルエンザワクチン[5]では,孵化鶏卵で培養したウイルスから脂質などを除去し,タンパク質を粗精製したものを用いており(スプリットワクチン),主成分はウイルスの表面抗原であるHA(ヘマグルチニン=赤血球凝集素)である.これを接種するとHAに対する抗体ができ,ウイルスが細胞に吸着するのを防ぐことができる.B型肝炎ワクチン[6]は,遺伝子組換え技術を用いて酵母菌にHBs抗原をつくらせ,それを精製したものである.これを接種すると抗HBs抗体ができるが,これはウイルスのHBs抗原と結合し,ウイルスの感染性を失わせることができる.

代表的な成分ワクチン対象疾患:Hib(インフルエンザ菌血清型b型)感染症,肺炎球菌感染症(主に小児に用いる結合型ワクチンと成人に用いる多糖体ワクチンがある),B型肝炎,百日咳,インフルエンザ,ヒトパピローマウイルス感染症(子宮頸がんなど),髄膜炎菌感染症など.

c トキソイド

感染症によっては細菌の出す毒素が免疫をつくるのに重要であり,この毒素の毒性をなくし,免疫をつくる働きのみにしたものである.

代表的なトキソイド対象疾患:ジフテリア,破傷風など.

C 予防接種法によるワクチンの分類(定期接種と任意接種)

現行のワクチンは予防接種法で投与すべき対象(年齢・基礎疾患など)が規定されている定期接種と,それ以外の任意接種がある.定期接種はさらに,主に集団予防を企図し小児が罹患する疾患を予防するための定期A類疾病予防接種と,主に個人予防を企図し高齢者が罹患し死亡するのを防ぐための定期B類疾病予防接種がある.定期接種の実施主体は市町村であり,市町村は住民に対して定期接種を行う義務があるが,受ける対象である住民はワクチンを受けることが勧奨されている.定期接種に規定されているワクチンであっても,規定された対象でない者に接種すると任意接種扱いになる.現行の定期/任意予防接種スケジュールを**図8-14**に示す.

---

[5] p.102, インフルエンザウイルス

[6] p.118, B型肝炎ウイルス

結合型ワクチン

乳幼児は免疫が十分に発達しておらず,多糖体抗原を注射しても十分な免疫が得られないため,キャリアタンパク質と結合させたワクチンを用いることがある.Hibワクチンや結合型肺炎球菌ワクチンがある.

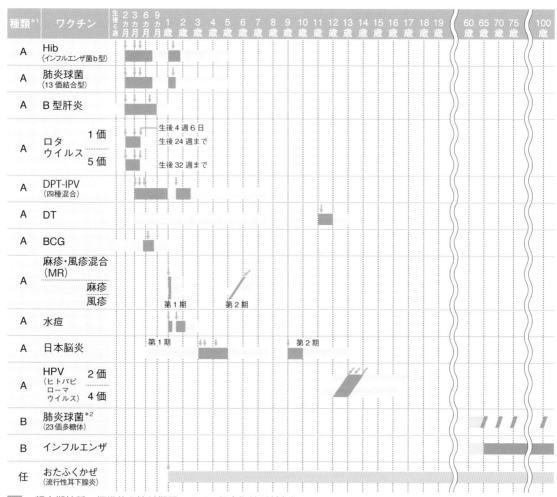

図 8-14　**日本の定期／任意予防接種スケジュール**
D：ジフテリア，P：百日咳，T：破傷風，IPV：不活化ポリオ
＊1　A：予防接種法における定期接種 A 類疾病，B：B 類疾病，任：任意接種
＊2　年度内に 65，70，75，80，85，90，95，100 歳になる者で未接種の者は定期接種として 1 回接種可能
〔国立感染症研究所：日本の予防接種スケジュール，〔https://www.niid.go.jp/niid/ja/vaccine-j/2525-v-schedule.html〕（最終確認 2020 年 10 月 27 日）を参考に作成〕

表 8-2 **有効成分からみたワクチンの分類**

ワクチン名	有効成分による分類
Hib ワクチン	成分ワクチン（細菌の莢膜多糖体にキャリアタンパク質として破傷風トキソイドを結合させたもの）
肺炎球菌ワクチン（13 価結合型） （プレベナー 13®）	成分ワクチン（細菌の莢膜多糖体にキャリアタンパク質としてジフテリアトキソイドを結合させたもの）
B 型肝炎ワクチン	成分ワクチン（遺伝子組換え技術を用いて酵母菌で産生した HBs 抗原を精製したもの）
ロタウイルスワクチン （ロタリックス® ＝1 価，ロタテック® ＝5 価）	弱毒生ワクチン
DPT-IPV	不活化ワクチン（広義）の 4 種混合．DPT の 3 種混合，DT の 2 種混合，IPV の単味ワクチンもある．
ジフテリアワクチン（D）	トキソイド
百日咳ワクチン （P．以前使われてた全菌体ワクチンと区別するため acellular（無細胞の）という意味を含んで aP とも標記する）	成分ワクチン（百日咳毒素と線維状赤血球凝集素などの感染防御抗原を含んだ成分）
破傷風ワクチン（T）	トキソイド
不活化ポリオワクチン（IPV）	不活化ワクチン（狭義）
BCG	弱毒生ワクチン（ウシ型結核菌 BCG 株）
MR ワクチン	弱毒生ワクチンの 2 種混合．各単味ワクチンもある．
麻疹ワクチン	弱毒生ワクチン
風疹ワクチン	弱毒生ワクチン
水痘ワクチン	弱毒生ワクチン
おたふくかぜワクチン	弱毒生ワクチン
日本脳炎ワクチン	不活化ワクチン（狭義）（ベロ細胞を用いた細胞培養で産生させたウイルスを不活化したもの）
HPV ワクチン （サーバリックス® ＝2 価，ガーダシル® ＝4 価）	成分ワクチン（遺伝子組換え技術で産生したウイルス様粒子［VLP］）
インフルエンザワクチン	成分ワクチン（孵化鶏卵で産生したウイルスを精製して HA 成分を濃縮しホルマリンで不活化したもの．A 型を 2 種，B 型を 2 種含んだ 4 価ワクチン）
肺炎球菌ワクチン（23 価莢膜多糖体） （ニューモバックス NP®）	成分ワクチン（肺炎球菌の莢膜多糖体を精製したもの）
A 型肝炎ワクチン	不活化ワクチン（狭義）（細胞培養で産生させたウイルスを不活化したもの）
髄膜炎菌ワクチン （メナクトラ®）	成分ワクチン（髄膜炎菌の莢膜多糖体をジフテリアトキソイドと結合させたもの．4 種類の血清群の菌をもとにした 4 価ワクチン）
黄熱ワクチン	弱毒生ワクチン
狂犬病ワクチン	不活化ワクチン（狭義）（孵化鶏卵で産生したウイルスを不活化したもの）

D　トラベラーズワクチン

　海外渡航に際しては，渡航先の地域によっては，日本では定期接種としていない感染症が流行している地域があるため，渡航前には予防接種を受けたり（**表 8-3**），予防薬を服用する必要がある．病院の渡航外来や海外渡航専門のトラベルクリニックに受診しワクチンを接種する．

　入国の際に黄熱の予防接種証明書（イエローカード）が必要な国や，入学時に麻疹や風疹などの予防接種証明書を要求する外国の学校がある．

E　医療従事者に必要なワクチン

　医療施設には感染症患者がいる可能性が市中よりも高い．そのため医療従事者は自分を守る必要がある．さらに医療従事者が感染症に罹患すると，自身が感染源となって医療施設を利用している人にその感染症をうつす可能性がある．その 2 つの理由から，医療施設で感染するリスクが高い感染症で，ワクチンで予防できるものについては，医療従事者はワクチン接種で予防することが必要である．具体的な疾患として，B 型肝炎，インフルエンザ，麻疹，風疹，水痘，おたふくかぜ（流行性耳下腺炎）などがある．

F　血清療法

＊受動免疫
他人あるいは他の動物がつくり出した免疫をうつすことで得られる免疫．血清療法では抗体をうつすことによって行う．

　受動免疫＊である血清療法としては以下のものがある．①献血で得られた血清を一定数集めて免疫グロブリン分画を精製したヒト免疫グロブリン製剤は，重症ウイルス感染症（麻疹，A 型肝炎，ポリオなど）の治療，あるいは予防に用いることができる．②特定の病原体に対する抗体を高力価で保有するヒトから得られた免疫グロブリンは，特異免疫グロブリンとして特定の感染症の予防・治療に用いることができる．これには抗破傷風ヒト免疫グロブリン（TIG），抗 HBs（B 型肝炎）ヒト免疫グロブリン（HBIG）がある．③一方，ウマなどの異種動物にワクチン（とくにトキソイド）を接種して得られる免疫グロブリンとして，ジフテリア毒素，ボツリヌス毒素，ガス壊疽関連毒素に対する抗毒素血清，ハブやマムシなどの蛇毒に対する抗毒素血清などがある．これらはウマなどの異種動物のタンパク質であるから，血清病（Ⅲ型アレルギー[7]）にとくに注意が必要である．

[7] p.161，Ⅲ型アレルギー

表 8-3 海外渡航者に必要な主な予防接種

ワクチン名	渡航地域	とくに推奨する者	接種回数
黄熱	中央アフリカ，中南米	感染リスクのある地域に渡航する者，予防接種証明書要求国に渡航する者	1回
A型肝炎	開発途上国全域	開発途上国への中・長期(1ヵ月以上)滞在する者，とくに40歳以下	2回（6ヵ月以上滞在であれば，6ヵ月目にもう1回接種）
B型肝炎	開発途上国全域	血液に接触する可能性のある者	3回
破傷風	全世界	冒険旅行などでけがをする可能性の高い者（定期予防接種を12歳のときに受けていれば20代前半くらいまでは接種不要）	1回
狂犬病	ほぼ全世界	イヌやキツネ，コウモリなどの多い地域へ行く者で，とくに，近くに医療機関がない地域へ行く者，動物研究者など，動物と直接接触する者	3回（3回のワクチン接種後，6ヵ月以内に咬まれた場合は2回の追加接種，6ヵ月経過後に咬まれた場合は6回の追加接種）
ポリオ	南アジア，中近東，アフリカ，東ヨーロッパ*	流行地域に渡航する者 1975年から1977年生まれの者	不活化ワクチン初回接種3回 追加接種1回
日本脳炎	東アジア，東南アジア，南アジア	流行地域に長期滞在する者(主に東南アジアでブタを飼っている農村部)	2回 1年後追加接種1回
麻疹・風疹	全世界	10代や成人で，2回接種を受けていない場合	1回または2回

* アフガニスタン，ナイジェリア，パキスタン他ポリオが発生している国
［厚生労働省検疫所 FORTH：海外渡航のためのワクチン，〔http://www.forth.go.jp/useful/vaccination.html〕（最終確認：2020年10月26日）を参考に作成］

感染症学

第 9 章　感染症総論

1 | 感染症とは

A 感染・発症と宿主・病原体関係

　病原微生物が宿主に定着・侵入して増殖し，その宿主に何らかの反応を起こすことを感染（infection）という．感染した結果，自覚的・他覚的に症状をきたした場合を発症（overt infection）といい，感染によって引き起こされる疾病のことを感染症（infectious disease）という．病原体の侵入から感染・発症，そして予後に関しては一般的に図9-1のような経過をとる．発症を伴う顕性感染の場合，病原体の侵入から症状が出るまでの期間を潜伏期（incubation period）という．感染症による症状には，病原体という異物の侵入に伴う炎症反応によるもの（発熱，局所の腫脹や発赤など）と，各々の病原体に特異的な症状（水痘・帯状疱疹ウイルスによる皮膚の水疱など）がある．

1 時間経過からみた感染の様式

　病原体が体内に侵入してから急速に増殖し，急激に発症するが，一過性で，速やかに治癒・または死亡するような感染を急性感染（acute infection）という．それに対し，症状が緩やかに発現して長く続く場合（一般的に月から年の単位）を慢性感染（chronic infection）という*．一部の感染症，とくにウイルス感染症では感染しても症状が出ないが病原体が持続的に感染し続けることがある．そのことを持続感染（persistent infection），または潜伏感染（latent infection）という．持続感染しながらときどき症状が出るような慢性感染のことを，"くすぶり感染（smoldering infection）"ということがある．なお，水痘・帯状疱疹ウイルス[1]の場合，急性感染して水痘を発症するが，水痘が治癒しても病原体は排除されず潜伏感染する．その後，何らかのきっかけで再びウイルスが増殖して発症するが（回帰発症[recurrent infection]），その病態は水痘ではなく帯状疱疹（帯状ヘルペス）となる．

*遅発性感染（slow infection）
とくに潜伏期がきわめて長い感染のことをいう．ウイルス感染症の場合はスローウイルス感染症ともよぶ（☞p.87）.

[1] p.215, 水痘

2 宿主・病原体関係

　病原微生物がヒトに病気を起こす力のことをヴィルレンス/ビルレンス（virulence）という．一方，宿主であるヒトはそれに抵抗する力をもつ．この力関係によって，宿主であるヒトは病気（感染症）になったりならなかったりする，と考えることができる．このような関係を宿主・病原体関係（host-pathogen relationship）という（図9-2）.

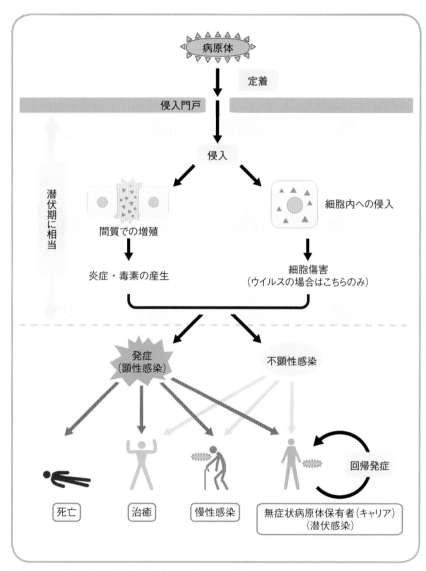

図 9-1 病原体の侵入から感染・発症・予後

[2] p.208, 麻疹

[3] p.264, 日本脳炎

**不顕性感染と
潜伏感染**

たとえば日本脳炎ウイル
スの場合，不顕性感染し
た後，一過性に経過して
ウイルスは排除されるが，
C型肝炎ウイルスのような
場合，不顕性感染した後
ウイルスが排除されず，そ
のまま潜伏感染してしま
う場合もある．

3 宿主・病原体関係からみた感染の様式

　感染の様式（パターン）のうちいくつかは，宿主・病原体関係から説明することができる（図 9-2a）．たとえば，麻疹[2] の場合，病原体のヴィルレンスが強いため，ワクチン接種などを受けていない，麻疹に対する免疫がない宿主の場合，感染すると必ず症状が引き起こされる．これを顕性感染という（図 9-2b）．一方，ヴィルレンスがそれほど強くない病原微生物，たとえば日本脳炎ウイルス[3] などの場合，感染が成立しても典型的な症状が引き起こされない場合があり，これを不顕性感染という（図 9-2c）．また，ヴィル

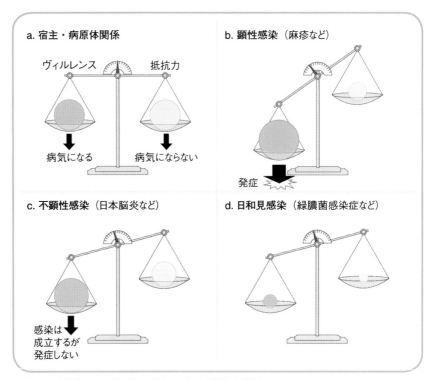

a. 宿主・病原体関係

ヴィルレンス　抵抗力

病気になる　病気にならない

b. 顕性感染（麻疹など）

発症

c. 不顕性感染（日本脳炎など）

感染は
成立するが
発症しない

d. 日和見感染（緑膿菌感染症など）

図 9-2　宿主・病原体関係からみた感染の様式

レンスが小さく，通常の抵抗力をもった宿主には感染しないような病原体であっても，抵抗力が極端に減弱した宿主に対しては感染し症状を出すことがある．このような感染症を日和見感染症[4]という（**図 9-2d**）．とくに病院内は，がんや糖尿病などの疾患をもった患者，免疫抑制薬やステロイド，抗がん薬などを投与中で免疫力が落ちている患者など，抵抗力が減弱した易感染（性）宿主（コンプロマイズドホスト［compromised host］）がおり，日和見感染症に注意が必要な環境である．

[4] p.297，日和見感染症

コラム　ヴィルレンス（ビルレンス）

ヴィルレンスに適当な和訳はないが，かつては「菌力」「毒力」などと訳されたことがある．たとえば，弱毒生ワクチン[5] の「弱毒」とは，ヴィルレンス＝毒力の弱い微生物株を用いたワクチンという意味であり，細菌が産生する毒素[6] とは関係がない．病原微生物がヴィルレンスを発揮するメカニズム，いわゆる病原因子については，「細菌の病原性」[7] や「ウイルスの病原性」[8] などを参照のこと．

[5] p.170，（弱毒）生ワクチン
[6] p.31，外毒素と内毒素
[7] p.30，細菌の病原性
[8] p.86，ウイルスの病原性

免疫力

病原微生物のヴィルレンスに抵抗する宿主側の力のことを，本項では「抵抗力」と表現したが，自然免疫も含めた意味で「免疫力」といっても差し支えない．ただし，一般的には「一度その病気にかかった後，二度とかからない」という能力を「免疫力」ということがあり（獲得免疫），誤解を招く可能性があるため，本項では「抵抗力」と表現した．

B 感染の3要素・感染経路と侵入門戸

1 感染の3要素

感染症が伝播するためには，感染源（うつすもの），感受性宿主（うつる人）とともに，そのあいだをつなぐ感染経路の3つの要素が必要である．これらを感染の3要素という．逆にいえば，これら3つのうち最低でも1つの要素を取り除くことで，感染症の伝播は防ぐことができる[9]．これが感染制御（infection control）の基本的な考え方である．

[9] p.186, 感染症の予防

2 感染経路からみた感染の様式

a 内因感染と外因感染

体内や体表面に存在する常在微生物ではない，外来の微生物による感染を外因感染といい，常在微生物による感染を内因感染という．常在微生物は通常，宿主に病原性をきたさないが，①本来の常在部位とは異なる部位に迷入した場合（迷入感染/異所性感染），②抗菌薬の投与などのきっかけで常在微生物のバランスが崩れ通常は少数しかいない微生物が極端に増殖した場合（菌交代症）などでは感染症の原因となることがある[10]．

[10] p.33, 常在細菌叢

b 垂直感染と水平感染

母体から胎児，または新生児に感染することを母子感染（母児感染）[11]，または垂直感染という．それに対し，垂直感染ではなく個体から個体に感染することを水平感染という．

[11] p.289, 母子感染

3 その他の感染経路 （図9-3）

a 飛沫感染と飛沫核感染（空気感染）

くしゃみや咳で感染者の気道から飛散したしぶき（飛沫）に含まれる病原体を吸い込んで感染することを飛沫感染という．飛沫は通常，直径 5 μm 以上であり，数秒以内に落下する．そのため飛程（飛ぶ距離）も 2 m 以内である．一方，飛沫の水分が空中で蒸発し，さらに小さな微粒子（直径 5 μm 未

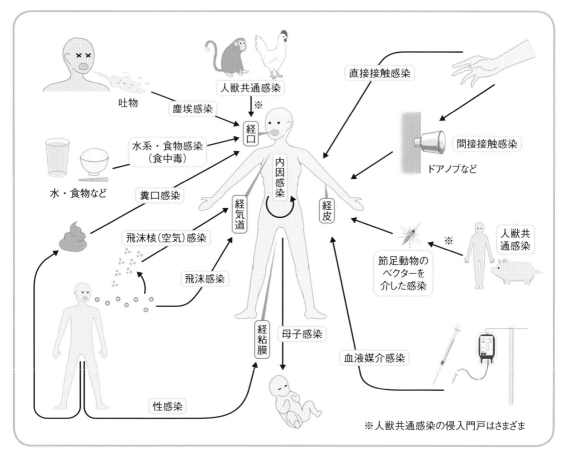

吐物

塵埃感染

人獣共通感染
※

水系・食物感染
（食中毒）

水・食物など

糞口感染

経口

飛沫核（空気）感染

飛沫感染

経気道

内因感染

経皮

直接接触感染

間接接触感染

ドアノブなど

人獣共通感染
※

節足動物の
ベクターを
介した感染

経粘膜

母子感染

血液媒介感染

性感染

※人獣共通感染の侵入門戸はさまざま

図 9-3　主な感染経路と侵入門戸

満）となったものを飛沫核という．飛沫核の落下速度は非常に遅く，室内の空気の流れに従ってただよう．これによる感染を**飛沫核感染（空気感染）**という（**図9-4**）．

　飛沫感染する感染症には，インフルエンザ，風疹，百日咳などがあり，飛沫核感染（空気感染）する感染症には，結核，麻疹，水痘がある．麻疹や水痘は粘膜を侵入門戸とした接触感染や飛沫感染もありうるが，結核は飛沫核が肺胞まで深く吸われることが感染に必須であるため，飛沫核感染が唯一の感染経路である（絶対空気感染）．

b 塵埃感染

　ノロウイルス感染者の吐物や糞便は感染源となりうる．とくにこれらが乾燥し，ほこりとして舞い上がり，感受性宿主が口に吸い込み飲み込んだ場合，経口感染することがある．このような感染経路を**塵埃感染**という．ほこりは前述の飛沫核のように振る舞うが，あくまでも経口感染なので，空気感染という呼び方は正しくない．

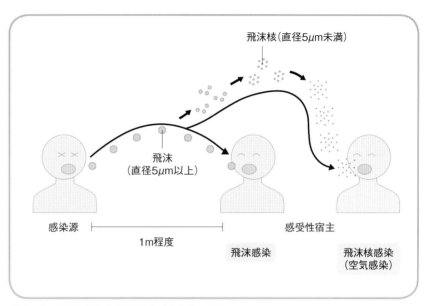

飛沫核(直径5μm未満)

飛沫
(直径5μm以上)

感染源

1m程度

感受性宿主

飛沫感染

飛沫核感染
(空気感染)

図 9-4 飛沫感染と飛沫核（空気）感染

c 水系・食物感染（食中毒）・糞口感染

　飲料水や食物などに混入した病原体を経口摂取することで起こる感染症は**食中毒**に含まれる．A型肝炎や腸管出血性大腸菌感染症などの場合，汚染された食物による食中毒としての発症だけでなく，感染者は糞便中に病原体を排出するので，糞便を介したヒト→ヒト感染も起こりうる．これを**糞口感染**という．またノロウイルス感染症の場合，糞便のみならず吐物も感染源となりうるし，前述の塵埃感染も起こる．

d 接触感染

　手指を介した感染など，接触によって媒介されるものが**接触感染**である．感染源であるヒトと感受性宿主であるヒトが直接接触して感染が成立する場合（**直接接触感染**）と，ドアノブや手すり，タオルやリネン，医療器具などの媒介物（vehicle）を介した**間接接触感染**がある．流行性角結膜炎（EKC）[12]などは直接接触感染，間接接触感染の両者が起こりうる．

e 性感染

　性行為で感染が媒介されるものが**性感染症**（STD）[13]である．性器の粘膜が侵入門戸の直接接触感染と考えることもできる．

f 節足動物のベクターを介した感染

　日本脳炎は感染ブタを吸血したコガタアカイエカがヒトを吸血することで感染する．このように節足動物の媒介者（ベクター）を介する感染経路がある．他に蚊を介するものにマラリア（原虫[14]による）やデング熱（ウイルス[15]による），ノミを介する発疹チフス（リケッチア[16]による）などがある．

[12] p.279, EKC

[13] p.284, 性感染症と母子感染

[14] p.137, マラリア原虫
[15] p.108, デングウイルス
[16] p.72, 発疹チフスリケッチア

g　血液媒介感染

　B型肝炎などは，輸血や血液製剤，針刺し事故などで感染する．その他，C型肝炎，HIV感染症などがある．

4 ｜ 侵入門戸からみた感染の様式

　病原体が宿主のバリアを破って体内に侵入する入り口にあたる部位を侵入門戸という．上述のさまざまな感染経路を侵入門戸から分類すると下記のようになる．

a　経気道感染

　飛沫感染，飛沫核感染（空気感染）などの侵入門戸は気道の粘膜，あるいは肺胞などであり，経気道感染という．また，麻疹やインフルエンザなどでは，感染者の鼻汁などが付着したドアノブなどに触れた手指で鼻や口を触ることによって，気道の粘膜を侵入門戸として感染するため，接触感染の一部も気道が侵入門戸となりうる．

b　経口感染

　水系・食物感染は経口感染であり，細菌の場合，実際には腸管内で増殖してから腸管上皮細胞に侵入・定着して毒素を産生して発症させる．

c　経皮感染

　接触感染の一部は皮膚が侵入門戸となる．針刺し事故による血液媒介感染，蚊やノミなどのベクターを介した感染も経皮感染である．

d　経粘膜感染

　接触感染の一部，または性感染は粘膜を介した感染である．

C　感染症の予防

　感染症が広がるには，感染源，感染経路，感受性宿主の3要素がそろわなければならない．そのため，そのうち1つ，できれば2つ，理想的には3つすべての要素をなくすことができれば，感染症を予防することができる[17]．

[17] p.324, 感染対策総論

感染症の検査・診断と治療

2

A　感染症の検査と診断

　感染症によっては，その病原体によってもたらされる特有の症状（麻疹のコプリック斑，ヘルパンギーナの口腔内水疱など）で臨床的に診断できることもあるが，検査診断が必要となることも多い．その場合，①病原体が生体に侵入したことによる生体側の反応としての非特異的な炎症反応の有無を調べる検査と，②ある特有の微生物が体内に存在しているかを調べる病原体特異的な検査がある．さらに病原体特異的な検査は2つに分けられ，Ⓐ微生物の存在を直接的に証明する検査法と，Ⓑ微生物の侵入に対抗するために起こる病原体特異的な免疫反応を証明することで，病原体の存在を間接的に示唆する検査法がある．これらのまとめを**表9-1**に示す．

1　非特異的な炎症反応をみる検査

　体内に異物が侵入した際に，それに対抗する非特異的な生体の反応をみるものである．末梢血白血球数の増加や，急性期反応物質であるCRP（C反応性タンパク）などの増加である．感染症を類推することはできるが病原体を特定することはできない．また，感染症以外でも自己免疫疾患や悪性腫瘍，

表9-1　**感染症の検査**

非特異的な炎症反応をみる検査
末梢血白血球数，CRP，赤血球沈降速度など
病原体特異的な検査
病原体そのものの存在を証明する検査（直接的検査法）
分離培養
人工培地による培養（細菌），培養細胞を用いた培養（ウイルス），動物への接種など
微生物特異的構成成分の存在を証明する検査
病原体特異的遺伝子の検出（PCRなど），ウイルス抗原（タンパク質）の検出，細菌細胞壁多糖体の検出（尿中抗原検出法など）
顕微鏡による特徴的な微生物形態の観察
グラム染色鏡検による病原体の証明，電子顕微鏡によるウイルス粒子の観察
病原体侵入に伴う特異的な免疫反応を証明する検査（間接的検査法）
血清学的診断法（血清中の特異抗体の検出）
沈降反応，補体結合反応（CF），赤血球凝集抑制試験（HI），粒子凝集法（PA），酵素抗体法（EIA/ELISA），ラジオイムノアッセイ（RIA），蛍光抗体法（FA），中和試験（NT）など
病原体特異的な細胞性免疫の証明
ツベルクリン反応などの皮内反応，結核菌特異的インターフェロンγ遊離試験（IGRA）など

臓器の壊死（心筋梗塞など）などで増加することがある．

2　病原体特異的な検査

a　病原体そのものの存在証明（直接的検査法）

1）分離培養

[1] p.9, 微生物学の歴史

＊分離培養
病原体のみを人体から分離して培養し増殖させること．

＊選択培地
適切な抗菌薬などを添加し，常在菌の増殖を抑制させ病原菌を増やすよう工夫した培地，例：赤痢菌・サルモネラ用のSS寒天培地（大腸菌の増殖を抑制する胆汁酸を含む）．

＊増菌培地
試料中の病原菌が少ないと予想されるとき，その菌量を増やすために用いられる培地，例：コレラ菌を増やすアルカリ性ペプトン水．

[2] p.68, 梅毒トレポネーマ
[3] p.62, らい菌

コッホの4原則[1]からみても，分離培養＊による感染症の起因微生物の証明はもっとも科学的であり直接的である．細菌の場合，さまざまな人工培地の組成が考案されており，推定される起因菌によって培地・培養条件を選択する必要がある．場合によっては常在菌の増殖を抑制し病原菌を確実に培養するための選択培地＊，増菌培地＊を用いる．ウイルスの場合，人工培地では増殖できないので，あらかじめ培養細胞をフラスコなどで培養しておき，その細胞に検体を接種し増殖させる．

通常の細菌であれば1～3日で寒天培地上に肉眼で観察できる細菌の集落（コロニー）が見えるが，結核菌のように増殖が極端に遅い細菌であれば培養陽性を確認するのに2ヵ月程度かかることもある．人工培地での培養が成功していない細菌もある（梅毒トレポネーマ[2]，らい菌[3]など）．またウイルスの場合，増殖したウイルスが検出されるようになるまで1～2週間かかることがある．この場合，臨床検査として分離培養を用いるのは実際的でない．また，病原体を増殖させることは検査を行う技師にとって病原体感染のリスクを伴うことなので，培養技術に習熟した者が適切な設備・器具を用いて行わなければならない．

分離培養によって検体にその微生物が存在することは証明できるが，その微生物が感染症の原因なのか，あるいは常在微生物であるのか，ときに判別が難しいことがある．

さらに，分離培養は感染症の起因微生物の検出だけでなく，抗微生物薬の効果を確かめるためにも利用できる．分離培養によって生きた(増殖可能な)微生物を試験管内に得ることができるので，その微生物に抗微生物薬を作用させてさらに培養することで，分離された微生物株の抗微生物薬に対する感受性を，患者に投与する前に確認することができる．これを**薬剤感受性試験**という（**図9-5**）．

2）微生物特異的構成成分の存在証明

上記のように，分離培養は直接的な微生物の存在証明とはなるが，実際には適用が難しい場合がある．分離培養が適用できない場合，次善の策としてその微生物に特異的な構成成分（タンパク質・核酸など）が検体中に存在することを証明すれば，その微生物の存在が証明できる．

たとえば，肺炎レンサ球菌の細胞壁に含まれる可溶性の多糖体は，肺胞から血液に溶け，腎臓から尿中に排泄されるため，肺炎レンサ球菌性肺炎の検査として尿中の肺炎レンサ球菌多糖体を検出することが有効である（尿中抗

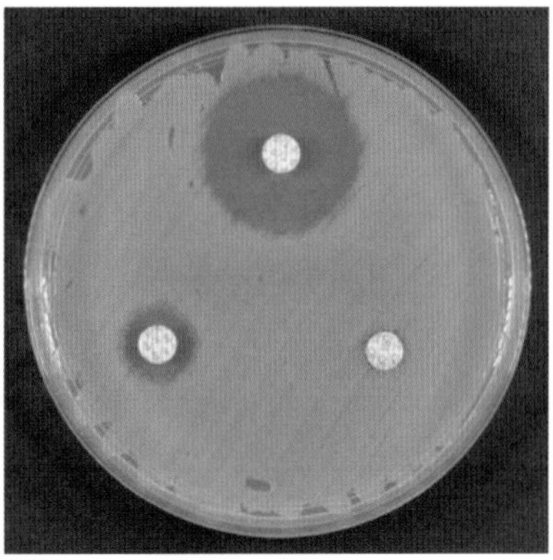

図 9-5 ディスク法による薬剤感受性試験
被験菌を寒天面に塗抹し，抗菌薬を染みこませた濾紙（感受性ディスク）を置いたうえで培養する．抗菌薬によって細菌の増殖が阻止されると，ディスクの周囲に菌が増えないエリア（増殖阻止円）ができるので，その直径を測定することで，薬剤感受性を判定することができる．

原検出法）．インフルエンザの迅速診断として，鼻腔ぬぐい液に存在するウイルスタンパク質を検出する迅速診断キットも実用化されている．これらの方法では，既知の抗体を用いて検体中の抗原を検出するために，免疫反応（抗原抗体反応）を応用している．また，喀痰からDNAを抽出し，結核菌由来のDNA配列が存在するかをPCRで調べることができる．結核菌は培養に時間がかかるため，迅速に検査できることは臨床的に有用である．

3）顕微鏡による特徴的な微生物形態の観察

　非常に特徴的な形態をした微生物が特定の検体に存在した場合，微生物種をほぼ特定できる場合がある．たとえば下痢便中のバナナ状のグラム陰性菌はコレラ菌，カモメ様のグラム陰性菌はカンピロバクター，肺炎症状を呈した患者由来の喀痰中のグラム陽性双球菌は肺炎レンサ球菌，などである．細菌種の特定にまではいたらなくても，グラム染色性と細菌の形態・配列の特徴から，ある程度細菌種が類推できれば，治療薬の選択に有用な情報となりうる．

　またウイルスの場合は，特徴的な形態をしていることが多いので，電子顕微鏡による形態観察はウイルス種の同定に有用である．ただし，臨床検査としての電子顕微鏡観察は，設備や技術が必要，試料調製に時間がかかるなどの理由のため一般的ではない．

b 病原体侵入に伴う特異的な免疫反応の証明（間接的検査法）

　aの直接的検査法を用いることができない場合，とくにウイルス感染症の場合は，病原体の直接的な存在証明ではなく，病原体が侵入したことで起こる病原体特異的な免疫反応を利用することができる．病原体がもつ抗原に対して産生される抗体[4]は，抗原と特異的に反応する．たとえば麻疹ウイルスの表面抗原に対する抗体は麻疹ウイルスとは結合するが，風疹ウイルスとは

[4] p.149, 抗体

結合できない．この特異性を利用して，病原体に対する抗体が患者の血中に存在することで，病原体の侵入を間接的に証明するのである．とくに血清中の抗体を用いる方法を血清学的診断法という．

この方法は病原体の存在を直接的に証明していないことに注意が必要である．すなわち，過去に病原体が侵入しており，現在は存在していなくても，抗体が存在する場合がある．このような場合は，抗体の存在は「過去の感染」を示しているにすぎない．また，ウイルス感染症でその抗体が感染防御に働く中和抗体[5]である場合，抗体の存在はそのウイルスに対して免疫があることを示しており，現在の症状は「そのウイルスによる感染症ではない」ことを意味することになる．

[5] p.168, 中和抗体

また，病原体が侵入してから抗体が産生されるまで，少なくとも数日は必要であるため，抗体検出の感度をいくら高めても，原理的に抗体陽性となるまでには時間を要する．これを一般にウインドウ・ピリオドといい，感染早期の診断で注意を要する点である．これらの特性を知ったうえで血清学的診断を用いると，臨床検査として非常に有用となりうる．

1）血清学的診断法（血清中の特異抗体の検出）

血清中に存在する，ある微生物に特異的な抗体を検出することで，その微生物の侵入を類推する方法である．一般的に抗原抗体反応は目に見えないので，試験管内で抗原抗体反応が起こっていることを検出するためには，原則としてその反応が可視化できるように工夫をする必要がある．このためにいくつかの方法が実用化されている（**図9-6 〜 9-9**）．

①沈降反応（図9-6）：可溶性の抗原と抗体が結合して大きな不溶性の分子と

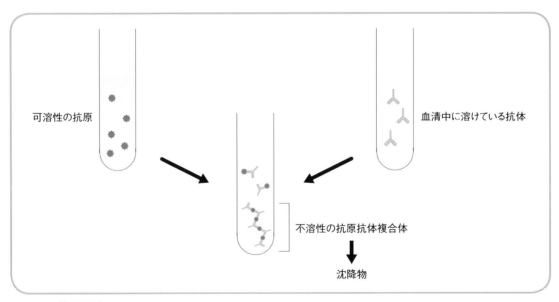

可溶性の抗原　　　　　　　　　　血清中に溶けている抗体

不溶性の抗原抗体複合体

沈降物

図9-6　**沈降反応**

なった場合，ゲルなどのなかで白い沈降物として観察できることがある．
この沈降物の有無により判定する方法を沈降反応という．

②補体結合反応（complement fixation test：CF）（**図9-7**）：あらかじめ試験
管内に病原体の抗原とともに補体[6]を入れておき，そこに患者の血清を添加
する．血清に抗体が含まれていた場合，抗原抗体複合体ができ，補体の古典
経路が活性化されるため，補体が消費される（第1相）．この後に，赤血球
と抗赤血球抗体を入れると，すでに補体が消費されているため溶血は起こら
ない（**図9-7左**）．ところが患者血清に抗体が含まれていないと，第1相で

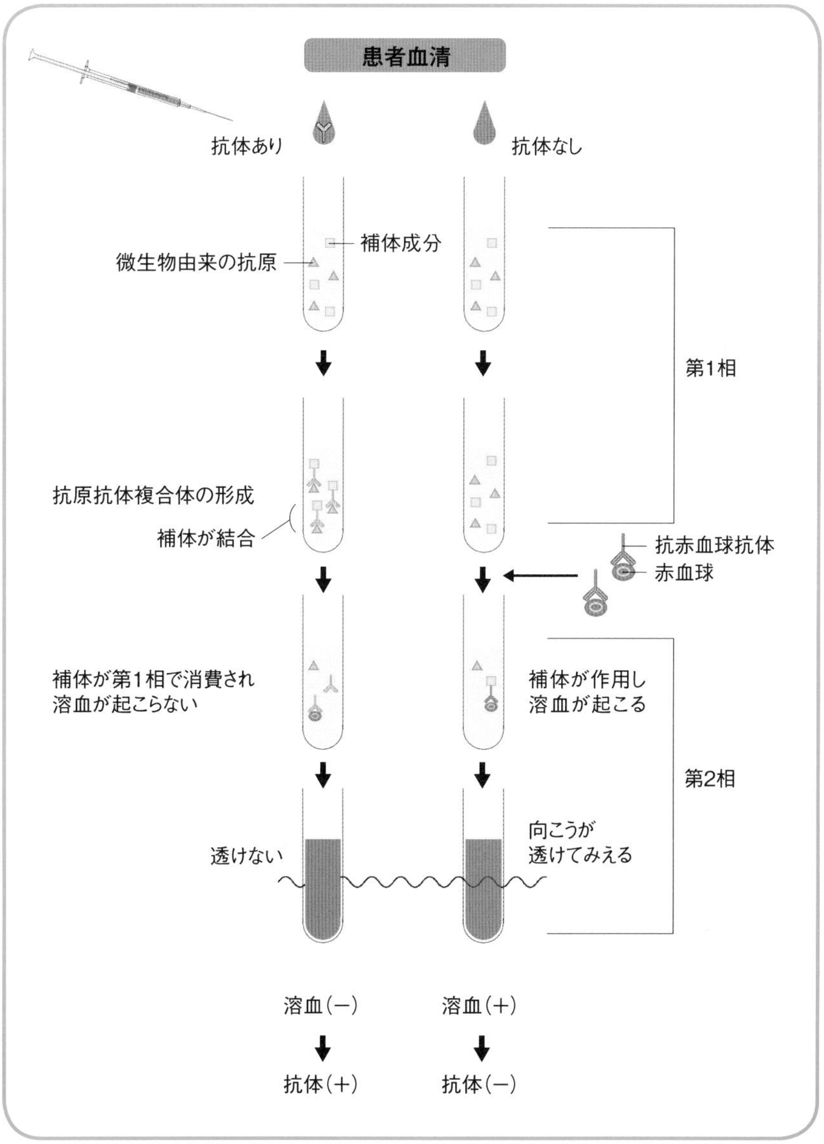

[6] p.148, 補体

図9-7 **補体結合反応（CF）**

　　補体が消費されないため，その後に赤血球と抗赤血球抗体を入れると赤血
　　球の細胞膜上で補体が活性化され，溶血が起こる（第2相）．溶血の有無を
　　みることで抗体の存在が可視化できる方法である．溶血（＋）＝抗体（−），
　　溶血（−）＝抗体（＋）と，結果が反対になることに注意．

③**赤血球凝集抑制試験**（h［a］emagglutination inhibition test：HI）：ある種
　　のウイルスは赤血球を凝集させる能力をもつ．これはウイルス粒子表面の
　　分子が赤血球表面の分子と結合し，複数の赤血球を架橋することによる．
　　患者血清に含まれる，そのウイルスに対する抗体のなかには，このウイル
　　ス粒子表面の分子と結合し，ウイルスの赤血球凝集能を抑制するものがあ
　　る．この抑制能を観察することで抗体の存在を証明する方法である．

④**粒子凝集法**（particle agglutination test：PA）（**図9-8**）：ウイルス表面抗
　　原をラテックスなどの微粒子の表面に吸着させておく．そこに抗体を入れ
　　ると粒子が架橋されて凝集するので，抗体の存在を粒子の凝集でみること
　　ができる．この原理は，逆に粒子の表面に抗体を結合させておけば，ウイ
　　ルス抗原の検出，すなわち前述の a 2) の直接的検査法にも応用できる．

⑤**酵素抗体法**（enzyme immuno assay：EIA／enzyme-linked immunosorbent

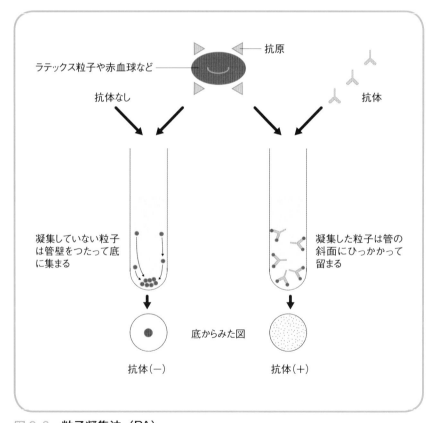

図9-8　粒子凝集法（PA）

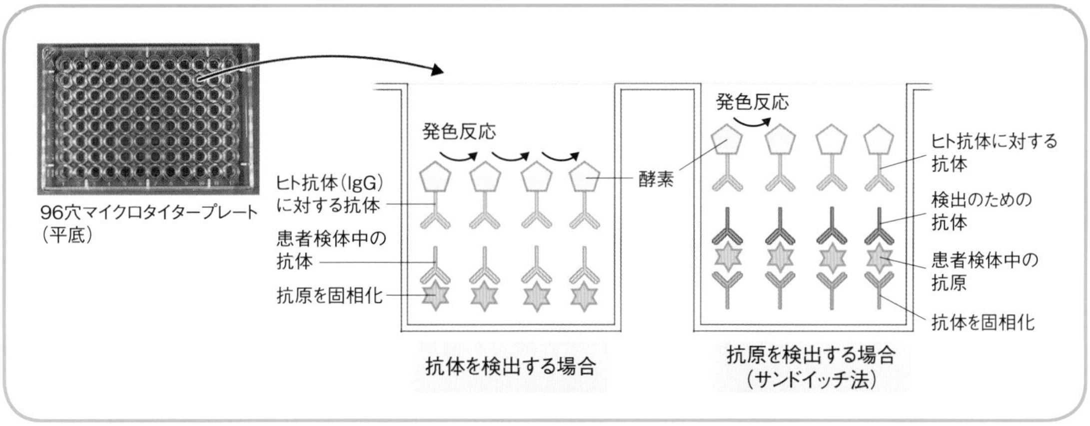

図 9-9　酵素抗体法（EIA）
96穴マイクロタイタープレートとは長辺 15 cm くらいのプラスチック製の板に小さなウェルを 96 個（縦 8 列×横 12 列）並べたものである．1 つひとつのウェルが試験管に相当し，多くの検体を同時に処理することができる．平底の場合は，発色反応を行わせ，その程度を専用の吸光度計（マイクロプレートリーダー）で測定することができ，EIA などに利用できる．一方，底が通常の試験管のように丸くなっている丸底の場合は，赤血球凝集反応や補体結合反応などに利用できる．

assay：ELISA）（図 9-9）：ウイルスに対する血清中の抗体を検出する場合，マイクロタイタープレートのウェル表面にウイルス抗原を吸着させておき（固相化），そこに患者血清を入れ抗体と結合させる．そのままでは反応が見えないので，つぎにヒト抗体分子に対する抗体（ヒト以外の動物につくらせたもの）をいれる．あらかじめその抗体分子にある種の酵素を化学的に結合させておけば，その酵素の働きでもともと無色であったものの色が変わる発色基質を添加することで，抗体の存在を発色反応により見ることができる．この方法を用いると，患者血清中に存在する抗体のクラス（IgM, IgG）を区別して検出することができるため，臨床的な価値が高い．

さらに，この原理を応用し，逆にウイルスに対する抗体を固相化しておけば，ウイルス抗原の検出も可能である．すなわち a 2）の直接的検査法にも応用できる．酵素抗体法は感度が高く，たくさんの検体をいっきに処理できるため，現在，臨床検査として汎用されている．

⑥ラジオイムノアッセイ（radioimmunoassay：RIA）：原理は酵素抗体法と似ているが，酵素による標識の代わりに放射性同位元素（ラジオアイソトープ）を用いて標識し，放射能の定量によって抗体を検出する方法である．非常に感度が高いので，極微量の抗原・抗体の検出に向く．

⑦蛍光抗体法（fluorescent antibody test：FA）：酵素抗体法では酵素を用いて標識していたが，抗体に蛍光物質を結合させて検出する方法である．蛍光顕微鏡を用いることもできる．

⑧中和試験（neutralization test：NT）：患者血清中にはウイルスの感染を妨げる感染防御抗体（中和抗体）が産生されることがある．フラスコに細胞

を培養しておき，ウイルスを添加するとともに患者血清を入れ，抗体が存在した場合，試験管内で感染を阻止する現象が観察されることにより抗体が検出される．方法が複雑で技術も必要であるが，中和抗体を検出するためには原理的にはこの方法しかない．

2）病原体特異的な細胞性免疫の証明

[7] p.157, 液性免疫

[8] p.158, 細胞性免疫

病原体が侵入した際の免疫反応は，抗体が産生されるという液性免疫[7]だけでなく，感作 T リンパ球が産生される細胞性免疫[8]の場合もある．病原体によっては液性免疫ではなく細胞性免疫により防御するものがあり，その場合には抗体の検出による検査が適用できないことがある．典型的なのが結核菌であり，抗体の検出も不可能ではないが，結核菌に対する細胞性免疫を証明するほうが正確な診断が期待できる．従来より，結核菌から抽出した抗原（ツベルクリン液）を皮内に注射し，皮膚の発赤や硬結，水疱などの反応を観察するツベルクリン反応が行われてきた．しかしツベルクリン反応は，皮膚の発赤の観察にバラツキが大きいこと，用いる抗原とワクチンである BCG 株に共通の成分が多いため，BCG を接種した人は陽性となってしまうことなどから，結核の診断には用いにくかった．そこで，BCG 株には含まれないヒト型結核菌に特有の抗原のみを用い，さらに皮内反応ではなく，試験管内で感作 T リンパ球が活性化されたときに産生されるインターフェロンγを定量する方法が開発された．これが結核菌特異的インターフェロンγ遊離試験（IGRA）であり，現在，結核菌感染の診断に用いられている．

B | 感染症の治療・化学療法

1 | 原理・原則

[9] p.180, 宿主・病原体関係

感染症の治療の原則は，宿主・病原体関係[9]から考えることができる．すなわち，図 9-10 の宿主の抵抗力を増やすか，病原体のヴィルレンスを減らすかである．宿主の抵抗力を増やすには，患者の全身状態，栄養状態，免疫状態の改善が必要となる場合がある．たとえば寝たきり患者の褥瘡（床ずれ）[10]

[10] p.293, 高齢者に多い病態としての褥瘡

はたしかに皮膚の感染症ではあるが，抗菌薬治療だけでの改善は期待できず，栄養状態を改善することが必須となる．その他，ワクチン接種による能動免疫の付与，γグロブリン製剤による受動免疫の付与，白血球が減少している抗がん薬投与中の患者に対する顆粒球コロニー刺激因子（G-CSF）の投与，免疫抑制作用のある薬剤の減量や中止，糖尿病などの基礎疾患のコントロールなどがこれにあたる治療法である．

　一方，病原体のヴィルレンスを減らす，または病原体の数自体を減らすことを意図する治療法としては，抗菌薬を代表とする抗微生物薬を用いた治療が相当する．しかしそれだけではなく，ヴィルレンスの本態が毒素である場

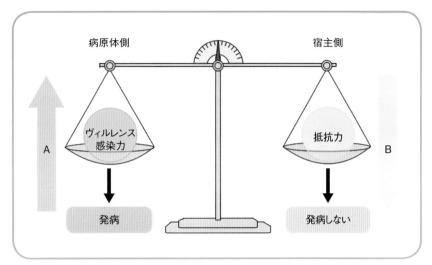

図 9-10　感染症治療の原則
感染症の治療は，宿主の抵抗力を増すか（B），病原体のヴィルレンスを低下させるか（A）が基本的な戦略である．

合には抗毒素血清による毒素の中和も有効であるし，外科的手技による菌の除去（デブリドマン，膿瘍の切開・穿刺・ドレナージによる排膿）や，感染異物の除去（汚染留置カテーテルの抜去，感染した人工関節などの除去など）なども有効である．特殊なものとして，偏性嫌気性菌による感染に対して高圧酸素療法を行うことで菌の増殖を抑えることができる（ガス壊疽[11]の治療）．ただし実際には，抗微生物薬による化学療法が感染症治療の根幹をなしていることは事実である．

　化学療法の原則を**図9-11**に示す．宿主細胞に対しては毒性はないが，微生物に対しては毒性がある物質，すなわち**選択毒性**がある物質が化学療法薬として用いられる．その選択性の指標として，**化学療法指数**（化学療法係数）がある．この数値は小さいほど選択性が高い，すなわち副作用が少なく微生物の増殖を抑えることを意味する．理想的な条件のとき，一般的な抗菌薬の化学療法指数は 1/100 〜 1/1000 であり，抗菌薬は安全性の高い薬剤であるといえる．実際，ヒトに投与する薬剤のなかで，点滴ボトルに「グラム単位」で溶解して投与するものといえば抗菌薬くらいである．しかしながら，昨今用いられている多剤耐性菌用の抗菌薬，抗ウイルス薬の一部，抗真菌薬などは選択性が低いものをあえて用いざるをえないことがあり，そのような場合には副作用（毒性）を防ぐために投与量の厳密な調整が必要となる（治療薬物モニタリング［therapeutic drug monitoring：TDM］*を用いることがある）．

　病原微生物に対する化学療法薬開発の歴史は前述[12]したが，現在，既存の抗微生物薬が効かない（耐性）微生物種が増加している．とくに複数の抗菌薬に耐性をもつ**多剤耐性菌**による感染症が世界的にも問題になっている[13]．

[11] p.272，ガス壊疽

＊治療薬物モニタリング（ＴＤＭ）
薬物の血中濃度を測定しながら投与量を調整する方法．

[12] p.9，微生物学の歴史

[13] p.302，多剤耐性菌による感染症・菌交代症

2 　化学療法薬の分類（図9-12）

　化学療法に用いられる薬を化学療法薬という．化学療法薬には，ヒト細胞と病原微生物との選択毒性によって病原微生物の増殖を抑える抗微生物薬と，ヒトの正常細胞とがん細胞との選択毒性によってがん細胞の増殖を抑える抗がん薬が含まれる．ここでは抗微生物薬について述べる．

　抗微生物薬には，細菌に対する抗菌薬，ウイルスに対する抗ウイルス薬，真菌に対する抗真菌薬，原虫に対する抗原虫薬（寄生虫に対する薬剤も含めて駆虫薬ともいう）などがある．また，抗生物質という用語もあるが，一般に生物（真菌や放線菌など）が産生する抗微生物物質のことをいう．アオカビが産生するペニシリンが有名であるが，そのような物質に人工的に化学的な修飾を加えたもの（半合成抗生物質）も広く抗生物質ということがある．

3 　抗菌薬の作用点・耐性・抗菌スペクトル

a 　作用点

　細菌に対して選択毒性を発揮するための主な作用点を，現在用いられている抗菌薬について図9-13に示す．たとえば細胞壁をもともともっていないマイコプラズマによる感染症に対しては，細胞壁合成阻害薬を投与してもまったく効かないことなどがわかる．

　細胞壁合成阻害薬（ペニシリン系薬など）やDNA・RNA合成阻害薬（キノロン系薬など）は細菌を死滅させる作用がある．これを殺菌作用という．

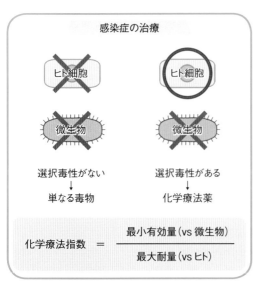

図9-11　化学療法の原則「選択毒性」

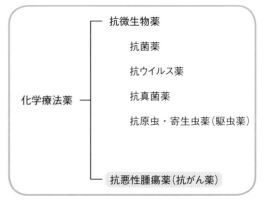

図9-12　化学療法薬
抗生物質とは一般に生物がつくる抗微生物物質（薬）を指す．生物がつくる抗がん物質（抗がん性抗生物質）もある．

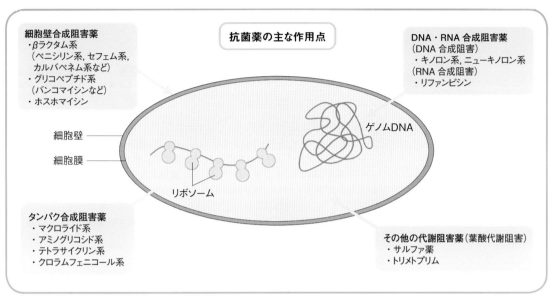

図 9-13 **抗菌薬の作用点**

一方，タンパク合成阻害薬（マクロライド系薬など）や代謝拮抗薬（サルファ薬など）は一般的に細菌の増殖は抑制するが死滅はさせない，つまり薬剤が除去されると細菌はまた増殖するようになる．これを**静菌作用**という．ただし，アミノグリコシド系薬はタンパク合成阻害薬であるが，例外的に殺菌的に働く．静菌作用で抗菌活性を示す薬剤の場合，病原菌は最終的に宿主の免疫能で殺菌されるため，免疫能が低下している宿主の感染症には効果が乏しい可能性がある．

b 耐性

一方，抗菌薬に対して細菌はもともと耐性をもっている，または耐性を獲得する場合がある．

c 抗菌スペクトル（抗菌スペクトラム）

ある抗菌薬がどの範囲の細菌種に有効か，その範囲のことを**抗菌スペクトル（抗菌スペクトラム）**という．たとえば，抗菌スペクトルの狭いペニシリンは一部のグラム陽性球菌・桿菌，トレポネーマ属にしか有効ではないが，抗菌スペクトルの広いニューキノロン系薬のレボフロキサシンはそれに加えグラム陰性桿菌，クラミジア，マイコプラズマまで有効である．抗菌スペクトルの広い抗菌薬としてはカルバペネム系薬やニューキノロン系薬があげられる．抗菌スペクトルが広い抗菌薬が必ずしも「抗菌活性が強い」わけではないことに注意すべきである．むしろ，ペニシリンの感受性菌であればペニシリンのほうがカルバペネム系薬より抗菌活性が強い．

原因菌種やその細菌の薬剤感受性が不明な時点で治療を開始しなければな

もう少し
くわしく　**薬剤耐性獲得のしくみ**

抗菌薬に対する耐性獲得のしくみには，①抗菌薬の不活化，②抗菌薬作用点の変異，③抗菌薬透過性の低下，④抗菌薬排出の亢進，⑤バイオフィルム形成，に大別することができる（図9-14）.

① 抗菌薬の不活化

[14] p.305, βラクタマーゼ

抗菌薬の不活化は，分解酵素による不活化と，修飾酵素による不活化に大別される．分解酵素には，βラクタム系薬を加水分解する**βラクタマーゼ**[14]や，マクロライド系薬を加水分解するエステラーゼなどが含まれる．修飾酵素は，抗菌薬に官能基を付加することで活性を阻害するアセチル化酵素，アデニリル化酵素，メチル化酵素，リン酸基転移酵素などがある．代表的な修飾酵素の作用として，アミノグリコシド系薬への官能基付加によるリボソーム結合阻害が知られている．いずれも抗菌薬が影響を受け，活性を失う機序である．

② 抗菌薬作用点の変異

細菌がもつ酵素や菌体成分を標的とした抗菌薬の場合，標的成分に対する作用点が変化すると抗菌効果が失われる．細菌が本来もつ遺伝子が変異する場合と，作用点が変異した遺伝子を新たに獲得する場合がある．いずれも菌体成分が変化し，抗菌薬の影響が減弱する機序である．

③ 抗菌薬透過性の低下

グラム陰性菌では抗菌薬などの親水性物質が外膜を通過し，細胞内へ移動する際には，**ポーリン孔**とよばれるタンパク質で形成された穴を経由している．ポーリン孔の減少や欠損により，カルバペネム系薬を含むβラクタム系薬，ニューキノロン系薬，テトラサイクリン系薬など複数の親水性抗菌薬が進入できず多剤耐性を示す．

④ 抗菌薬排出の亢進

細胞内で生じた，または細胞内に侵入した細胞傷害性の異物を細胞外に移送するシステムを**排出ポンプ**とよぶ．菌体内に取り込まれた抗菌薬は異物として菌体外へ送り出される．排出ポンプが高発現した場合，βラクタム系薬，ニューキノロン系薬，テトラサイクリン系薬，マクロライド系薬などを排出し多剤耐性を示す．

⑤ バイオフィルム形成

一部の細菌や真菌は，粘度の高い多糖類を菌体外に取り囲むように産生し，さらに血漿タンパクなどの生体成分を巻き込んだ**バイオフィルム**を形成する．バイオフィルムは消毒薬や抗菌薬の透過性が低いことから，内包された菌体への影響を減弱させる．バイオフィルム形成菌は宿主細胞やカテーテルなどの医療機器への定着が容易となることから，医療関連感染の原因菌として注意を払う必要がある．

（中田裕二）

らない場合，疫学的な情報や経験から，ある程度抗菌スペクトルが広い抗菌薬を選択して治療を開始する（エンピリック［empiric；経験的］な治療）こともやむをえない．しかし，原因菌種や薬剤感受性が判明した後は，抗菌スペクトルの狭い，原因菌に適した抗菌薬に変更することで耐性菌の出現を防ぐ．これをデ・エスカレーション（de-escalation）という[15].

[15] p.327, 抗菌薬の適正使用

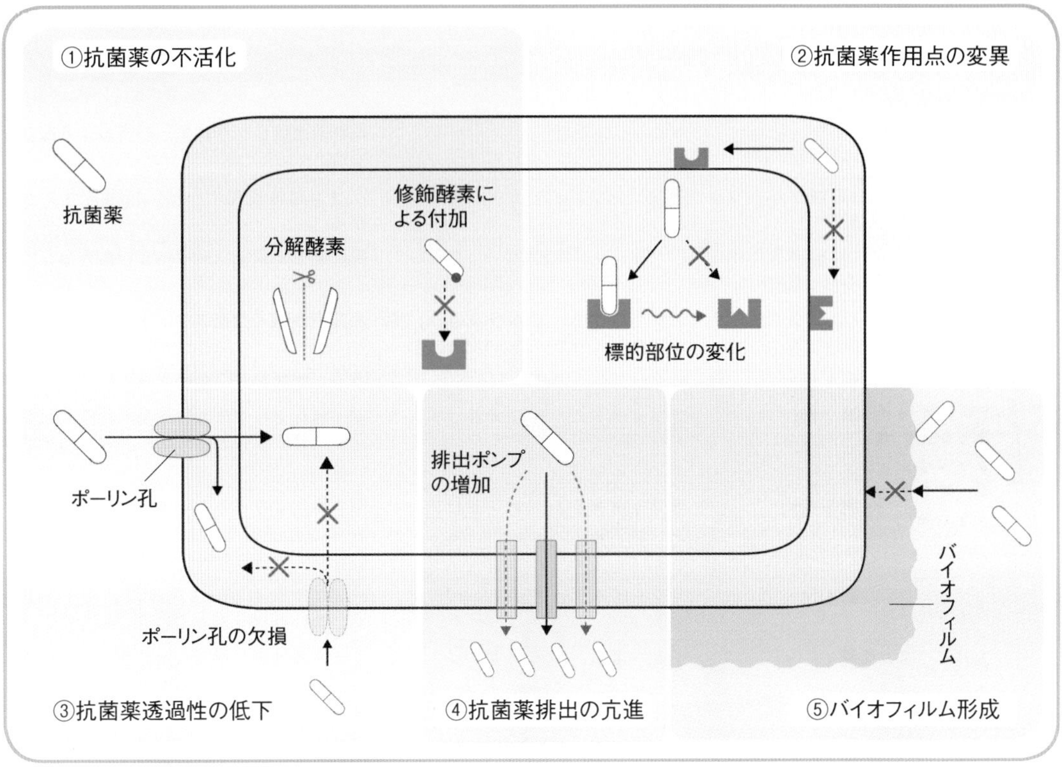

①抗菌薬の不活化

②抗菌薬作用点の変異

抗菌薬

分解酵素

修飾酵素による付加

標的部位の変化

ポーリン孔

排出ポンプの増加

ポーリン孔の欠損

バイオフィルム

③抗菌薬透過性の低下　④抗菌薬排出の亢進　⑤バイオフィルム形成

図 9-14　**抗菌薬に対する耐性機序**

4 　**主な抗菌薬**

　表 **9-2** に主な抗菌薬を示す.

a 　***β*ラクタム系薬**

　その基本構造に *β* ラクタム環をもつ抗菌薬を *β* ラクタム系薬という. 細菌の細胞壁を構成するペプチドグリカンの合成を阻害することで抗菌活性を示す. 殺菌的に作用する. 細胞壁をもたないマイコプラズマには無効である. ヒトはもともと細胞壁をもたないので, 選択毒性が高い. よって毒性の低い抗菌薬である. 主な副作用としてアレルギー反応があり, アナフィラキシーショックに注意を要する. 現在用いられている *β* ラクタム系薬としては, ペニシリン系薬, セフェム系薬, モノバクタム系薬, カルバペネム系薬が含まれる.

1) ペニシリン系薬

　アオカビ (ペニシリウム属 genus *Penicillium*) が産生する抗菌薬としてフレミングが発見したものが端緒となっている[16]. ペニシリンはその基本となるもので, 薬剤として使用された当初は黄色ブドウ球菌をはじめとしたグラム陽性球菌, 淋菌や髄膜炎菌などのグラム陰性球菌, 梅毒トレポネーマなど

[16] p.14, 抗生物質の発見と抗微生物療法の発展

表 9-2　**主な抗菌薬**

系統			主な抗菌薬	特徴
細胞壁合成阻害薬				
βラクタム系薬	ペニシリン系薬		ペニシリンなど	A群溶血性レンサ球菌，肺炎レンサ球菌などに有効
		（広域ペニシリン製剤）	アンピシリン，アモキシシリンなど	グラム陰性桿菌の一部に抗菌スペクトルが広がる
		（抗緑膿菌用ペニシリン製剤）	ピペラシリンなど	緑膿菌まで抗菌スペクトルが広がる
		（βラクタマーゼ阻害薬配合剤）	タゾバクタム・ピペラシリン，スルバクタム・アンピシリンなど	殺菌力が強く抗菌スペクトルも広い
	セフェム系薬（セファロスポリン系，セファマイシン系，オキサセフェム系）	第1世代	セファゾリンなど	グラム陽性菌と一部のグラム陰性菌に有効
		第2世代	セフォチアム，セフメタゾールなど	第1世代よりグラム陰性菌の抗菌スペクトルが広がるが，グラム陽性菌への殺菌力が低下している
		第3世代	セフォタキシム，セフトリアキソン，セフタジジムなど	第2世代よりグラム陰性菌の抗菌スペクトルがさらに広がる（セフタジジムは緑膿菌にも有効）が，グラム陽性菌への殺菌力がさらに低下
		第4世代	セフェピム，セフピロムなど	緑膿菌を含むグラム陰性菌とグラム陽性菌ともに強い殺菌力を有する
	カルバペネム系薬		イミペネム・シラスタチン，メロペネム，ビアペネム，ドリペネムなど	グラム陽性菌，グラム陰性菌，嫌気性菌（バクテロイデスなど）への広い抗菌スペクトルを有する
グリコペプチド系薬			バンコマイシン，テイコプラニン	グラム陽性菌（MRSA，腸球菌）のみに有効
ホスホマイシン			ホスホマイシン	グラム陽性菌，グラム陰性菌に有効．βラクタム系とは異なる作用機序
タンパク合成阻害薬				
アミノグリコシド系薬			ゲンタマイシン，アミカシンなど	グラム陽性菌，グラム陰性菌に有効（主に緑膿菌に用いられる）
			アルベカシン	MRSA に用いられる
			ストレプトマイシン，カナマイシン	抗結核菌作用をもつ
テトラサイクリン系薬			テトラサイクリン，ドキシサイクリン，ミノサイクリンなど	クラミジア，リケッチア，マイコプラズマ，レジオネラなどに用いられる
マクロライド系薬	14員環薬		エリスロマイシン，クラリスロマイシンなど	グラム陽性菌に有効．クラミジア，リケッチア，レジオネラに用いられる．マイコプラズマに用いられていたが，耐性菌が問題となっている．
	15員環薬		アジスロマイシン	
	16員環薬		ジョサマイシン，スピラマイシンなど	
	18員環薬		フィダキソマイシン	ディフィシル菌による偽膜性腸炎に有効
オキサゾリジノン系薬			リネゾリドなど	MRSA，VRE に用いられる
核酸合成阻害薬				
キノロン系薬（DNA合成阻害）	オールドキノロン		ナリジクス酸，ピペミド酸など	グラム陰性菌に有効
	ニューキノロン（フルオロキノロン）系薬		ノルフロキサシン，オフロキサシンなど〈レスピラトリーキノロン系薬〉ガレノキサシン，モキシフロキサシン，トスフロキサシン，レボフロキサシンなど	グラム陽性菌，グラム陰性菌（緑膿菌を含む）に有効．一部はクラミジア，マイコプラズマにも有効．レスピラトリーキノロンは肺炎レンサ球菌性肺炎にとくに有効
リファンピシン（RNA合成阻害）			リファンピシン	結核菌，その他の抗酸菌に有効

に有効であったが，使用拡大に伴って黄色ブドウ球菌に関しては，ペニシリンの分解酵素であるペニシリナーゼ（βラクタマーゼの1種）産生菌が優位となって効かなくなった．しかし現在でも，化膿レンサ球菌，肺炎レンサ球菌などの一部のグラム陽性球菌，梅毒トレポネーマには有効である．

ペニシリンを基本的な化学構造として，経口投与が可能になるように，またペニシリナーゼに安定になるように改良が繰り返され，さまざまな半合成ペニシリンが開発された．なかでもアンピシリンやアモキシシリンなどの広域ペニシリン製剤は大腸菌，赤痢菌などのグラム陰性桿菌にも有効である．さらに緑膿菌にまで抗菌スペクトルを広げたピペラシリンなども開発された．これらにβラクタマーゼ阻害薬を配合したβラクタマーゼ阻害薬配合剤も開発され，殺菌力と抗菌スペクトルの広さという特徴から現在広く各種の細菌感染症に用いられている（スルバクタム・アンピシリンやタゾバクタム・ピペラシリンなど）．

2）セフェム系薬

真菌であるセファロスポリニウムが産生する物質をもとに開発されたβラクタム環をもつ抗菌薬である．ペニシリン系薬に比べ，とくにグラム陰性菌に抗菌スペクトルが広い．便宜的に，グラム陽性菌と一部のグラム陰性桿菌（感受性がある大腸菌など）に有効であるセファゾリンなどを第一世代，グラム陰性桿菌の抗菌スペクトルを広げたセフォチアム，セフメタゾール（これはバクテロイデスなどの嫌気性菌にも有効）などを第二世代，グラム陰性菌の抗菌スペクトルをさらに広げたセフォタキシムやセフトリアキソンなどを第三世代，それ以降の第四世代のように分類する．世代が進むとともに抗菌スペクトルは広がるが，とくに第三世代セフェム系薬ではグラム陽性球菌への抗菌活性が弱いことが問題となる．

3）カルバペネム系薬

広域抗菌スペクトルの抗菌薬の代表である．イミペネム，メロペネムなどが含まれる．黄色ブドウ球菌，肺炎レンサ球菌などのグラム陽性菌から，大腸菌，クレブシエラ（肺炎桿菌），緑膿菌を含むグラム陰性菌，バクテロイデスなどの嫌気性菌まで広い抗菌スペクトルを有する．一方でMRSAや多剤耐性緑膿菌（MDRP）には無効であるため，これらによる菌交代症[17]に注意を要する．安易な使用は耐性菌の選択・誘導をきたす可能性がある．とくにカルバペネマーゼ，メタロβラクタマーゼ（MBL）を産生するMDRPやカルバペネム耐性腸内細菌科細菌（CRE）に有効な抗菌薬はほとんどなく，注意が必要な耐性菌とされている．

[17] p.306，菌交代症

b グリコペプチド系薬

細胞壁合成阻害（ペプチドグリカン重合阻害）薬であるが，ペニシリンとは異なる作用機序をもつ．殺菌的に働く．MRSAや腸球菌などに用いられるバンコマイシン，テイコプラニンが含まれる．グラム陰性菌にはまったく効

[18] p.351, ディフィシル菌
感染症

果がない．バンコマイシンは腸管では吸収されないので静脈投与をするが，
ディフィシル菌[18] による偽膜性腸炎にはバンコマイシンを経口投与で用い
る．バンコマイシンは血中濃度が高くなると腎毒性などの副作用を生じるた
め，血中濃度を測定しながら投与量を調節する TDM 手法を用いることが多
い．

c ホスホマイシン

　グラム陽性菌・陰性菌に有効である．細胞壁合成の初期段階を阻害するの
で，βラクタム系薬との交差耐性がない，低分子なのでアレルギーが比較的
少ない，などの特徴がある．主に日本でのみ用いられている抗菌薬である．

d アミノグリコシド系薬（アミノ配糖体系薬）

　タンパク合成阻害薬であるが例外的に殺菌的に働く．グラム陽性菌・陰性
菌に幅広く抗菌活性をもつ．主に緑膿菌を含むグラム陰性菌感染症に用いら
れるゲンタマイシン，アミカシンなど，MRSA に用いられるアルベカシン，
結核に用いられるストレプトマイシンなどがある．腸管から吸収されないの
で注射が原則であるが，細菌性赤痢，または肝不全などの場合の腸内常在菌
殺菌を目的としてカナマイシンなどの経口投与が行われることがある．菌体
内への薬剤取り込みに酸素依存性の能動輸送を介するとされ，そのため嫌気
性菌や嫌気状態にある細菌（膿瘍中の細菌など）には効果がないことに注意
を要する．副作用として第8脳神経（聴神経）障害（感音性難聴，平衡感覚
障害）や腎毒性があり，大量または長期間使用する際には気をつけなければ
ならない．とくに第8脳神経障害は不可逆的である．

e テトラサイクリン系薬

　タンパク合成阻害薬であり静菌的に働く．抗菌スペクトルは広いが，現在
では耐性菌が増え，また他の抗菌薬に比べて副作用の頻度が高いので，第一
選択としてはクラミジア，リケッチア，マイコプラズマ，レジオネラなどに
よる感染症に用いられる．テトラサイクリン塩酸塩，ドキシサイクリン塩酸
塩水和物，ミノサイクリン塩酸塩などがある．副作用ではとくに消化器症状
の頻度が高い．小児では歯牙着色（黄染），妊婦が服用すると胎児の骨形成不
全を起こす．

f マクロライド系薬

　タンパク合成阻害薬であり，静菌的に作用すると考えられているが，抗菌
活性は比較的高い．化学構造から14員環薬（エリスロマイシン，クラリスロ
マイシンなど），15員環薬（アジスロマイシン），16員環薬（ジョサマイシ
ン，スピラマイシン），18員環薬（フィダキソマイシン）に分類される．肺
炎レンサ球菌や化膿レンサ球菌，黄色ブドウ球菌などのグラム陽性菌にも有
効であるが，とくにクラミジア，マイコプラズマ，レジオネラ，百日咳菌な
どによる非定型肺炎に対して用いられる．最近では肺炎レンサ球菌の耐性化
率が高くなっており，またマクロライド耐性マイコプラズマも問題となって

いる．フィダキソマイシンはディフィシル菌による偽膜性腸炎に対して承認された．比較的安全性が高く，小児や高齢者にも投与されることがあるが，副作用として消化器症状が多い．また14員環薬では，相互作用に注意が必要な薬剤がある．

g キノロン系薬

DNA が複製されるとき，その二重らせんをほどく DNA ジャイレース（ジャイラーゼ）という酵素を阻害することで殺菌的に働く．ナリジクス酸をオールドキノロン系薬，それをもとにフッ素基で修飾した化合物をニューキノロン系薬またはフルオロキノロン系薬という．ニューキノロン系薬にはノルフロキサシン，オフロキサシン，レボフロキサシン，シプロフロキサシンなどがあり，いずれも広域抗菌スペクトルの抗菌薬である．グラム陽性菌から陰性菌，緑膿菌や一部はクラミジアやマイコプラズマにも有効であるが，とくに尿路感染症に汎用されたこともあり，現在では尿路病原性大腸菌（UPEC）での耐性菌が問題となっている．また結核菌に有効であるが単剤では治癒にいたらないため，原因菌が明らかでない呼吸器感染症に用いた場合，それが結核であったときには治療に難渋するだけでなく周囲への感染拡大をきたすことがあるため，とくに注意が必要である．副作用として消化器症状とともに神経症状（めまいなど）の頻度が比較的高い．重篤な副作用として QT 延長症候群などの不整脈がある．軟骨形成阻害作用があり，多くの薬剤は小児に用いることができない．

レスピラトリーキノロン系薬

肺炎レンサ球菌に対する抗菌活性が高く，肺組織への移行もよいガレノキサシンやモキシフロキサシン，トスフロキサシンなどをレスピラトリー（呼吸器）キノロン系薬ということがある．

h オキサゾリジノン系薬

タンパク合成阻害薬であるリネゾリドなどがある．MRSA 感染症や，VRE感染症に対して用いられる．内服と注射で体内動態が同じであること，結合組織への移行が良好であることから，とくに MRSA 骨髄炎などに用いられる．2週間以上の投与にて高率に血小板減少を生じる．バンコマイシンと比較して高価である．

5 抗ウイルス薬

[19] p.81，ウイルスの増殖

ウイルスの増殖を抑える薬剤を抗ウイルス薬という．ウイルスの増殖[19]過程ではその多くを宿主であるヒトの代謝（化学反応）に依存しているため，選択毒性をもった薬剤の開発は難しく，抗菌薬ほど種類は多くない．主な抗ウイルス薬を**表9-3**に示す．

6 抗真菌薬

真菌は真核生物であり，原核生物である細菌と比べて生物学的性質がヒト細胞に近い．そのため抗菌薬より選択毒性を発揮する薬剤が少ない．

a 細胞膜合成阻害薬

ヒトの細胞膜にはコレステロールが含まれるが真菌の場合はエルゴステ

[20] p.124, 真菌の基本構造

ロールである[20]．よってエルゴステロール合成に関与する酵素の阻害薬は抗真菌薬となりうる．アゾール系（ミコナゾール，ボリコナゾールなど），アリルアミン系（テルビナフィン），ベンジルアミン系（ブテナフィン）などがある．アゾール系は比較的副作用が少ないが，有効真菌種が限られ，耐性菌が問題となることもある．また併用禁忌薬が比較的多い．

b 細胞膜安定化阻害薬

ポリエンマクロライド系であるアムホテリシンBがある．副作用が強いが，現在でも主要な抗真菌薬である．副作用を少なくするため，微細な脂肪滴に封入したリポソーム製剤も実用化されている．副作用としてとくに腎毒性が重要である．

c 細胞壁合成阻害薬

キャンディン系が含まれる．細胞壁の$(1{\rightarrow}3)$-β-D-グルカンの生合成を阻害する．比較的副作用が少ない．アゾール系に耐性のカンジダ属菌，もともとアゾール系が効きにくい *C. albicans* 以外のカンジダ属菌（non-*albicans Candida*）にも有効であることが多いが，$(1{\rightarrow}3)$-β-D-グルカンがない，または少ないクリプトコッカスやムーコルには無効である．ミカファンギン，カスポファンギンなどがある．

7 抗原虫薬

原虫も真菌と同様，真核生物であるため，生物学的性質がヒト細胞と近く，薬剤の開発は容易でない．マラリア以外の原虫疾患にはメトロニダゾールが用いられる．マラリアにはキニーネ，プリマキン，メフロキンなどを用いる．寄生虫に対する薬も含め，日本で未承認のもの，承認されていても入手困難なものも少なくない（オーファンドラッグ*）．

*オーファンドラッグ
患者数がとくに少ない希少疾患用の薬剤のこと．

表 9-3 **主な抗ウイルス薬**

対象ウイルス	参照頁	作用原理	主な作用点と主な薬剤
単純ヘルペスウイルス（HSV）	p.94 p.273	核酸代謝阻害	・アシクロビル，バラシクロビル ・ファムシクロビル ・アメナメビル ・ビダラビン
水痘・帯状疱疹ウイルス（VZV）	p.95 p.211 p.274		
サイトメガロウイルス（CMV）	p.96	核酸代謝阻害	・ガンシクロビル，バルガンシクロビル ・ホスカルネット
インフルエンザウイルス	p.102 p.224	脱核阻害	・M2 タンパク阻害薬 　アマンタジン（A 型インフルエンザウイルスのみに有効）
		RNA 合成阻害	・キャップ依存性エンドヌクレアーゼ阻害薬 　バロキサビル ・RNA ポリメラーゼ阻害薬 　ファビピラビル
		放出阻害	・ノイラミニダーゼ阻害薬 　オセルタミビル，ザナミビル，ラニナミビル，ペラミビル
ヒト免疫不全ウイルス（HIV）	p.115 p.250	吸着・侵入阻害	・コレセプター（CCR5）阻害薬 　マラビロク
		RNA から DNA の逆転写阻害	・ヌクレオシド系逆転写酵素阻害薬 　ジドブジン，ラミブジン，テノホビルなど ・非ヌクレオシド系逆転写酵素阻害薬 　ネビラピン，エファビレンツ，リルピビリンなど
		プロウイルスのヒトゲノムへの組み込み阻害	・インテグラーゼ阻害薬 　ラルテグラビル，エルビテグラビル，ドルテグラビル
		ウイルスタンパク分解酵素阻害	・プロテアーゼ阻害薬 　リトナビル，ロピナビルなど
B 型肝炎ウイルス（HBV）	p.118 p.254	ヌクレオシド系逆転写酵素阻害	ラミブジン，テノホビル，アデホビル，エンテカビル
C 型肝炎ウイルス（HCV）	p.118 p.254	（直接作用型抗ウイルス薬［DAA］）	・NS3・NS4A プロテアーゼ阻害薬 　アスナプレビルなど ・NS5A 阻害薬 　ダグラタスビルなど ・NS5B ポリメラーゼ阻害薬 　ソホスブビル ・配合剤 　レジパスビル・ソホスブビル配合など ・RNA ポリメラーゼ阻害薬 　リバビリンなど
ヒトオルソニューモウイルス（RS ウイルス）	p.105	モノクローナル抗体（ウイルス吸着阻害）	パリビスマブ

第 10 章 感染症各論 1

全身性および器官別感染症

1 | 全身性ウイルス感染症

A 全身性ウイルス感染症とは

ウイルス感染症には，特定の臓器・器官のみを侵し，その臓器・器官由来の症状が出るもの（ウイルス性肝炎など）と，全身症状（発熱，倦怠感など）をきたすものがある．本項では便宜的に，全身に症状を引き起こすウイルス性疾患として重要な麻疹，風疹，水痘，ムンプスなどを全身性ウイルス感染症としてまとめ，解説する．

B 全身性ウイルス感染症の解説

1 | 麻疹 measles

●麻疹とは

[1] p.104, 麻疹ウイルス

RNAウイルスであるパラミクソウイルス科に含まれる麻疹ウイルス[1]によって引き起こされる全身性ウイルス感染症である．麻疹，はしかという．小児感染症としては重篤度が高く，開発途上国を中心として世界で毎年数十万人が死亡していると推計されている．日本では2015年に麻疹排除宣言が出され，常在する麻疹はなくなったものと考えられるが，輸入例あるいはそれから伝播したと考えられる流行はしばしば起こっている．

●感染経路

伝染力がきわめて強く，飛沫核感染（空気感染）・飛沫感染・粘膜を介した接触感染で伝播する．1人の患者が何人の感受性者に伝染させるかという指標（基本再生産数 R_0）の麻疹の値は，疫学的な研究では $12 \sim 18$ と推計されており，これはインフルエンザの $1.5 \sim 1.8$，エボラ出血熱の $1.5 \sim 2.5$ などと

[2] p.182, ヴィルレンス

比べて非常に高い．また，ウイルスの病原性（ヴィルレンス[2]）も高く，感受性者（ワクチン接種も罹患歴もない者）が感染した場合は必ず発症する顕

[3] p.181, 宿主・病原体関係からみた感染の様式

性感染[3]となり，不顕性感染[3]はみられない．ただし，ワクチンを1回のみ接種した者など，不完全な感染防御免疫をもった個体に感染した場合は，非典型的な臨床経過をとることがある（修飾麻疹）．

●症状

臨床経過として，潜伏期，カタル期，発疹期，回復期に分ける（**図10-1**）．潜伏期は通常 $10 \sim 14$ 日で，その後，上気道炎，結膜炎，鼻炎（rhinitis）などのカタル症状（粘膜の炎症）が出現する（**カタル期**）．このときの発熱はお

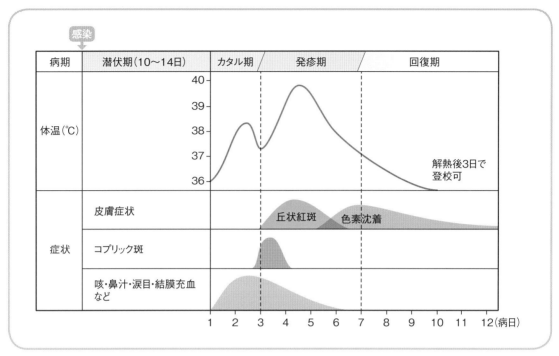

図 10-1　麻疹の経過図

およそ38℃までである．カタル期の終わり頃に，口腔内の頬粘膜に典型的な**コプリック斑**（Koplik spot）が出現する．これは粟粒^{ぞくりゅうだい}大の白色の小斑で紅暈^{うん}を伴うことがあり，「ミルクかす様」とも称される．数日間のカタル期が終わると解熱傾向となるが，熱は再び上昇する（**二峰性の発熱**）．それとともに麻疹特有の発疹が出現する（発疹期）．麻疹の発疹は，はじめは赤く，やがて紫紅色となりわずかに盛り上がる**丘状紅斑**とよばれる状態である．発疹は頸部や顔面からはじまり，解熱傾向とともに下行性に全身に広がる．発疹出現後3〜4日で回復期に入り，解熱し全身状態は改善していくが，治癒後も皮膚の浅黒い色素沈着は数週間残る．

●合併症・続発症

麻疹ウイルスはリンパ球に感染するため，麻疹によってリンパ球の数や機能が低下し，一過性の免疫不全状態となる．そのため二次性の細菌感染症が起こりやすくなり，肺炎，中耳炎，喉頭炎などが起こる．開発途上国での重症化の原因はとくに細菌性肺炎であり，麻疹の致死率は5％を超えることがある．およそ0.1％の頻度で続発症としての脳炎をきたすが，これは予後不良で，致死率は10％以上であり，生存例でも麻痺などの後遺症を残すことがある．

また，数万人の麻疹既往者に1人の頻度で，麻疹感染の数年後に**遅発性感染症**[4]として**亜急性硬化性全脳炎**（SSPE）を続発する．予後はきわめて不良である．これは変異した麻疹ウイルスが原因と考えられている．

[4] p.180，遅発性感染

●**診断**

　麻疹の典型的な臨床経過を熟知していれば臨床診断は容易である．コプリック斑は麻疹に特徴的であり，1つでも発見できれば臨床診断が可能である．しかし麻疹の症例数が少なくなり，また前述の修飾麻疹も増えているため，近年では検査診断も重要となっている．ウイルス分離，抗体価測定（酵素抗体法［EIA/ELISA］による特異的 IgM 抗体の検出，中和試験［NT］，赤血球凝集抑制試験［HI］など）を用いる．

●**治療**

[5] p.174, 血清療法

　麻疹に対して特異的な抗ウイルス薬はない．二次性細菌感染症に対して抗菌薬が，重症麻疹に対してはヒト免疫グロブリン製剤（血清療法[5]）を用いることがある．SSPE にイノシンプラノベクスを用いることがある．

●**予防・感染対策**

　すぐれた弱毒生ワクチンが実用化されている．定期接種として麻疹・風疹混合ワクチン（MR ワクチン）が，1歳時と小学校入学前の1年間の2回，接種が規定されている．

[6] p.354, 空気感染予防策

　麻疹は空気感染（飛沫核感染）する代表的疾患であるので，院内感染対策としては空気感染（飛沫核感染）予防策[6]を取る．

2 ｜ **風疹** rubella

●**風疹とは**

[7] p.109, 風疹ウイルス

　RNA ウイルスであるトガウイルス科に含まれる風疹ウイルス[7]によって引き起こされる全身性ウイルス感染症である．三日ばしか，欧米では German measles（ドイツばしか）とも通称される．これらの通称名でもわかるとおり，臨床症状は麻疹に類似しているが軽症であり，通常重症化したり死亡したりすることはない．ただし，妊婦が感染すると胎児に先天奇形を生じ

[8] p.290, CRS

る先天性風疹症候群（CRS）[8]をきたすため，感染予防策が重要である．

●**症状**

　潜伏期は長く通常 14 ～ 21 日程度であり，そののち発熱，リンパ節腫脹，発疹の3主徴で発症する（**図10-2**）．発熱はほとんどみられないものから 38℃台まで，リンパ節腫脹はとくに後耳介リンパ節が特徴的であり，発疹は淡いピンク色の紅斑であり，顔面から体幹，四肢へと拡大する．咽頭痛，関節痛や結膜炎をみることもある．きわめてまれに脳炎を発症する．一方で不顕性感染も少なくない．

●**診断**

　3主徴がそろった場合は臨床診断も可能であるが，検査診断が必要である場合も少なくない．その場合は，抗体価測定（HI，EIA/ELISA による特異的 IgM 抗体の検出など）が一般的である．

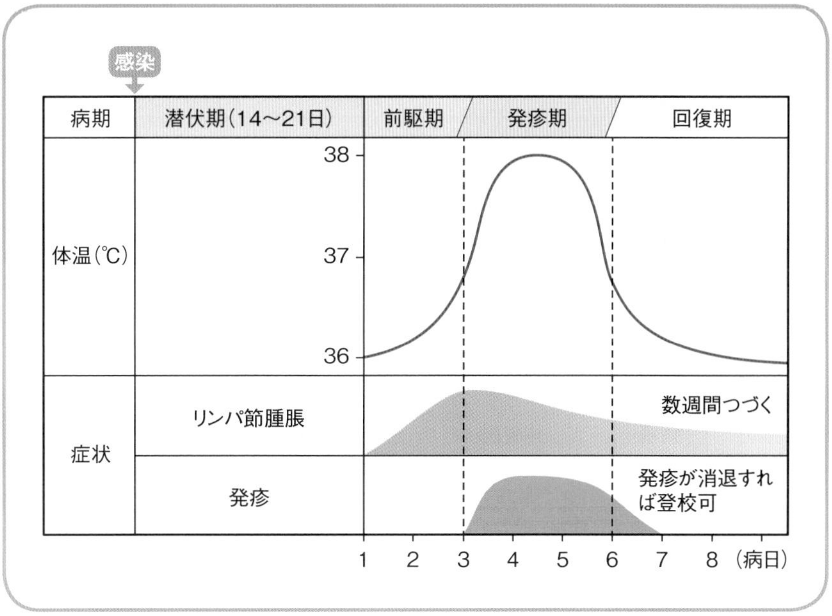

図 10-2　風疹の経過図

●治療

特異的な抗ウイルス薬はないので，必要であれば対症療法となる．

●予防・感染対策

すぐれた弱毒生ワクチンが実用化されており，通常，MR ワクチンとして接種される[9]．

[9] p.210，麻疹-予防・感染対策

3 水痘（みずぼうそう）varicella/chickenpox

●水痘（みずぼうそう）とは

[10] p.95，VZV

ヘルペスウイルス科に含まれる水痘・帯状疱疹ウイルス（VZV）[10] による全身性ウイルス感染症である．欧米では chickenpox，日本ではみずぼうそうとも俗称される．VZV が初感染すると高率に水痘を発症する．水痘が治癒した後もウイルスは脊髄後根などの知覚神経節に潜伏感染[11] し，何らかの要因でウイルスが再活性化されると回帰発症[11] して帯状疱疹（herpes zoster [shingles]）[12] という別の疾患を引き起こす．

[11] p.87，発症までの経過

[12] p.274，水痘・帯状疱疹

●診断（症状）

空気感染（飛沫核感染）あるいは飛沫感染で経気道的に VZV に感染した後，ウイルスは気道粘膜で増殖し感染後 4 ～ 6 日で一次ウイルス血症をきたす．ウイルスは肝臓・脾臓の細胞でさらに増殖して二次ウイルス血症を起こしたのち，皮膚症状が出現するとともに発熱をきたす．ここにいたるまでが潜伏期であり，およそ 2 週間程度である（図 10-3）．

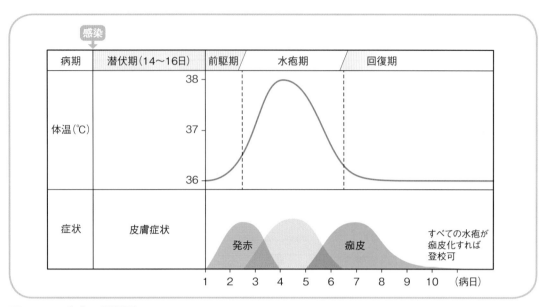

図10-3　**水痘の経過図**

　　皮膚症状は発赤ではじまり，水疱に移行する．水疱は顔面・体幹に多いが，頭皮や足底，口腔内などにもみられることがある．水疱は膿疱に進行し，やがて痂皮（かさぶた）となる．発赤・水疱・膿疱・痂皮が混在することが痘瘡[13]との鑑別点となる．すべての水疱が痂皮化すると感染力はなくなり，治癒したとみなされるが，全体の病期はおよそ7日程度である．健康な小児には予後良好な疾患であるが，免疫不全児では致死的となることがある．また，成人が罹患すると重症化しやすい．

[13] p.92, 痘瘡ウイルス

●治療

[14] p.205, 表9-3

　　有効な抗ウイルス薬が存在する．ウイルス感染細胞のDNA合成を阻害する薬剤として，第一世代のアシクロビル[14]が開発された．アシクロビルは血中半減期が短いという欠点があったため，現在ではそのプロドラッグ*であるバラシクロビルなどが用いられる．また後述のワクチンは，感染者に曝露した後でも72時間以内に接種すると発症ないし重症化を防ぐことができる（曝露後発症予防としてのワクチン）．帯状疱疹にはアシクロビルとは別の経路でウイルスDNAの複製を阻害するアメナメビルも認可された．

＊プロドラッグ
もとの薬剤ではほとんど効果がないが，体内に入ってから代謝され，構造が変わったときにはじめて効果が出るように設計された薬剤．バラシクロビルのように半減期を長くするために用いたり，胃酸による分解を防ぎ体内への吸収率を上げたりする目的で用いられる．

●予防・感染対策

　　有効な弱毒生ワクチンが存在する．現在は定期接種（A類疾病）として1歳以降，2回，接種が行われている．また，同ワクチンは帯状疱疹の発症予防としても有効であり，50歳以上に任意接種として施行できる．

4 ムンプス（流行性耳下腺炎）mumps

●ムンプスとは

[15] p.104, ムンプスウイルス

RNA ウイルスであるパラミクソウイルス科に含まれるムンプスウイルス[15]によって引き起こされる全身性ウイルス感染症である．流行性耳下腺炎，おたふくかぜともいう．発熱および両側もしくは片側の耳下腺の腫脹を主徴とする．

●症状

感染者の唾液を介した飛沫感染・接触感染で感染し，潜伏期約 16 ～ 18 日ののち，発熱および両側もしくは片側の耳下腺腫脹で発症する（図10-4）．不顕性感染も少なくない．耳下腺のみならず，顎下腺や舌下腺など他の唾液腺が腫脹することもある．無菌性髄膜炎（ウイルス性髄膜炎）や脳炎，膵炎，難聴，成人例では精巣炎や卵巣炎などを合併することがある．とくに難聴は重要な合併症であり，ムンプスの0.1 ～ 1% に起こり，片側あるいは両側の高度な感音性難聴となる．後天性難聴の原因疾患として重要である．

●診断

耳下腺腫脹をきたす疾患はムンプス以外にもあり，またムンプスでも耳下腺腫脹を伴わない場合があるため，検査診断は重要である．ウイルス分離は唾液，髄液，尿などから可能である．またこれらの検体を用いて RT-PCR による遺伝子診断も可能である．血清学的診断は赤血球凝集抑制試験（HI），補体結合反応（CF），中和試験（NT），酵素抗体法（EIA）などが利用できるが，ペア血清による回復期の抗体価上昇，あるいは EIA によるウイルス特異的 IgM 抗体の検出による証明が必要である．

●治療

特異的な抗ウイルス薬はないので対症療法となる．髄膜炎の予後は良好で

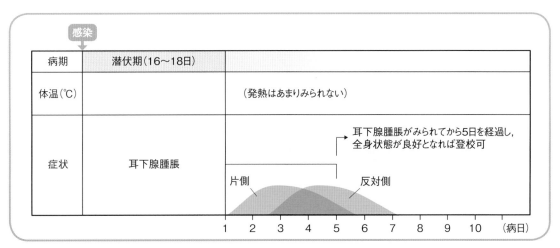

図 10-4　ムンプスの経過図

あるが，難聴は不可逆的である.

●**予防・感染対策**

　弱毒生ワクチンがあるが 2020 年 4 月現在，任意接種である. 世界的には麻疹・風疹・おたふくかぜの 3 種混合ワクチン（MMR ワクチン）の 2 回接種が主流であるが，日本では髄膜炎の副反応のため同ワクチンは製造中止となっており，単味ワクチンしか利用できない.

5 ｜ 突発性発疹（突発疹）exanthem subitum

●**突発性発疹とは**

[16] p.96, HHV-6,HHV-7

　DNA ウイルスであるヘルペスウイルス科に含まれるヒトヘルペスウイルス 6B（**HHV-6B**）あるいは同 7（**HHV-7**）[16] によって引き起こされる全身性ウイルス感染症である.

　HHV-6B および HHV-7 はほぼすべての成人に感染しており，しばしば再活性化され無症状のまま唾液や母乳などに排泄されていると考えられる. 新生児は生後 6 ヵ月頃までは母からの移行抗体で防御されているが，その抗体が消失するころに HHV-6B に初感染すると考えられている. 不顕性感染もあるが，多くは突発性発疹を発症する. さらに 2 歳を過ぎた頃に HHV-7 に初感染し，こちらは不顕性感染の率が高いが，発症すると 2 度目の突発性発疹を発症することになる. 知恵がつく頃に発症するため，古くから「知恵熱」とよばれてきたものである.

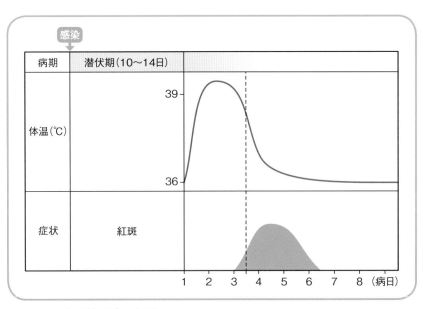

図 10-5　突発性発疹の経過図

●診断（症状）

潜伏期 10 ～ 14 日ののち，突然の 39℃以上の発熱で発症する（**図 10-5**）．HHV-6B の場合，生まれてはじめての発熱，ということも多い．高熱があるが機嫌がよいことも特徴的である．熱は 3 ～ 4 日続いた後，急速に解熱するが，その頃から顔面・体幹から四肢に広がる紅斑が出現し，1 ～ 3 日程度で消退する．基本的には予後良好な疾患であるが，まれに脳炎を起こす．治療後もウイルスは潜伏感染する．最近では，骨髄移植後の重篤な脳炎の原因ウイルスとして HHV-6B が問題となっている．

●治療

特異的な治療法はない．突発性発疹は基本的に予後良好な疾患である．

●予防・感染対策

ワクチンは開発されていない．ほぼすべての成人が HHV-6B，HHV-7 に潜伏感染しているため，感染予防も難しい．

6　伝染性単核症（伝染性単核球症）infectious mononucleosis

●伝染性単核症とは

DNA ウイルスであるヘルペスウイルス科に含まれる EB（エプスタイン-バー）ウイルス（EBV）[17] によって引き起こされる全身性ウイルス感染症である．サイトメガロウイルスでも同様の病態を起こすことがあり，あわせて伝染性単核症，あるいは伝染性単核症様症候群とよぶこともある．ここでは EBV によるものを説明する．

EBV は，日本では幼小児期に 8 割程度のヒトが感染し，不顕性感染の後，潜伏感染している．しかし思春期以降に EBV に初感染した場合，半数以上が伝染性単核（球）症を発症する．欧米では思春期に好発するため，キス病（kissing disease）ともよばれる．

[17] p.96，EBV

●診断（症状）

EBV に感染し，4 ～ 6 週の潜伏期の後，発熱，咽頭痛，リンパ節腫脹で発症する．咽頭痛は扁桃炎によるもので，口蓋扁桃に白色の偽膜（白苔^{はくたい}）を見ることが多く，溶血性レンサ球菌性咽頭炎との鑑別を要する．発熱は 2 週間以上持続し，肝脾腫をみることもある．末梢血に異型リンパ球をみることが病名の由来である．EBV 自体は B リンパ球に感染するが，異型リンパ球の本態は B リンパ球の異常増殖を抑制するために出現した幼弱な T リンパ球である．一般に経過は良好であるが，まれに慢性活動性 EBV 感染症に移行することがあり，その場合は予後がよくない．

●治療

特異的な抗ウイルス薬はないので対症療法である．前述のように咽頭炎は溶血性レンサ球菌性のものに似るが，本症にペニシリン系抗菌薬を投与すると過敏症状をきたすことがあるため禁忌とされており，鑑別が重要である．

● **予防・感染対策**

ワクチンはなく，抗ウイルス薬もない．

7 ｜ 手足口病 hand-foot-and-mouth disease, ヘルパンギーナ herpangina

● **手足口病，ヘルパンギーナとは**

　手足口病は病名のとおり，口腔内と手，足などに水疱が出現する疾患である．一方，ヘルパンギーナは手足口病の水疱が口腔粘膜のみに現れる．ともに夏季，乳幼児に流行する感染症の代表であり，エンテロウイルス属に含まれるウイルスが原因である．手足口病では**コクサッキーウイルス A6 および A16**[18]，エンテロウイルス 71[19] が原因であり，ヘルパンギーナはコクサッキーウイルス A2，3，4，5，6，10[18]，コクサッキーウイルス B[18]，エコーウイルス[20]，エンテロウイルス 68 〜 71[19] などが原因となる．

[18] p.101, コクサッキーウイルス
[19] p.101, エンテロウイルス
[20] p.101, エコーウイルス

● **診断（症状）**

　ともに数日間の潜伏期の後，ヘルパンギーナの場合は口腔粘膜に，手足口病の場合はそれとともに手掌，足底や足背，臀部，肘や膝などに水疱が出現する．口腔内の水疱は自壊して小潰瘍を形成する．発熱もあるが，ヘルパンギーナのほうが発熱の程度が高く，手足口病で高熱をみることはまれである．とくにヘルパンギーナの場合，口腔内潰瘍による疼痛のため嚥下困難となり，脱水症をきたすことがあるが，ともに基本的には予後良好な疾患である．エンテロウイルス属に含まれるウイルスは髄膜炎や心筋炎（myocarditis）などをきたすことがある．

● **治療**

　特異的な抗ウイルス薬はない．手足などの発疹に対して塗り薬などを用いる必要はない．ヘルパンギーナによる高熱に対して解熱薬を用いることがあり，脱水症を続発すれば輸液を行う．基本的に予後良好であるが，脳炎や髄膜炎の続発に対し経過観察が必要である．

d ● **予防・感染対策**

　エンテロウイルスは腸管粘膜細胞でも増殖するので，手足口病やヘルパンギーナが治癒してからも 2 〜 4 週間程度，糞便にウイルスを排出し続ける場合があり，出席停止による感染予防は実際的ではないため，学校保健安全法による学校感染症としては指定されていない．接触感染や飛沫感染を予防するため，手洗いの励行は有効である．ワクチンはないが，海外で重症例が報告されているエンテロウイルス 71 感染症に対してワクチンが開発中である．

8 ｜ 伝染性紅斑 erythema infectiosum

● **伝染性紅斑とは**

[21] p.99, パルボウイルス科

　ヒトパルボウイルス B19[21] による全身性ウイルス感染症である．両側の頬部に出現する紅斑が特徴的な症状であるため，りんご病ともよばれる．小

児に好発する．予後良好な疾患であるが，同ウイルスが妊婦に感染した場合には胎児水腫を発症し，流産・死産の原因となり，また輸血などで同ウイルスが免疫不全者に感染すると，骨髄無形成発作（aplastic crisis）を生じるため，伝染性紅斑のサーベイランス（流行の監視）は重要である．

●診断（症状）

10〜20日程度の潜伏期の後，両頬に境界明瞭な紅斑が生じる．続いて手足に「レース様」と形容される網目状の紅斑が出現する．通常これらの発疹は1週間程度で消失する．とくに成人の場合，高率に関節痛を伴い，ときに四肢のこわばりを訴えることがある．まれに頬の紅斑の7日くらい前に微熱やかぜ様症状をみることがあり，その時期にウイルス血症をきたしてウイルスの排泄量ももっとも多くなっている．風疹の流行期に重なると，鑑別が困難なことがある．

●治療

特異的な抗ウイルス薬はない．

●予防・感染対策

紅斑が出現している時期にはすでにウイルスの排出は終了しているため，出席停止による感染予防は効果がなく，学校保健安全法による学校感染症には指定されていない．ワクチンはない．

2 ｜ 発熱性感染症

A 発熱性感染症とは

ほとんどの感染症では，外来異物の侵入に対する免疫反応として発熱を伴う[1]．よって，発熱性感染症という分類は，通常の感染症の分類では行われないであろう．しかし臨床現場では，発熱しか症状がみられず，経過をみることで結果的に微生物が原因の感染症であると判明する場合がしばしばみられることから，本書では，発熱のみが症状となりうる感染症を列挙することで，疾患の鑑別に関する理解を深めようと考える．

[1] p.154, 自然免疫系

発熱では，感染症以外の疾患も鑑別となりうる．たとえば，自己免疫疾患[2]，膠原病でも発熱をきたすし，悪性腫瘍による腫瘍熱，薬物アレルギーによる薬剤熱，中枢神経や自律神経に原因があり体温調節に異常をきたす場合などがある．発熱患者を診た場合，それらとの鑑別も重要になる．

[2] p.163, 自己免疫疾患

発熱患者で，感染症を強く疑う場合は，以下のような場合である．

①海外渡航歴がある場合：デング熱[3]，ウイルス性出血熱[4]（エボラ出血熱など），マラリア，腸チフス・パラチフス，Q熱など．

[3] p.315, デング熱
[4] p.318, ウイルス性出血熱

②注意深い観察により節足動物による刺し口が発見できる場合：つつが虫病，日本紅斑熱など．

③初期症状は発熱のみであるが，進行すると随伴する症状がみられるもの：多くの感染症．

本項では，海外渡航歴がない不明熱としてみられることがあるつつが虫病，日本紅斑熱を中心に解説する．

B 発熱性感染症の解説

1 つつが虫病 scrub typhus/tsutsugamushi disease/tsutsugamushi fever

●つつが虫病とは

とくに，ペニシリン系薬，セフェム系薬で効果がない不明熱として紹介受診されることが多い疾患としてつつが虫病がある．特殊な細菌[5]であるリケッチアの1種であるオリエンチア・ツツガムシが原因である．ベクターはツツガムシである．

[5] p.70, 特殊な細菌

野生のダニであるツツガムシに咬まれることで感染する．潜伏期は約10日，主たる症状は高熱，発疹，リンパ節腫脹である．放置すると播種性血管

内凝固症候群（disseminated intravascular coagulation：DIC）をきたすことがあり予後は必ずしも良好とはいえない．ハイキングなどの野外活動歴を確認するとともに，陰部・臀部・背部など軟らかい皮膚の部位にある刺し口を確認することが診断に重要となる（本人は刺されたという自覚がない）．

●診断

上述のように，刺し口を探すことが重要である．検査・診断については前述[6]した.

[6] p.70, リケッチア

●治療

テトラサイクリン系薬が第一選択である．

●予防・感染対策

流行期に野外で活動する際には，皮膚の露出を避けることが予防となる．

[7] p.72, 日本紅斑熱リケッチア

2　日本紅斑熱 Japanese spotted fever[7]

リケッチアであるリケッチア・ジャポニカによる．ベクターはマダニ類であり，西日本の各地でみられる．病態的につつが虫病に似る疾患である．やはり行動歴と刺し口の検索が重要となる．治療はテトラサイクリン系薬を用いる．

3　その他の発熱性感染症

[8] p.241, 腸チフス・パラチフス
[9] p.137, マラリア原虫
　　 p.253, マラリア
[10] p.108, その他のフラビウイルス
[11] p.318, ウイルス性出血熱

腸チフス・パラチフス[8]，マラリア[9]，デング熱[10]やその他のウイルス性出血熱[11]については，海外渡航歴の問診が重要となる．

3 呼吸器感染症

A 呼吸器感染症とは

その他の呼吸器感染症

呼吸窮迫症候群(RDS)を呈するSARSやMERSについては「新興・再興感染症」(⇨ p.315)で説明する.

空気の取り入れ口である鼻や口，空気の通り道である咽頭から肺にいたるまでの喉頭，気管，気管支，細気管支や気道，ガス交換の場である肺（肺胞

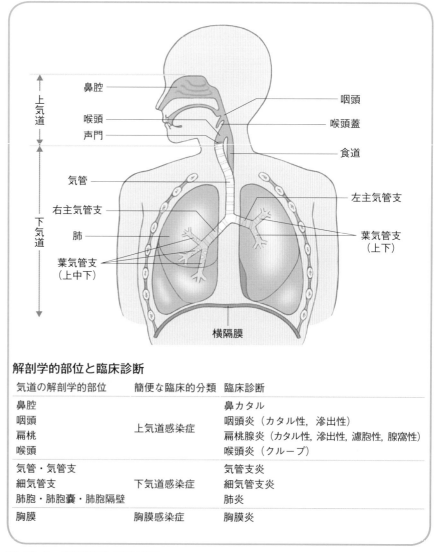

解剖学的部位と臨床診断

気道の解剖学的部位	簡便な臨床的分類	臨床診断
鼻腔		鼻カタル
咽頭		咽頭炎（カタル性，滲出性）
扁桃	上気道感染症	扁桃腺炎（カタル性，滲出性，濾胞性，腺窩性）
喉頭		喉頭炎（クループ）
気管・気管支		気管支炎
細気管支	下気道感染症	細気管支炎
肺胞・肺胞嚢・肺胞隔壁		肺炎
胸膜	胸膜感染症	胸膜炎

図 10-6 呼吸器系の解剖図

領域）に感染をきたす疾患を呼吸器感染症という（図10-6）.

1 臨床的な特徴

炎症の場が気道上皮（粘膜）や肺胞および間質（肺胞隔壁）にあるため，炎症部位から鼻汁，くしゃみなどを生じる鼻炎症状，咽頭痛，嗄声（しわがれ声）などの軽微な症状から，喀痰を伴う湿性咳嗽，呼吸困難，全身倦怠感，発熱，胸痛といった全身症状を訴えるなどさまざまで，医療機関を訪れる患者のなかで最も頻度が高い．間質（肺胞隔壁）の感染では喀痰を伴わない乾性咳嗽となる．重症では頻呼吸やチアノーゼなどの徴候を認める．また，年長児や成人においては軽微な症状にすぎないものが，乳幼児期においては重篤となることがある．

2 起因微生物

原因となる微生物は細菌，真菌，ウイルス，寄生虫と多岐にわたり，ウイルスによる一次感染に続き細菌による二次感染もある（表10-1）．また，反射機能の低下した高齢者や中枢神経障害を伴う患者，臥床患者では口腔内常在細菌による嚥下性肺炎や，免疫能が低下した場合にみられるニューモシスチス肺炎（*Pneumocystis* pneumonia：PCP）やサイトメガロウイルス肺炎（*Cytomegalovirus* pneumonia）[1] などの内因感染[2] がある.

[1] p.301, サイトメガロウイルス
[2] p.183, 内因感染と外因感染

3 感染経路

気道から侵入し気道上皮や肺胞などで定着，増殖し感染する経気道感染である．多くは気道上皮で捕捉されるため飛沫感染（および接触感染）であるが，直接肺胞まで届き感染する飛沫核感染（空気感染）もある（結核，麻疹，水痘および免疫不全による重症全身性帯状疱疹）．

表10-1 呼吸器疾患の原因

感染症
● ウイルス
● リケッチア
● マイコプラズマ
● クラミジア
● 梅毒トレポネーマ（先天梅毒）
● その他の細菌
● 真菌
● 寄生虫
アレルギー性
物理化学的要因（寒冷，塵埃など）
その他

4 ｜ 感染原因

　日常生活のなか，とくに家庭や学校，幼稚園，保育園の他，病院（医療関連施設）などの集団生活を送る場所や公共交通機関，映画館など人が多く集まる場所で，飛沫または飛沫核を介して感染することが多い．肺炎では，病院に入院後48時間以降に発症した場合を院内肺炎と定義し，それ以外の市中で感染し発症した場合の市中肺炎と分けることがある．これは病院環境を含め重大な基礎疾患を有するなどの患者背景や原因菌が耐性菌であったりするなど，市中肺炎と患者背景や原因菌が大きく異なるためである．その他，レジオネラ肺炎（*Legionella* pneumonia），ポンティアック熱（Pontiac fever）[3]のように環境中のエアロゾルを吸入することにより感染，発症するものや，オウム病（後述）のように病気の鳥類やその排泄物を吸入することにより感染・発症する動物由来感染症（人獣共通感染症）もある．

[3] p.50, レジオネラ・ニューモフィラ

B 主な呼吸器感染症

　感染部位によって，咽頭から喉頭までの上気道感染症（上気道炎），気管から肺までの下気道感染症（下気道炎）および胸膜感染症（胸膜炎）に分けられる（図10-6）．また，肺では主に肺胞に炎症が及んでいる場合を肺炎，間質（肺胞隔壁）に炎症がある場合を肺臓炎という場合があるが，両者合わせて肺炎（pneumonia）とよぶことが多い．

　一般的に気管支肺炎（bronchopneumonia），肺炎などの下気道感染症では，咳嗽や発熱を中心とした全身症状が強く，咽頭炎，喉頭炎などの上気道感染症では，咽頭痛や嗄声など軽症のことが多い．しかし，局所の炎症でも気道狭窄をきたす場合などはチアノーゼをきたし重症となる場合もあるので注意を要する．また，乳幼児においては単なる上気道炎が短時日のうちに重篤な下気道感染症に進展しやすい．どちらも日単位で経過する急性のものが多いが，月単位で経過する慢性のものもある．SARS[4]やMERS[4]のように病原性の高い疾患では，呼吸窮迫症候群（respiratory distress syndrome：RDS）となり重症化し死亡することがある．

[4] p.320, SARS, MERS

C 呼吸器感染症の解説

1 ｜ 普通かぜ症候群（感冒）common cold/coryza

●普通かぜ症候群（感冒）とは

　鼻汁，鼻閉症状など鼻炎，鼻カタル症状を主とする最も一般的な感染症で，多くの人が年に数回程度罹患する．

●起因微生物

[5] p.101, ライノウイルス

100 以上の型をもつライノウイルス[5] をはじめ，ヒトコロナウイルス，ヒトレスピロウイルス，ヒトルブラウイルス（パラインフルエンザウイルス），ヒトオルソニューモウイルス，アデノウイルス，エコーウイルス，エンテロウイルスなど，ウイルスによることが 80% 以上と最も多い．肺炎マイコプラズマ，肺炎クラミジアなどの他，アレルギーや寒冷因子なども原因となることがある．

●症状

発熱は軽度で 2〜3 日で解熱する．咽頭炎を同時に伴うことも多く，喉頭炎症状として嗄声をきたすこともある．乳幼児では咽頭炎が加わると 39〜40℃の高熱をきたすことがある．主たる感染経路は接触感染と飛沫感染で，罹患回数は年齢が長じるにつれしだいに減り，鼻汁よりも鼻閉，鼻咽頭の不快感などが主症状となる．

●診断

診断は臨床症状と身体的所見からなされ，通常，起因微生物の検索は乳児期のヒトオルソニューモウイルス以外，とくにされない．肺炎など細菌感染の合併が疑われる場合は白血球数とその分画，赤血球沈降速度や CRP などの血液検査や胸部 X 線検査などを行うことがある．インフルエンザ流行期に最も鑑別を要するが，表 10-2 のようにインフルエンザとは異なる．要するに

表 10-2　インフルエンザと感冒との違い

	インフルエンザ	感冒
感染力	強い，罹患率 20〜40%	弱い
発症	急激	緩徐
症状の概要	一般全身症状	上気道局所症状
悪寒	ある	ほとんどないか軽度
発熱および熱型	高く，しばしば二峰性	多くは無熱
頭痛・腰痛・関節痛・筋痛	強い	軽い，しばしば頭痛だけ
全身倦怠感	強い	あっても軽度
重症感	ある	ない
鼻・咽頭部のカタル症状	後から出現する	先行，著明
扁桃腺炎	ない，あるいは軽い	しばしばある
眼球結膜充血	しばしばある	普通ない
脈拍数	しばしば比較的徐脈	発熱の程度による
白血球数減少	しばしばある	あっても軽度
経過	合併症がなければ短い	短いが長引くこともある
流行期間	通常は数ヵ月で終わる	通年性
発生状況	流行性	散発性
病原体	インフルエンザウイルス	主にライノウイルス
合併症	気管支炎・肺炎	少ない，中耳炎・副鼻腔炎
回復後の免疫	あり，3〜4ヵ月はつづく	ない，あってもごく短期間

インフルエンザ（後述）では全身症状が強く，感冒では鼻カタル症状など局所症状が強い．

●治療

アレルギー性や寒冷因子によるものを含めてすべて対症的に行う（対症療法）．すなわち，鼻汁などの粘膜症状に対して抗ヒスタミン薬を中心に，発熱に対しては解熱薬を投与するなどがあるが，喀痰を伴うときは去痰薬などで経過観察する．抗菌薬の投与は不要である．

●予防・感染対策

日常生活での予防・感染対策はとくにないが，有症状患者のサージカルマスク着用が有用である．子どもが起因微生物を保有していることも多く，新生児や乳幼児が入院している病院では小児病棟・病室に子どもを入室させないなどの対策が必要である．ライノウイルスをはじめエンベロープをもたないウイルスも多いため，速乾性擦り込み式手指消毒薬は無効として対応するなどの注意が必要である[6]．

[6] p.336, アルコール類

> **もう少しくわしく**
>
> ## カタル（catarrh）とは
>
> カタルとは「組織の壊死を伴わない炎症」と定義される．カタル性疾患の代表には鼻炎や上気道炎，感冒など炎症の程度が軽い感染症が入る．したがって，発熱も軽度で症状も鼻汁や眼脂，喀痰を中心とした粘膜症状が主体となるが，百日咳や麻疹などのカタル期では咳嗽も強く，麻疹では強い咳嗽とともに高熱も出る．とくに乳幼児は耳管が短く真っ直ぐなため，中耳炎（otitis media）を起こしやすく，また気管支などの気道が細いため肺炎を合併することがある．したがって，乳幼児ではこれらの解剖学的特徴から，重症化する場合は経過が早いので十分な観察と注意が必要となる．

2 ｜ インフルエンザ influenza

[7] p.102, インフルエンザウイルス

●インフルエンザとは

急性上気道炎のなかで最も重要なものであり，インフルエンザウイルス[7]の飛沫感染による上気道粘膜への感染により発症し，潜伏期間は1〜2日と短い．インフルエンザウイルスにはA型，B型およびC型があるが，A型が最も重症化しやすく重要である．中和抗体がないか，低い宿主に感染し発症する．下気道へも進展しやすく，A型は世界的流行（パンデミック）を含めて爆発的に広範な流行をきたしやすい．流行期は乾燥した冬季が多いが，世界的大流行を起こすときはしばしば夏季にはじまることが経験されている．

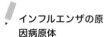

インフルエンザの原因病原体

インフルエンザ菌はインフルエンザの原因病原体ではない．1930年代にインフルエンザはウイルス性疾患であることがわかり，インフルエンザ菌は二次感染という役まわりになった．A型は1933年，B型は1940年，C型は1950年に発見されている．

●症状

突然に悪寒をもって発症し，発熱，頭痛，腰痛，関節痛，筋肉痛，全身倦怠感などが著明で重症感を伴う（**表10-2**）．下痢などの消化器症状を伴うこ

とがある．体温は1〜2日で急激に39〜40℃に達した後，気道炎症状が出現するという順序をとることが多い．発熱は3〜4日持続した後，急速に解熱する．全経過はほぼ1週間〜10日である．きわめて軽症で感冒程度に終わるものから，肺炎にまで進展する重篤なものまでさまざまである．また，細菌の混合感染（二次感染）が起こることがあるので，発熱が4日以上続く場合にはこれを疑う．幼小児や心疾患，慢性呼吸器疾患などの基礎疾患を有する者，高齢者などは合併症にも注意する．

●診断

　流行期や流行地以外で臨床的にインフルエンザと診断することは困難であり，疑うことが大切である．他覚的所見として顔面紅潮，眼球結膜の充血，流涙，咽頭粘膜の発赤・腫脹，分泌物の増加などを認めるが，通常，胸部聴診所見などの身体的所見では著変を認めない．

　全経過が1週間と短いため，現在，インフルエンザを疑った場合，鼻腔ぬぐい液などから15分程度で抗原を同定するイムノクロマト法を用いた簡易診断キット（A型，B型を判定）が汎用されている．

●治療

　抗インフルエンザ薬として，経口薬（オセルタミビル，バロキサビル）や静注薬（ペラミビル），吸入薬（ザナミビル，ラニナミビル）などがある．発症48時間以内の使用により有意な有熱期間と有症状期間の短縮が知られている．また，必要に応じて予防投与がなされる場合がある．細菌性肺炎などの合併症がある場合は速やかに原因治療を開始する．幼小児へのアスピリンやアセトアミノフェン，メフェナム酸などの解熱薬の使用は，ライ症候群の発症をみることがあるので禁忌である．

●予防・感染対策

[8] p.171, 成分ワクチン

　中和抗体の上昇に2〜4週間ほど要するので，流行期前にA型2種類とB型2種類からなるインフルエンザワクチン（多価ワクチン，不活化ワクチン［広義］[8]）を1回または2回，抗原変異に合わせて毎年接種することが重要で，重症化を防ぐことができ4ヵ月ほど有効である．65歳以上の高齢者（定期B類予防接種として），慢性疾患や心疾患などを有するハイリスク者や医療従事者などは毎年のインフルエンザワクチン接種が推奨されている．

[9] p.353, 咳エチケット

　飛沫感染するので，流行期にはサージカルマスクの着用，手指衛生，呼吸器衛生/咳エチケット[9]の他，学校，幼稚園，保育所などの集団生活の場では，学級閉鎖・休校・休園などの社会的対策がとられる．また，高齢者が集団生活する施設などでは入所者の1名が発症した時点で，入所者に対して抗インフルエンザ薬の予防投与が推奨されている．

もう少し
くわしく **インフルエンザ脳症** influenza-associated encephalopathy

インフルエンザウイルス感染症を契機とした急性脳症（acute encephalopathy）である．中枢神経系へのウイルスの感染や炎症細胞の集簇は認められない．その病態はサイトカインストーム*による急激な多臓器障害と考えられている．臨床的特徴としては，発熱から神経症状出現までの時間が短く 48 時間以内である．

（髙崎智彦）

*サイトカインストーム
IL-6 や TNF-α などの炎症性サイトカインが血清中あるいは髄液中で著明に上昇する状態をいう．

3 | 百日咳 pertussis／whooping cough

●百日咳とは

[10] p.50，百日咳菌

百日咳菌[10]の飛沫感染によって起こる急性呼吸器感染症の 1 つである．強い感染力を有し，生後 6 ヵ月までの母子免疫は無効である．6 ヵ月未満の乳児が罹患した場合，無呼吸発作や脳症（encephalopathy）など重篤になる場合がある．百日咳は DPT-IPV 接種前の生後 3 ヵ月未満の乳児や定期接種が完了する前の小児が最も感染しやすいが，2000 年代に入ってから，抗体がないまたは低下した成人の百日咳感染が問題視されている．

●症状

潜伏期は通常 7 ～ 14 日で，感冒症状ではじまるが発熱はほとんどなく，経過は症例により軽重，長短があり，ワクチン接種歴によっても異なるが，6 ヵ月未満の乳児では重症化しやすい．年長児および成人では一般に軽症で喘息発作様の咳嗽のみが特徴であり，典型例はむしろ少ない．病期はカタル期，痙咳期，回復期の 3 期に分けられる．

① **カタル期（1 ～ 2 週）**：最も感染力の強い時期で，咳嗽に加えてときに鼻汁が出現する．咳嗽はしだいに増強し夜間発作的に咳き込むようになる．

② **痙咳期（2 ～ 6 週）**：咳嗽は数回から 20 数回と連続性（スタッカート［Staccato］）になり，顔面は紅潮して激しいときにはチアノーゼがみられる．続いて吸気性のヒューッという笛声を発する．この一連の発作を反復（レプリーゼ［Reprise］）した後に透明粘稠な痰を舌の上に喀出して静まるが，激しい咳嗽のため乳児や幼小児では嘔吐をしばしば伴う．また 3 ヵ月未満の乳児では無呼吸発作に移行しやすく入院が必要となることも多い．この

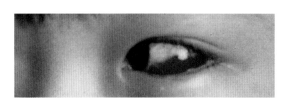

図 10-7　百日咳患児の結膜下出血

時期には眼瞼浮腫や顔面溢血斑（がんけん）（いっけつはん）＊，結膜下出血（**図10-7**），乳児では舌小帯断裂を伴うこともある．

③ **回復期（2〜4週）**：徐々に咳嗽発作は漸減しカタル性の咳嗽となるが，啼泣したり運動したりした後に咳嗽発作が続くことがある．

合併症として気管支炎，肺炎，中耳炎，脳症，鼠径ヘルニア，脱肛などがあり，とくに幼小児に肺炎や脳症を合併した場合や，先天性心疾患などがある場合の予後はよいとはいえない．

●診断

特有の咳嗽発作が重要であるが，重症化しやすい1歳未満では咳の期間を限定せず，成人を含む1歳以上では1週間以上咳が続いた場合は百日咳を疑う．百日咳菌の検出が可能な4週間までは菌の有無を確かめられる培養法あるいは核酸増幅法（LAMP法）による検査が第一選択となる．後鼻腔ぬぐい液から抽出した百日咳菌をLAMP法によって検出する遺伝子検査（発症から約4週間以内の患者で百日咳菌遺伝子を検出できる）や，百日咳菌に対するIgM抗体とIgA抗体を測定する血清学的検査が有用である．検査確定例との接触があった場合も百日咳と診断される．

●治療

エリスロマイシンなどのマクロライド系薬が第一選択薬である．成人ではミノサイクリンなどのテトラサイクリン系薬も有効である．抗菌薬治療が奏効するカタル期（発症から2週間以内）にマクロライド系抗菌薬による適切な治療を行う．抗菌薬の適正使用という観点からは百日咳菌の感染を明確にしたうえで抗菌薬を投与すべきであるが，感染力の強い百日咳菌は治療開始が遅れると二次感染が懸念されるため，検査結果が出るまでの数日間はマクロライド系抗菌薬を投与する．

●予防・感染対策

予防として生後3ヵ月からのDPT-IPV接種が有効である．飛沫感染による感染防止に留意し，とくに乳児は患者から遠ざける．患者との接触者に対してはマクロライド系抗菌薬を最低10日間投与する．感染力が強く母子免疫は無効であるので，百日咳を疑う患児の親が「いきなり咳き込む」，「咳き込んで吐いてしまう」，「息が詰まりそうになる」といった場合にも百日咳に対する検査と治療を行う必要がある．百日咳が疑われるような咳をしている人との接触があったという患者には，典型的な症状がない場合でも検査を実施する．

4 　咽頭炎 pharyngitis

●咽頭炎とは

咽頭に主病変を有し，咽頭痛，発熱を主症状とする急性のものがほとんどで，ウイルス性（非細菌性）と細菌性に分けられる．

1）ウイルス性咽頭炎

　ウイルス性咽頭炎の原因ウイルスと感染経路は感冒とほぼ同じである（前述）．症状は38℃程度の発熱と咽頭痛，嚥下痛を訴えるが，有熱期間は4日程度である．咽頭後壁のリンパ濾胞は発赤，腫脹し，無痛性の頸部リンパ節の腫大を伴うこともある．特有な所見として咽頭後壁や扁桃に灰白色の非融合性，針頭大の滲出斑が認められる（急性扁桃腺炎）．炎症が下気道に波及して咳嗽，喀痰，嗄声を認めることもある．白血球数はやや増加するが通常1万を超えることはない．ヘルパンギーナやインフルエンザ，伝染性単核症や咽頭結膜熱（PCF），アフタ性口内炎（aphthous stomatitis）といったウイルス性疾患との鑑別が必要なこともある．

2）細菌性咽頭炎

　細菌性咽頭炎は急激に発症し，高熱で咽頭後壁の著明な発赤，口蓋扁桃腫脹も著明で膿性滲出物が腺窩にも認められる（膿栓）．白血球数は1万を超え，ASO（ASLO）値やASK値の上昇が認められる場合，咽頭培養で化膿レンサ球菌[11]が分離される．黄色ブドウ球菌や淋菌などの一般化膿細菌が分離されることもある．

[11] p.42, 化膿レンサ球菌

●診断

1）細菌性咽頭炎

　急性糸球体腎炎（acute glomerulonephritis：AGN）やリウマチ熱（rheumatic fever）といった重要な続発症を起こすことがある化膿レンサ球菌によるものでは，その発赤毒により咽頭後壁などの粘膜が異様に赤いことが特徴である．黄色ブドウ球菌などによるものではこれほどの発赤はないが，いずれも抗菌薬投与前の咽頭培養や血液検査が必要である．咽頭後壁や口蓋扁桃などに汚い灰白色偽膜がある場合はジフテリア（diphtheria）（2類感染症）を疑い，異染小体染色（ナイセル染色）を施す．

牛首（bull's neck）

著明な首部リンパ節腫脹により牛首を認めることがあるがDPT-IPVにより日本ではきわめてまれである．

2）ウイルス性咽頭炎

　ウイルス性の場合の原因検索は不要である．咽頭などの局所所見だけでなく全身症状や血液検査所見などにも留意することが重要である．また学校や幼稚園，保育園などでの流行状況が参考になる．

●治療

1）細菌性咽頭炎

　肺炎マイコプラズマや肺炎クラミジアを含め細菌性の場合は，咽頭培養の結果から感受性のある抗菌薬の投与を行う．化膿レンサ球菌による咽頭炎の疑いが強い場合や高熱が続くときなどには，結果を待たずに抗菌薬を使用する場合もある（エンピリックな治療）．

2）ウイルス性咽頭炎

　ウイルス性の場合には，抗菌薬投与は無効であるばかりか耐性菌をつくりかねないので投与しない．とくに伝染性単核症の場合，ペニシリン系抗菌薬

の投与は皮疹を悪化させるため禁忌とされている．ウイルス性や，どちらか判断がつかない場合は，培養結果が出るまで待ち，できるだけ安静と水分補給や食事に留意する一般療法の他，対症療法を行う．

●予防・感染対策

予防としてとくに有効であるものはない．帰宅時の含嗽（がんそう）（うがい），手洗いなどを普段から心がける．

5　クループ croup・急性喉頭蓋炎 acute epiglottitis

●クループ・急性喉頭蓋炎とは

急性喉頭蓋炎または急性喉頭炎は感冒，麻疹，ジフテリアなどで起こり，気道の狭窄症状として呼吸困難を伴う場合をクループとよぶ．ジフテリア菌による器質的な狭窄によるものをとくに真性クループ，ウイルスによる炎症・浮腫によったものを仮性クループとよぶ．

●起因微生物

麻疹ウイルス，インフルエンザウイルス，ヒトレスピロウイルス，ヒトルブラウイルス（パラインフルエンザウイルス［とくに2型］），ヒトオルソニューモウイルス，ライノウイルスなどのウイルスの他，ジフテリア菌，インフルエンザ菌，ブドウ球菌，レンサ球菌などの細菌によっても起こる．その他，アレルギー性のものや異物によっても起こりうる（クループ様症候群）．

●感染経路

感染経路は飛沫感染，接触感染などで，病因にもよるが気道の狭い1〜5歳の幼児に多い．

●症状

仮性クループの多くは男児に多く，冬季の夜間，感冒症状に続いて突然，不安，苦悶状となり，犬吠様咳嗽（けんばい），喘鳴（ぜんめい），嗄声，顔面蒼白（そうはく），冷汗，チアノーゼを伴い，呼吸困難を訴える．これは吸気性の呼吸困難で心窩部や鎖骨上部の陥没をみる（陥没呼吸（かんぼつ））．

●診断

喘息発作と異なり吸気性の呼吸困難であり，喉頭ジフテリア（laryngeal diphtheria），気管内異物，咽後膿瘍（いんごのうよう）との鑑別が必要となる．鑑別のためにもX線検査および耳鼻科的検査が必要である．

●治療

まずネブライザーによるアドレナリンの吸入あるいは注射を行う．仮性クループは数時間で改善されるが発作的に反復することもある．

●予防・感染対策

ジフテリア予防としてのDPT-IPV以外にとくに有効であるものはない．帰宅時の含嗽，手洗いなどを普段から心がける．

呼吸困難の違い

喘息発作では気管支の収縮と分泌物の増加により逆流防止弁機構（浮き輪などの息吹き込み口のような）が働き，呼気性の呼吸困難となる．

6　気管支炎 bronchitis・細気管支炎 bronchiolitis

●気管支炎・細気管支炎とは

気管支炎は急性気管支炎と慢性気管支炎に分けられる．細気管支炎も気管支炎の一型であり，主として乳児に感冒に引き続いて起こり，炎症病変が終末細気管支を含む呼吸細気管支にあるものをいう．

●起因微生物

急性気管支炎：感冒の起因ウイルスに準ずる．

細気管支炎：ヒトオルソニューモウイルス[12]，ヒトレスピロウイルス，ヒトルブラウイルス（パラインフルエンザウイルス）など．

[12] p.105，ヒトオルソニューモウイルス

●感染経路

感冒に続発することが多い．炎症の波及部位により急性気管支炎，細気管支炎となる．

●症状

急性気管支炎は感冒に続発して発症し，しだいに激しい咳となり，しばしば胸痛を伴う．初期には乾性咳嗽であったものが痰を伴うようになり，痰も粘性から粘膿性となる．日常しばしばみられる疾患で，刺激性ガスの吸入などさまざまな原因で起こる．慢性気管支炎は，大気汚染や喫煙などによって気道内の気管支分泌腺からの粘液過剰分泌により，慢性あるいは反復性の咳嗽・喀痰として現れる疾患である．小児では気管支炎が反復する場合やアレルギー性のものが根底にある場合，副鼻腔炎（sinusitis）などが存在する場合が多い．

細気管支炎は急速に喘鳴，呼吸困難，チアノーゼをきたす．流行期にはインフルエンザウイルスも原因となるが，細菌感染は比較的少ない．刺激性ガスの吸入も原因となる．

●診断

症状と経過，聴診所見などの身体的所見，胸部 X 線検査によって診断する．気管支炎の聴診所見では両側性に湿性ラ音や乾性ラ音を聴取する程度である．二次的に細菌感染がない限り白血球数や赤血球沈降速度も正常範囲にある．細気管支炎では聴診上両側性に湿性ラ音や乾性ラ音を聴取する．6ヵ月未満の乳児のヒトオルソニューモウイルス感染症に対しては，イムノクロマト法や RT-PCR による迅速診断法が有用である．

●治療

できるだけ安静と保温を保ち，十分な睡眠と食事に留意する一般療法の他，鎮咳，去痰，水分補給などの対症療法を行う．膿性痰を呈し二次的細菌感染がある場合は感受性のある抗菌薬を投与する他，必要に応じて解熱・消炎薬を使用する．細気管支炎で呼吸困難，チアノーゼが著明な場合は酸素吸入とともにステロイド投与が有効である．このうちとくに心奇形を合併して

いる6ヵ月未満の乳児や早産児でヒトオルソニューモウイルス感染によるものでは，抗ヒトオルソニューモウイルスヒト化モノクローナル抗体（パリビズマブ）が有効であるが，その使用は重篤な基礎疾患をもった新生児・乳幼児に限られている．ヒトオルソニューモウイルス感染症は5類感染症である．いずれも通常1週間程度で治癒するが，ときに2〜4週と遷延することもある．

●予防・感染対策

日常生活での予防・感染対策はとくにない．帰宅時の含嗽，手洗いなどを普段から心がける．とくに幼小児の場合，感冒を含めて有病者との接触を避けるように努めるとともに，早期の安静・臥床は合併症や遷延化の予防に有効である．

7　市中肺炎・院内肺炎 community / hospital acquired pneumonia

●市中肺炎，院内肺炎とは

臨床的に有用な分類で，感染した場所が病院外か病院内かによって市中肺炎（院外肺炎）と院内肺炎に分けられる．多くは上気道炎に続発する．院内肺炎は入院後48時間以上経過してから発症した肺炎であり，入院時には感染していないものと定義されている．院内肺炎は入院患者の基礎疾患が重篤であるだけでなく，病院環境中の耐性菌が原因となる頻度が高いため，予後が悪いことが多い．したがって，早期診断と治療がきわめて重要である．

●起因微生物

市中肺炎の起因微生物は肺炎レンサ球菌が約20％と最多で，次いでインフルエンザ菌，肺炎マイコプラズマ，肺炎クラミジア，レジオネラなどである．院内肺炎の原因微生物は，耐性菌を含め市中肺炎より多岐にわたるため，より正確な原因菌の推定と薬剤感受性試験が必要となる．分離菌としてグラム陰性桿菌がグラム陽性菌より多く検出される．重要なものに緑膿菌，MRSE（methicillin-resistant *Staphylococcus epidermidis*：メチシリン耐性表皮ブドウ球菌），インフルエンザ菌，肺炎レンサ球菌などがあるが，ニューモシスチス・イロベチやサイトメガロウイルスなどの日和見病原体が原因となりうることも特徴である．

●診断

肺炎の診断は咳嗽，喀痰，発熱，呼吸困難，胸痛などの自覚症状や頻呼吸，頻脈，チアノーゼなどの他覚所見，打聴診，声音振盪などの身体的所見，胸部X線検査やCT検査による画像所見，炎症所見を含めた各種検査所見などから的確に行う．小児や高齢者では脱水，血圧低下にも注意する．高齢者では嚥下性肺炎を含めて呼吸器症状がはっきりせず，食欲不振，全身倦怠感，意識障害など非特異的なこともある．無気肺や胸水の貯留（胸膜炎），膿胸（empyema）などの合併症や基礎疾患は予後を左右するので注意する．院内

肺炎はすでに何らかの重篤な基礎疾患や免疫不全，人工呼吸管理下にあるなどの危険因子を有し急変することも多い．また，その症状や画像所見，検査結果が前面にあるため，肺炎症状や所見がわかりにくく診断困難なことも多く予後が悪いため，早期診断と原因菌の同定がきわめて重要である．

●治療

細菌感染症では感受性を示す抗菌薬を投与するのが大原則であるが，肺炎はただちに治療を開始しなければ生命予後にもかかわるため，喀痰のグラム染色および年齢や疫学などから原因菌を推定して抗菌薬投与を開始する（エンピリックな治療）．その後の培養結果から感受性のある抗菌薬に変更することも可能である（デ・エスカレーション[13]）．意識障害を伴う場合は入院加療が原則である．

[13] p.327, 抗菌薬の適正使用

解熱薬や去痰薬の他，チアノーゼがある場合の酸素吸入や胸痛がある場合の鎮痛薬などの対症療法やタッピング，体位ドレナージなどの呼吸リハビリテーションが行われる．

●予防・感染対策

空気の乾燥した冬季，とくにインフルエンザ流行期におけるサージカルマスクの着用，帰宅後の含嗽，手洗いの他，誤嚥性肺炎の多い高齢者や中枢神経障害を伴う者などは毎食後と就寝前の口腔ケアに加えて食後2時間座位に保つことなどを指導する．65歳以上の高齢者や60歳以上で慢性呼吸器疾患，慢性心疾患，糖尿病，肝硬変，腎不全などの基礎疾患がある者には積極的にインフルエンザ HA ワクチンや肺炎球菌ワクチン[14]の接種を勧める．

[14] p.171, 成分ワクチン

[15] p.326, 感染予防策の考え方の歴史的変化と標準予防策

[16] p.339, 院内感染対策

院内肺炎の予防には普段からの咳エチケットを含めた標準予防策[15]の徹底と遵守（じゅんしゅ）および教育，慎重な無菌操作などにより発症をできる限り抑える他，院内での検出菌や耐性菌の動向などの疫学調査を含めた院内感染対策[16]が重要である．

もう少しくわしく　非定型肺炎（atypical pneumonia）とは

βラクタム系薬（ペニシリン系，セファロスポリン系）の効果がみられない肺炎を総称して非定型肺炎とよぶが，肺結核を含めた抗酸菌症は非定型肺炎の治療でも治癒しないため除かれる．代表的なものとしてはマイコプラズマ肺炎，クラミジア肺炎，レジオネラ肺炎がある．肺炎マイコプラズマは細胞壁がない，肺炎クラミジアは細胞壁にペプチドグリカンを含まない，レジオネラは細胞内寄生菌であるため，いずれもβラクタム系薬は効果を示さない．テトラサイクリン系やマクロライド系，ニューキノロン系を用いる．主症状は乾性咳嗽で長期にわたることが多い．

8 ┃ **オウム病** parrot fever / psittacosis

●オウム病とは

[17] p.75, オウム病クラミジア

　病鳥との接触あるいはその排泄物からオウム病クラミジア（クラミジア・シッタシ *Chlamydia psittaci*）[17]を経気道的に吸入することにより感染し，1～2週間の潜伏期後に発熱と咳，筋痛などのインフルエンザ様症状からはじまり，熱は2～3日のうちに38～39℃に達する．発熱は2週間前後続き間質性肺炎を発症し，全経過は3～4週間前後と長い．重症化すると菌血症を起こし，比較的徐脈を伴う高熱と呼吸困難，意識障害から髄膜炎，心筋炎，多臓器不全により死亡することもある．オウム病は4類感染症である．

●診断

　乾性咳嗽とともにオウム，インコ，カナリア，ジュウシマツなどの鳥類の飼育や接触歴を確認する．胸部X線検査では間質性肺炎（スリガラス様陰影）を認めるがウイルス性肺炎との区別は困難である．経過が長いのでペア血清を用いての補体結合反応（CF）の他，喀痰や病鳥の検査材料から直接遺伝子を検出するPCRなどがある．

●治療

　成人の場合はミノサイクリンなどのテトラサイクリン系薬，小児ではエリスロマイシンなどのマクロライド系薬が第一選択薬である．

●予防・感染対策

　口移しで餌を与えない．とくに幼小児は病鳥との接触や飼育を避ける．病鳥は下痢で弱り，振戦（ふるえ）や羽が抜け落ちてくるのが特徴である．無症状でもストレスで排菌，発病することがある．汚れた鳥かごシートの交換時などには乾燥した塵埃を吸入しないようにサージカルマスクの着用と手洗いが大切である．

9 ┃ **結核** tuberculosis

●結核とは

[18] p.61, ヒト型結核菌

　ヒト型結核菌[18]を含む飛沫核を肺胞まで吸い込んで起こる飛沫核感染（空気感染）である．潜伏期は初感染から4～6週間後に初期変化群となり通常はこのまま治癒するため，感染と発病は明確に区別される．感染の可能性は普遍的であるが，初感染から引き続いて2年以内に一次結核症（肺門リンパ節結核，粟粒結核［miliary tuberculosis］）となって発病するのはまれである．初感染がいったん終息して再燃すると二次結核症となり，大部分が肺結核であるが，リンパ行性・血行性により腸結核や結核性腹膜炎，腎結核など臓器結核となることもある．肺結核は放置すれば進行する慢性疾患で患者も多く，日本でもっとも重要な呼吸器疾患の1つである．世界人口の約1/3（20億人以上）が感染しており，新規患者は年間約800万人で約300万人が死亡

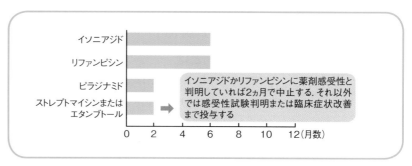

図 10-8　結核の初回標準治療法

リファンピシン，イソニアジド，ピラジナミドの 3 剤を基本に，エタンブトールかストレプトマイシンを追加して 4 剤とする．結核治療の基本はピラジナミドを用い 6 ヵ月で終了し，再発を起こさないことである．

［結核医療の基準，2018 年の改訂のポイント，ラジオ NIKKEI 感染症 TODAY を参考に作成］

[19] p.305，薬剤耐性結核菌

しているという世界最大規模の感染症である（再興感染症）．現在，エイズ患者（HIV 感染者）の結核や多剤耐性結核菌（MDR-TB）[19]，院内感染による医療従事者の結核が問題となっている．結核は 2 類感染症である．

●症状

初発症状は 2 週間以上続く咳と痰がほとんどで，まれに血痰で受診して発見される．全身症状としては微熱，寝汗，倦怠感，体重減少がある．

●診断

咳，痰が 2 週間以上続く患者では結核を念頭に置き，胸部 X 線検査や喀痰の塗抹染色・培養，PCR などの各種検査を行う必要がある．最近では BCG の影響を受けない結核菌特異的インターフェロン γ 遊離試験（IGRA）が行われている．

鑑別診断として非結核性抗酸菌症や結核浸潤乾酪型と細菌性肺炎，結核空洞型と肺化膿症，結核結節と肺がん，肺門リンパ節結核とサルコイドーシス（sarcoidosis）などがあり，鑑別ため種々の特殊検査がおこなわれる．

●治療

抗結核薬には第一選択薬としてイソニアジド，リファンピシン，エタンブトール，ストレプトマイシン，ピラジナミドの 5 剤があり，治療が長期間にわたることや耐性化防止と副作用を軽減するために多剤併用療法（cART）が行われる．このうちの 4 剤を組み合わせて用いる（初回標準治療法，**図 10-8**）．治療開始前に結核か非結核か，再発か耐性かといった鑑別診断を要する．治療途中での中断や不規則な服用などの結果，耐性菌が出現することがあるため，保健師などにより患者が確実に服薬したかを確認する DOTS（directly observed treatment, short course）が行われている．多剤耐性結核菌には標準治療にデラマニドを 2 ヵ月間上乗せして使用する．

●予防・感染対策

1歳未満の乳児に対する定期予防接種として，BCGが多管針法にて1回おこなわれている．外来あるいは入院患者で結核が判明した場合などの感染対策は空気感染（飛沫核感染）予防策[20]に準じるが，保健所と密に連絡を取り，接触者健診やイソニアジドの治療的内服を行う必要がある．

[20] p.354, 空気感染予防策

10 非結核性抗酸菌感染症 nontuberculous mycrobacteriosis

●非結核性抗酸菌感染症とは

[21] p.61, 抗酸菌
[22] p.62, らい菌

結核菌群[21] およびハンセン病の原因菌であるらい菌[22] 以外の抗酸菌による疾患をいう．大部分は土壌や水などの環境中に存在する日和見病原体である．多くは経気道的に感染して肺結核類似の症状を呈するが，一部は皮膚から感染して肉芽腫や潰瘍を起こす肺外疾患もある．ヒト-ヒト感染はない．菌種別にはMAC（*Mycobacterium avium* complex）とよばれる *M. avium* と *M. intracellulare* が約80%を占める．次いで *M. kansasii* が約15%と続く．肺結核や肺気腫などの慢性呼吸器疾患などを伴う場合が多いが，最近は健常者に発症する原発性のものが増加してきている．

●診断

喀痰や気管支洗浄液などの臨床材料からの菌の鏡検，培養などは結核菌と同じである．喀痰などからPCRなどの核酸増幅検査により菌の検出・同定を迅速に行うことができる．胸部CT検査では胸膜側に蜂の巣状陰影を認めることが多い．

●治療

非結核性抗酸菌の化学療法薬に対する感受性は低いものが多く治療に抵抗するが，薬剤感受性を示す薬剤を2剤以上組み合わせて使用する．リファンピシン，エタンブトール，ストレプトマイシンなどの抗結核薬やクラリスロマイシン，ニューキノロン系薬などが使用される．最も頻度の高いMACはとくに感受性が低く治癒しにくい．高度進行例で外科療法の適応があれば積極的に肺切除を行う．

●予防・感染対策

日常生活での予防・感染対策はとくにない．先行疾患として肺結核や肺気腫などの慢性呼吸器疾患があれば治療をする．原発性のものは夜更かしなど不規則な生活が影響していると考えられるので規則正しい生活リズムに戻すなどが予防となる．

11 重症急性呼吸器症候群 severe acute respiratory syndrome（SARS）・中東呼吸器症候群 Middle East respiratory syndrome（MERS）

[23] p.320, SARS, MERS

新興・再興感染症[23] を参照．

4 消化器感染症・食中毒

A 消化器感染症・食中毒とは

　　消化器系は口から摂取した食物を食道から肛門へと蠕動運動や分節運動に
よって送り，この間に消化と栄養分の吸収を行う一連の器官である（**図
10-9**）．摂取した食物の通り道である消化管（胃，小腸，大腸）と，消化・
吸収を助ける消化液を分泌する臓器（唾液腺，肝臓，胆囊，膵臓）に大別で
きる．とくに消化管内腔は体内にありながら外界（食物や水など）と接し，
必要とする水分や栄養分のみを吸収し，それ以外は体内にいれない，吸収し
た栄養分を異物として認識しないといった免疫機構が備わっている．しか
し，病原性の強い病原体が侵入した場合や多量の病原体を摂取した場合，常
在細菌叢の撹乱や宿主の抵抗力が低下した場合，ピロリ菌[1] のように巧妙な
しくみにより胃・十二指腸粘膜下に侵入した場合には，消化管感染症を発症
する．

[1] p.67，ヘリコバクター属

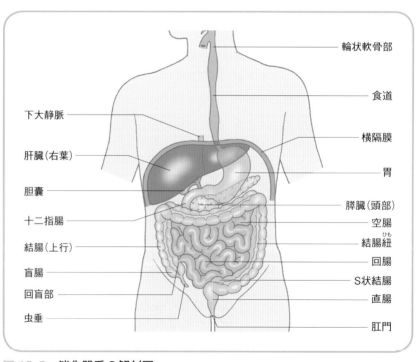

図 10-9　消化器系の解剖図

　消化管感染症（gastrointestinal infection）を起こす多くの病原体は，糞便などで汚染された飲食物や魚介類に寄生しているクドア，アニサキスなどの寄生虫を摂取することにより感染する（経口感染）ため，排泄物の衛生的な処理，清潔な飲料水，手洗いの励行，食物の十分な加熱調理などは感染予防に最も重要である．そのため，社会的要因として戦争や紛争，大きな自然災害でも上下水道が破壊され衛生的な環境が維持できなくなると，インフルエンザや麻疹とともに下痢を起こす病気が蔓延する．難民キャンプや開発途上国などでは現在でも大きな社会問題となっている．個人的要因として，高齢化とともに近年の医療の進歩に伴って重篤な基礎疾患を有する患者が増加していることがある．これらの抵抗力が低下した宿主に抗菌薬を使用すると腸管内の常在細菌叢の撹乱をきたし，菌交代症[2]によってたとえばディフィシル菌による偽膜性腸炎（pseudomembranous colitis）[3]を起こし，重大な結果を招くばかりか院内感染の原因となることがある．

[2] p.306, 菌交代症

[3] p.351, ディフィシル菌感染症

B　主な消化器感染症・食中毒

　消化管感染症は主に急性下痢（急性胃腸炎）を引き起こし，腹痛，悪心，嘔吐，発熱などの症状を伴うことが多いが，病原体によって引き起こされる症状は異なる．原因となる病原体は，細菌，ウイルス，原虫，寄生虫に大別される．いずれも経口摂取により感染が成立するが，ノロウイルス[4]や腸管出血性大腸菌（EHEC）[5]などのように，汚染した部位との接触や嘔吐時のエアロゾルや乾燥した吐瀉物の塵埃などから極少量のウイルス量や菌数で二次伝播（感染拡大）するものもある．

[4] p.110, カリシウイルス科

[5] p.52, EHEC

　消化管感染症や微生物による食中毒（food poisoning）では①感染前に食品中で病原体（細菌，真菌）から産生された毒素によるもの（生体外毒素産生型），②感染後に腸管内で増殖した病原体（細菌）から産生された毒素によるもの（感染毒素産生型），③腸管感染後の病原体（細菌，ウイルス，原虫，寄生虫）による直接作用によるもの（感染侵入型）の3つの感染機序が考えられる（表10-3）．

　食中毒は食品衛生法により規定され，有害物質に汚染された飲食物（食品添加物を含む）や食品に使用する器具・容器包装（玩具を含む）などによって起こる急性の中毒症状を呈する健康障害のことをいう．多くは急性胃腸炎症状が主となるが，なかにはボツリヌス毒，フグ毒による弛緩性麻痺を呈する場合もある．食中毒は原因物質により①微生物（細菌，ウイルス，真菌），②化学物質，③自然毒，④その他（原虫，寄生虫）に大別される．食中毒のなかには感染症法で規定されるものも含まれる（表10-4の太字）．

表10-3　**生体外毒素産生型，感染毒素産生型，感染侵入型の消化器感染症・食中毒の相違点**

	機序	代表例	潜伏期	発熱	症状	便の性状	二次伝播の有無	加熱調理による予防
生体外毒素	感染前に食品中で細菌，真菌から産生された毒素による	黄色ブドウ球菌，ボツリヌス菌，セレウス菌（嘔吐型）	短い．数時間〜半日	−	悪心，嘔吐，頻回の水様性下痢，複視などの神経症状（ボツリヌス菌）	水様性下痢，普通便（ボツリヌス菌）	−	黄色ブドウ球菌（耐熱性腸管毒）とセレウス菌（嘔吐型）によるものは不可
感染毒素	感染後に増殖した細菌から産生された毒素による	ウェルシュ菌，ボツリヌス菌(乳児)，セレウス菌（下痢型）	半日〜数日	−〜＋	悪寒，悪心，嘔吐，下痢，腹痛，全身倦怠感など	水様性下痢便，新鮮血便（原因による）	＋＋	乳児ボツリヌス症は不可
感染侵入型	感染後の細菌，ウイルス，原虫，寄生虫の直接作用による	サルモネラ，カンピロバクター，ナグビブリオ，病原大腸菌の多く	半日〜数日	±〜＋＋	悪寒，悪心，嘔吐，下痢，腹痛，全身倦怠感など	下痢便，血便，膿粘血便（原因による）	＋＋＋（腸炎ビブリオを除く）	可

C　消化器感染症・食中毒の解説

1　細菌性赤痢 bacillary dysentery

●細菌性赤痢とは

[6] p.54, 赤痢菌属

　赤痢菌[6]の経口摂取から起こる急性感染性大腸炎である（**表10-4**）．志賀赤痢菌（A亜群），フレクスナー赤痢菌（B亜群），ボイド赤痢菌（C亜群），ソンネイ赤痢菌（D亜群）の4亜群からなる．1960年頃までは年間数万例の発生があり，幼児で意識障害を伴う重症（疫痢）となるA亜群によるものが多かったが，現在は軽症で終わるD亜群によるものが最多で，次いでB亜群の順で，A亜群はほとんどみられない．現在でも年間を通して数百例の発症があり，南アジアや東南アジアなどの流行地からの輸入症例が多いが，輸入食品などからの日本国内での感染も依然としてみられる．赤痢菌は10〜100個程度の少量の菌数で感染が成立するため，家庭や寮，保育園，幼稚園などでの流行や井戸水の消毒不備による集団発生がまれにみられる．病後免疫はないので何度も罹患する．細菌性赤痢は3類感染症である．

●症状・診断

[7] p.54, しぶり腹

　赤痢菌は大腸粘膜内で増殖し粘膜を脱落させるため，定型例では2〜4日の潜伏期を経て発熱および膿粘血便，裏急後重（テネスムス，しぶり腹[7]）をきたすことが特徴である．最近は下痢と軽度の発熱で軽快するものが多

表10-4　**主な食中毒の原因物質**

微生物	細菌	食中毒菌	毒素型 (生体外毒素産生型)	黄色ブドウ球菌，**ボツリヌス菌**，セレウス菌
			感染型 (感染毒素産生型)	腸炎ビブリオ，**腸管出血性大腸菌（VT 産生）**，ウェルシュ菌，セレウス菌，**コレラ菌（O1 型，O139 型）**
			感染侵入型	サルモネラ，その他の病原大腸菌，腸炎エルシニア，カンピロバクター・ジェジュニ/コリ，**赤痢菌**，ナグビブリオ，**腸チフス菌**，**パラチフス A 菌**，エロモナス・ハイドロフィラ，エロモナス・ソブリア，プレジオモナス・シゲロイデス，ビブリオ・フルビアリス，ビブリオ・ミミカス
		その他の細菌		リステリア，偽結核菌，ビブリオ・バルニフィカス
	ウイルス			ノロウイルス，その他のウイルス
	真菌（カビ，キノコ）			カビ毒（マイコトキシン），毒キノコ
化学物質	ヒ素，有機リン（パラコートなどの農薬・殺鼠剤），有機水銀，添加物，重金属（カドミウム，鉛，スズなど），その他			
自然毒	動物性	フグ毒（テトロドトキシン），貝毒（麻痺性，下痢性）など		
	植物性	ソラニン（ジャガイモ発芽部），アミグダリン（果実・種子に含まれる青酸配糖体）		
その他	原虫	**クリプトスポリジウム**，サイクロスポーラ，**ランブル鞭毛虫**，**赤痢アメーバ**など		
	寄生虫	生鮮魚介類から	アニサキス，顎口虫，横川吸虫，クドア・セプテンプンクタータなど	
		その他の食品 (肉類，サワガニ など）から	ウエステルマン肺吸虫，宮崎肺吸虫，旋毛虫など	

太字：3 類および 4 類感染症病原体（細菌），5 類感染症病原体（原虫）

[8] p.241, 腸チフス

い．腸チフス[8]などのように菌が血中に入って菌血症を起こすことはない．したがって，便，とくに膿や粘血部からの細菌培養が重要である．流行地への海外渡航歴が参考になる．

●**治療**

ニューキノロン系薬やホスホマイシンを投与するが，細菌感染症では感受性を示す抗菌薬を投与するのが大原則である．大多数を占める D 亜群は多剤耐性菌が多い．治療終了後，2 回連続で排菌がないことを糞便検査で確認する．

●**予防・感染対策**

一般には加熱調理による予防が可能である．少量の菌数で感染するため，病院では接触感染予防策を施し二次伝播を防ぐ必要がある．海外旅行などで流行地に行くときには手洗いを含め，生水を摂取しないなどにとくに注意する．

2 ｜ アメーバ赤痢 amebic dysentery

●アメーバ赤痢とは

[9] p.134, 病原性アメーバ

　ヒト，サル，ブタなどを宿主とする赤痢アメーバ[9]の経口感染による腸管アメーバ症である．熱帯・亜熱帯の開発途上国を中心に年間4,000万人以上の感染が推定されている．日本でも海外渡航者の増加に伴い年間約800例と増加してきている．男性同性愛患者も多く，性感染症[10]の一面をもつ．感染宿主糞便中の囊子（シスト）が経口感染で侵入し，腸管内で栄養型となり増殖し，大腸粘膜に侵入し潰瘍性病変をつくる．さらに血中に入り肝臓や肺，脳などに移行し，多くは孤立性の肝膿瘍（hepatic abscess）（30～40%），横隔膜下膿瘍などを形成することがある（腸管外アメーバ症［extra-intestinal amoebiasis］）．アメーバ赤痢は4類感染症でただちに最寄りの保健所に届け出る必要がある．

[10] p.284, 性感染症と母子感染

●症状

　細菌性赤痢に類似するが，平熱のまま緩徐に発症することとイチゴゼリー状の血便が特徴で，数日～数週間の間隔で寛解と増悪を繰り返し慢性化する．

●診断

　粘血便などの有症状便や肝膿瘍液からは，赤血球を捕食した栄養型を検出する．有形便では囊子を検出する．有症状者であれば酵素抗体法（ELISA）なども用いられる．肝膿瘍などの有無を腹部超音波検査やCT検査で確認する．海外渡航歴が参考になる．

●治療

　抗原虫薬であるメトロニダゾール（囊子には無効）などを使用する．肝膿瘍などではドレナージなど外科的治療が必要となる．

●予防・感染対策

　水を含めて加熱調理による予防が可能である．一般の経口感染対策に準じるが，治療後も囊子を排出する場合もあるので二次伝播には注意が必要である．

3 ｜ 腸管出血性大腸菌（EHEC）感染症

●腸管出血性大腸菌感染症とは

　腸管出血性大腸菌（EHEC）によって起こる腸管感染症である（**表10-4**）．本菌はVT1とVT2のベロ毒素（VT）を産生し，主にウシが保菌する．1982年に米国で発生した本菌（O157：H7：K9）によるハンバーガーによる集団食中毒に端を発し，日本でも1990年に埼玉県浦和市の幼稚園で最初の集団食中毒があり，1996年に大阪府堺市や岡山県邑久町などを中心に13名の死者を伴う大規模食中毒が発生し，以降毎年4,000例前後の患者（死者を含む）が発生し常在化している．感染源は牛肉やその加工品，調理器具からの二次汚

染食品などである．10 〜 100 個程度の少量の菌数で感染が成立するため，二次伝播が起こりやすく集団発生もときにみられる．腸管出血性大腸菌感染症は 3 類感染症である．

● **症状**

潜伏期は数日から 4 日程度で軽い腹痛，水様性下痢からはじまる．しだいに下痢が頻回となり，重症例では激しい腹痛と血性下痢（新鮮血便）となる．通常は 10 日程度で軽快するが，幼児や高齢者ではベロ毒素によって急性腎障害，血小板減少，溶血性貧血（hemolytic anemia）からなる溶血性尿毒症症候群（hemolytic uremic syndrome：HUS）や，これに伴う脳症を併発して重症化・遷延化する場合がある．これは志賀赤痢菌による疫痢とほぼ同じ病態とされる．

● **診断**

便培養から起因菌を特定するとともにベロ毒素の検出を行う．ベロ毒素はVT1（志賀毒素と同一）または VT2（志賀毒素類似）のいずれかが検出されれば本菌と同定できる．

● **治療**

対症療法を主体に患者の状態からホスホマイシン，ニューキノロン系薬投与が行われる．HUS の併発があれば腎透析や腹膜透析などがおこなわれる．

● **予防・感染対策**

細菌性赤痢に準じる．とくに牛肉加工食品では内部まで加熱することが大切である．

> **もう少しくわしく**　**O157：H7：K9 とは**
>
> 細菌は細菌本体や莢膜，鞭毛それぞれの抗原性を用いて細分化（分類）している．細菌学の基礎はドイツ医学によるところが大きかったので，ドイツ語の頭文字からO（オー）は菌体抗原を，H は鞭毛抗原，K は莢膜・菌体表面抗原を表す．O は Ohne Hauchbildung の ohne（〜がない）という接頭語から，ホルマリン処理により菌体から鞭毛を外すことにより動けなくした菌体を抗原としたもので，H は Hauchbildung（息を吹きかけるとガラスに曇りができる意）から鞭毛抗原を，K は Kapsel（カプセル）で莢膜・菌体表面抗原を表す．O157, O26, O111 のように英字と数字の間にハイフンはいれない．

4　**腸チフス** typhoid fever・**パラチフス** paratyphoid

● **腸チフス・パラチフスとは**

[11] p.53, サルモネラ属

それぞれサルモネラ属[11] の腸チフス菌，パラチフス A 菌の経口摂取により発症する．パラチフスは腸チフスの軽症型で，臨床的に腸チフスとの鑑別は困難なために病原的に鑑別する．いずれもチフス性疾患として他のサルモ

ネラ属が起こす下痢を主症状としたサルモネラ食中毒（急性胃腸炎型）とは明確に区別される.

　東南アジアや南アジア，アフリカなど熱帯・亜熱帯の流行地からの輸入症例がほとんどで年間50〜100例ほどで推移している. また，これらの国から日本にきて飲食店で働く人（保菌者）を介しての国内発生例や集団発生も散見される. 腸チフス・パラチフスは3類感染症である.

●症状

　摂取菌量によって10〜14日程度の潜伏期を経て発症する. 発病は全身倦怠感や頭痛，悪寒を伴う発熱などの前駆症状から，数日のうちに発熱が階段状に上昇して5〜7日で最高に達し，39〜40℃の高熱が2〜3週持続し意識障害や高熱せん妄，無欲状のチフス顔貌をみる. このときに小腸のパイエル板などの腸管リンパ装置を壊して血中に入り菌血症を起こす. 発病後1週には比較的徐脈，白血球数減少，ときに脾腫や2〜4mmの淡紅色の少丘疹（チフス性バラ疹）が前胸部から腹部にかけてみられる. 発病後2〜3週頃から胆嚢から排菌されるようになり，徐々に解熱・回復傾向がみられるが，回腸下部（回盲部）に潰瘍性病変をつくり腸出血や腸穿孔などの重篤な合併症を起こすことがある.

●診断

　臨床的には熱型や白血球数減少，チフス性バラ疹，脾腫などが診断の根拠となる. 第1〜2病週にかけては菌血症があるので血液培養を，第2病週の終わり以降は糞便や尿からの菌検出を心がける. すでに抗菌薬投与があれば中止して菌検出を実施する. 便培養よりも胆汁培養を重視する.

●治療

　腸チフス菌に対する抗菌薬投与（セフトリアキソン，クロラムフェニコールなど），発熱やショックに対する輸液療法，腸出血・腸穿孔防止のための安静や食事療法がおこなわれる. 治療終了後3回連続で排菌がないことを糞便検査で確認する.

●予防・感染対策

　細菌性赤痢に準じる. 胆道系の長期保菌者がまれではないので，二次伝播防止のために保菌者の早期発見，除菌（アンピシリン4〜6週間長期服用）に努める. 胆汁から本菌を検出し，かつ胆石があれば胆嚢切除術が行われる.

5 | コレラ cholera

●コレラとは

　コレラ毒素を産生するO1型またはO139型コレラ菌の経口摂取による感染毒素型腸管感染症である. コレラは3類感染症である. 現在は軽症型のエルトール型コレラ（El Tor cholera）が第7次世界大流行中であるが，第6次までは重症のアジア型コレラ（Asiatic cholera）が流行していた. 日本で

の流行は現在ないが，アフリカや南アジア，東南アジアなどの途上国では現在も大きな社会問題となっており，日本における感染者のほとんどはこれらの流行国からであり，輸入感染症の一つとなっている．まれに汚染輸入魚介類からの感染例がある．

●症状

コレラ毒素により腸管から水分が多量に漏出することによる激しい水様性下痢のため，高度脱水と意識混濁から"コレラ顔貌"となり循環不全を起こす．潜伏期は1〜3日で激しい水様性下痢と嘔吐を主徴として発症するが，発熱，血便，腹痛がないことが多い．1日10L以上に及ぶ頻回の下痢が続くと，"米のとぎ汁様"と形容される体液臭（精液臭）を伴う白色水様性下痢便となる．

●診断

感染が疑われる水様性下痢便から直接グラム染色を行い，コンマ状，バナナ状のグラム陰性桿菌を検出するとともに便培養から起因菌を特定する．流行地への海外渡航歴が参考になる．

●治療

経口補液（oral rehydration solution：ORS）による治療を含む輸液とニューキノロン系薬などの抗菌薬投与を行うが，汎用されてきたテトラサイクリンには耐性を示すことが多い．治療終了後2回連続で排菌がないことを糞便検査で確認する．

●予防・感染対策

細菌性赤痢に準じるが，高齢者や胃切除者，慢性胃炎などの無酸・低酸患者では重症化することもあり注意が必要である．

6 細菌性食中毒 bacterial food poisoning

●細菌性食中毒とは

食品衛生法で規定されている食中毒の原因物質（**表10-4**）のうち，細菌または細菌毒素に汚染された飲食物や，食品に使用する包丁・まな板などの調理器具などを介して経口感染により起こる腹痛，下痢，嘔吐，発熱などの急性の中毒症状を呈する健康障害のことをいう．日本では細菌の繁殖に好適な多湿・高温が続く夏季に多く，いずれも予防が最も重要である．

●起因微生物

原因菌別ではカンピロバクターによるものが圧倒的に多い．以下，サルモネラ，黄色ブドウ球菌，腸管出血性大腸菌，ウェルシュ菌と続く．

●診断

便を中心に原因菌の検出を実施する．感染型ですでに抗菌薬の投与があれば中止して菌検出を試みる．生体外毒素型の場合，黄色ブドウ球菌やセレウス菌食中毒，ボツリヌス中毒では食品中の菌検出に加え，糞便や吐瀉物，食

＊乳児ボツリヌス症

ボツリヌス菌の芽胞が混入したハチミツなどを離乳完了前の乳児が摂取すると，腸管内でボツリヌス菌が増殖し，毒素が産生され，腸管麻痺によるイレウス，哺乳力低下，弱い啼泣などから死にいたることがある．

品から耐熱性腸管毒などの毒素の検出を行う．ボツリヌス中毒は疑った時点で患者血清からボツリヌス毒素の検出を試みる．乳児ボツリヌス症（infant botulism）＊は血清からは毒素の検出はされず，糞便から菌と毒素の両者が検出される．

●治療

安静や絶食を含む食事療法に加え，感染型では原因菌に対して感受性のある抗菌薬の投与，発熱や脱水に対する輸液療法がおこなわれるが，短時間で回復するセレウス菌食中毒や軽症で終わるウェルシュ菌食中毒，自然治癒傾向が強い腸炎ビブリオ食中毒に対して抗菌薬は通常投与されない．ただし，腸炎ビブリオが産生する耐熱性溶血毒は心臓毒でもあり，不整脈などの循環器障害から死亡することがある．毒素型の場合は輸液療法を中心に対症療法のみとなる．感染型食中毒の場合，治療終了後2回連続で排菌がないことを確認する．

●予防・感染対策

いずれも経口感染するため，排泄物の衛生的な処理，清潔な飲料水，手洗いの励行，食物の十分な加熱調理と調理器具の殺菌・消毒，食品冷蔵保存などは感染予防には最も大切であるが，過信は禁物である．腸炎ビブリオ以外の感染型食中毒は二次伝播の防止にも努める．乳児ボツリヌス症の原因食品であるハチミツは1歳未満の乳児には与えない．「何事であれ，予防は治療に優る（Jenner E）」．

コラム　**魚屋さんはかしこかった？**

市場などで魚屋さんが軒を並べているのを見ると，ときどき水を魚にかけている．これは鮮度を保つ（ように見せる）だけでなく，食中毒菌の腸炎ビブリオが真水に触れると急速に死滅することから，昔から経験で"食あたり"を防いでいたのかも知れない．

7　ウイルス性食中毒 vival food poisoning・感染性胃腸炎 infectious gastroenteritis

●ウイルス性食中毒・感染性胃腸炎とは

ウイルス性食中毒は食品を介してウイルスが経口感染して発症したものをいう．二次伝播など原因ウイルスが食品を介さずに感染・発症した場合は，症状は同じであっても感染性胃腸炎（5類感染症，定点把握疾患）となる．

●起因微生物

ノロウイルスとサポウイルスがウイルス性食中毒・感染性胃腸炎の両者を起こし，ロタウイルスは感染性胃腸炎を起こす．

[12] p.110, カリシウイルス科

> **サッポロウイルス**
> 同じカリシウイルス科サポウイルス属サッポロウイルスは，通年性に乳幼児から学童に軽症の感染性胃腸炎を起こすが頻度は低い．

> **食中毒の親分**
> 疑いも含めノロウイルス感染集団発生の約半数はヒト-ヒト伝播によるものとされる．

[13] p.110, レオウイルス科

1）ノロウイルス[12]

　ウイルス性食中毒の約95％はカリシウイルス科ノロウイルスによる🖊．ノロウイルスの感染力は非常に強く，ウイルス数10〜100個程度で感染，発症しうる．このため接触感染や嘔吐時のエアロゾル感染，乾燥に強くpH2.7の酸性下でも3時間感染性が保たれることから，吐瀉物などから塵埃感染などの二次伝播（感染性胃腸炎）をきたす．ノロウイルスはカキなどの二枚貝の腸管で生物濃縮されるため，冬季に汚染水域でとれた魚介類（主にカキ）の生食や加熱調理不十分なまま摂取することによりウイルス性食中毒が発生する．24〜48時間の潜伏期の後，悪心，嘔吐，下痢を主症状とする．食品衛生法に定められた食中毒のなかで最も多く，発生件数（30％程度），患者数（60％程度）ともに第1位である．症状軽快後も数日は糞便中にウイルスを排出し感染源となる，またウイルスを排出する健康保菌者も存在するので注意が必要である🖊．

2）ロタウイルス[13]

　ヒトロタウイルスは全世界に分布し，温帯では冬季限定，熱帯では通年性で開発途上国の低栄養児の下痢性疾患による死亡の主病因である．主に生後6ヵ月〜2歳までの乳幼児に，便や気道排出物から経口感染後1〜3日の潜伏期を経て，頻回の嘔吐と水様性白色下痢を特徴とする急性胃腸炎（乳幼児嘔吐下痢症，冬季白色下痢症，小児仮性コレラ）を起こし，重症脱水症となることがある．家族内感染や施設内感染もあり，成人では下痢よりもむしろ悪心をきたす．

●診断

　ノロウイルスやロタウイルスでは抗原を検出するイムノクロマト法による迅速診断が簡便で有用である．ロタウイルスにはラテックス凝集反応による迅速診断もあるが，いずれも確定診断には迅速診断の感度を加味してRT-PCRなどの核酸増幅検査が必要である．

●治療

　安静および水分摂取が可能な場合には経口補液，頻回の嘔吐などで経口摂取が不可能な場合には点滴による輸液療法（対症療法）を行う．

●予防・感染対策

　いずれも細菌性食中毒に準じるが，感染力が非常に強いので二次伝播の防止も重要である．とくにノロウイルス[14]による感染性胃腸炎は院内感染などの施設内感染や集団発生の可能性がある．ロタウイルスに対しては乳児期早期に経口弱毒生ワクチン（1価，5価）を2020年10月1日から定期接種できる．

[14] p.351, ノロウイルス感染症

> | コラム | **家庭でもできる経口補液（ORS）の簡単レシピ** |
>
> 清潔な容器に水1Lを入れ，砂糖40g（大さじ山盛り2杯），食塩4g（小さじすり切り1杯）に果汁少々で香り付けする．果汁そのまま（100%果汁）ではカリウムが多く含まれており，下痢や熱中症などの脱水で尿量が減少している場合には腎臓に負担がかかるので避ける（脱水での初期輸液は排尿があるまではカリウムが含まれないものを点滴するのと同じ理由である）．1回量は「欲しがるときに欲しがるだけ」が基本だが，体重や年齢に合わせて何回かに分けて与えるとよい．余った自家製ORSは冷蔵保存するが，その日のうちに使い切るようにする．

[15] p.67，ヘリコバクター
属

8　ピロリ菌感染症[15]

●ピロリ菌感染症とは

　ピロリ菌が胃の粘膜に感染した状態で，ピロリ菌が引き起こす急性胃炎さらに慢性胃炎などの疾患をピロリ菌感染症という．感染によって急性胃炎・慢性活動性胃炎が発症し，放置すると，胃潰瘍・十二指腸潰瘍を起こす．さらに胃がんの原因になると考えられている．本菌を保有している場合，胃粘膜の萎縮や腸上皮化生*（化生＝異所性分化）が起こりやすい．胃・十二指腸潰瘍患者からの本菌の分離率はきわめて高い．抗菌薬によるピロリ菌の除菌により，胃・十二指腸潰瘍の再発は激減することから，ピロリ菌感染は胃・十二指腸潰瘍の再発因子および治療遅延因子であると考えられている．胃がん患者では健常者に比べ，有意にピロリ菌の菌体抗原に対する抗体保有率が高いことが報告されている．また，本菌と胃の粘膜関連リンパ組織（MALT）リンパ腫発症との関連も指摘されている．

*腸上皮化生
胃の粘膜に腸の粘膜ができる．老化現象の1つ．

●臨床的な特徴

　ピロリ菌が感染している大部分の人にはほとんど自覚症状がみられない．しかし，数年後には，嘔気，食欲不振，胃もたれ，嘔吐，腹痛を伴う胃炎，十二指腸潰瘍に進展していく．また多くの患者では，潰瘍穿孔が起こるまで数十年間無症状であることもあり，ピロリ菌に感染したと自覚する前に，ピロリ菌によって引き起こされる慢性胃炎や胃潰瘍の症状で不調を感じる場合のほうが多い．不調がピロリ菌によるものなのか見極めるためには，検査によりピロリ菌の有無を確かめることが重要である．

●起因微生物

　起因微生物はピロリ菌である．有症状のピロリ菌感染症を発症するのは保菌者の約3割程度であり，残りの7割程度の保菌者はピロリ菌に感染した状態でも何の症状も現れず，健康保菌者，無症候キャリアとよばれる．

●感染経路

　感染経路としては口-口感染，糞-口感染と飲み水などによる経口感染である．上下水道の普及率が低く，衛生状態の悪い地域ではピロリ菌に感染する

確率が高いことが判明しており，また，そのような地域では糞便からも感染が報告されている．口移しで感染する可能性もある．感染は生涯にわたって持続する．また，ピロリ菌は幼児期に感染しやすく，免疫力が強い成人になってから感染することはほとんどないと考えられている．事実，ピロリ菌を発見したマーシャル（Marshall BJ）が実験的に大量のピロリ菌を口から摂取したが，急性胃炎を発症するのみで，胃に菌の定着が持続することはなかった．

● **診断**

胃のピロリ菌感染を診断するには，内視鏡を用いる**侵襲的な方法**と，内視鏡を用いない**非侵襲的な方法**がある．内視鏡による生検は，胃粘膜の変化を病理学的にも検索でき，診断の選択肢も多い．採取した胃粘膜は，①組織鏡検，②分離培養，③ウレアーゼテスト，遺伝子診断，などの方法で感染の有無を検査する．非侵襲的な方法として，④血中ピロリ菌の抗体価や，⑤便中ピロリ菌の抗原を ELISA などで測定する免疫学的診断法，⑥尿素呼気試験，がある．以上の6項目の検査法のうち，いずれかの方法を実施した場合に1項目のみ保険適用となる．ただし，検査の結果，ピロリ菌陰性となった患者に対して，異なる検査法により再度検査を実施した場合に限り，さらに1項目が保険適用となる．

● **治療**

除菌療法で治療が可能である．ピロリ菌は多種の抗菌薬に感受性があり，日本での除菌治療としての第一選択肢は，**アモキシシリン**，**クラリスロマイシン**に加えて，胃酸分泌を抑え，抗菌薬の作用を促進させる**プロトンポンプ阻害薬**（ランソプラゾールなど）の3者併用療法である．近年，クラリスロマイシン耐性が報告され（30～40%程度），除菌失敗例が増加している．一次除菌に失敗した場合，クラリスロマイシンの代わりにメトロニダゾールを使用しての二次除菌が保険適用になっている．除菌による副作用で最も多くみられるのは下痢・軟便，他に過敏症（発疹など），肝機能異常，味覚異常などである．

除菌の判定については，1週間の除菌療法が終了した後，再検査を実施して，ピロリ菌が除菌できたかどうかを確認する．

除菌療法に成功すると，維持療法（潰瘍が治った後も，再発予防のために制酸薬を飲み続けること）を用いることなく，80～90%の人が潰瘍を再発しないという報告がある．

ピロリ菌感染者の治療で保険適用があるのは，ピロリ菌が陽性で，なおかつ活動性の消化性潰瘍が存在する場合であり，ただピロリ菌が陽性というだけでは保険適用とならない．また，2010年6月に胃 MALT リンパ腫，特発性血小板減少性紫斑病（idiopathic thrombocytopenic purpura：ITP）*，早期胃がん ESD（内視鏡的粘膜下層剥離術）後が追加適用となり，さらにその

*特発性血小板減少性紫斑病（ITP）
血小板に対する自己抗体の出現により血小板破壊が亢進し，血小板減少をきたす自己免疫疾患である．ピロリ菌陽性ITP患者に除菌療法を行ったところ，血小板数が増加し，有効性が報告されているが，そのメカニズムは不明である．

後に慢性胃炎が追加適用となった．また胃潰瘍や十二指腸潰瘍であっても，瘢痕化したものは保険適用にはならない．ピロリ菌感染者でも，胃炎や潰瘍のない場合は，除菌療法は原則自由診療となっている．

もう少し
くわしく **菌体内ナノ輸送システム**

ピロリ菌は宿主の胃粘膜に接着し，酸性環境下で生存するために多くの機序を有する．ピロリ菌が起こす多くの疾患には本菌がもっている病原因子が大きくかかわっているとされ，主な病原因子のウレアーゼ，CagA や VacA などの菌体内輸送システムや，分泌様式を解明することは，胃がんをはじめとする疾患の予防法を開発するうえで重要である．近年，菌体外の pH 環境変化によって活性化される病原因子（ウレアーゼ，CagA，VacA）の輸送システムが発見され，ナノ・トランスポーテーション・システム（*ib*NoTS）と名付けられた．ピロリ菌による胃粘膜疾患の発症メカニズムの解明には，これらの病原因子の菌体内輸送を阻害するという新たな予防法の開発につながり，深い意義があるものと思われる[16].

[16] p.90，細菌によるがん化

5 血液媒介感染症とウイルス性肝炎

A 血液媒介感染症

1 血液媒介感染症とは

　血液を介して感染をきたす疾患を血液媒介感染症という．血液媒介感染症は，針刺し・切創や傷のある皮膚や粘膜への血液・体液の曝露によるものと，輸血用血液製剤や血漿分画製剤の投与，骨髄移植などの医療行為によるものに大別できる．

a 起因微生物

　針刺し・切創による血液媒介感染症の起因微生物としては，B型肝炎ウイルス（HBV），C型肝炎ウイルス（HCV），HIVによる報告が多く，そのなかでHBVの感染力がもっとも高い．日本において，輸血や血液製剤投与による感染の報告がある微生物は，ウイルスでは，HBV，HCV，HIV，ヒトT細胞白血病ウイルス1（HTLV-1），ヒトパルボウイルスB19，細菌では，梅毒トレポネーマ，エルシニア・エンテロコリティカ，黄色ブドウ球菌，大腸菌など，原虫ではマラリア原虫，バベシア原虫がある．

b 感染原因

　医療機関で報告された針刺し・切創の半数は看護師によるものであり，発生場所は病室，手術室でそれぞれ約3割を占める．発生状況としては，使用中が約30%，使用後廃棄までが約8%，リキャップによる受傷が約7%である．受傷原因器材は注射針，縫合針，翼状針，薬剤充填針，静脈留置針が多い（職業感染制御研究会による針刺し・切創サーベイランス，Japan-EPINet Surveillance 2015より）．

　輸血感染に関しては，献血血液の病原体スクリーニング検査の導入と高感度化により，感染者数は著明に低下し，年間数人に留まっている．しかし，感染初期のウインドウ・ピリオドの血液はスクリーニング検査をすり抜ける可能性があるため，感染リスクはゼロにはなりえないことに留意すべきである．

2 主な血液媒介感染症

　表10-5のような血液媒介感染症が報告されている．HBV，HCVによるウイルス性肝炎については後述する．

針刺し・切創などの予防

血液媒介病原体への曝露機会となる針刺し・切創などの予防方法については，「医療機関等における院内感染対策について（平成23年6月17日 医政指発0617第1号）」の職業感染防止の項目にて，針へのリキャップ禁止，安全機能つき医療器材の導入，廃棄容器の完備などが基本とされている．

表 10-5　血液媒介感染症と病原体

病原体	血液媒介感染症
HBV	B 型肝炎
HCV	C 型肝炎
HIV	エイズ，HIV 脳症
HTLV-1	成人 T 細胞白血病（ATL），HTLV-1 関連脊髄症（HAM），HTLV-1 関連ぶどう膜炎
ヒトパルボウイルス B19	伝染性紅斑，関節炎，骨髄無形成発作，赤芽球癆，胎児水腫
梅毒トレポネーマ	梅毒
マラリア原虫	マラリア
バベシア原虫	バベシア症
プリオン	変異型クロイツフェルト-ヤコブ病

3 血液媒介感染症の解説

[1] p.115，HIV

a HIV（ヒト免疫不全ウイルス）感染症 [1]

● HIV 感染症とは

　HIV 感染後，数週間すると発熱，リンパ節腫大，咽頭炎，皮疹，関節痛などの急性感染症状を認めることがあるが，他の感染症との鑑別診断は困難である．HIV 感染症が進行し，ウイルスが感染した CD4 陽性リンパ球*の破壊により，細胞性免疫能が高度に障害された状態が**後天性免疫不全症候群**（acquired immunodeficiency syndrome：**AIDS/エイズ**）であり，免疫能障害の程度によってさまざまな**日和見感染症**が発症する．HIV 感染からエイズ発症まで，約 10 年を要する．近年，抗 HIV 療法の進歩による感染者の長期生存が可能になった一方で，悪性腫瘍合併や HIV 関連神経認知障害（HAND）などエイズ以外の HIV 感染症関連疾患が問題となってきている．

● HIV 感染症による日和見感染症 [2]

　感染者の細胞性免疫能の指標となる CD4 陽性リンパ球数によって**図 10-10** のような日和見感染症が発症する．エイズは，**エイズ指標疾患**（HIV の感染により免疫能が低下し日和見感染する 23 種）のうち 1 つ以上が明らかに認められた場合に診断される．

● 診断

　HIV 感染症の診断には，血清中の**抗 HIV 抗体**や HIV（**抗原や遺伝子**）の検査が行われる．HIV 感染症の経過においては，CD4 陽性リンパ球数が病態の程度を把握する指標となり，血中ウイルス量（HIV RNA 量）が進行予測の指標となって，治療開始，治療効果の判断などに利用される．

● 治療

　HIV 感染症に対しては，原則として，HIV RNA 量を検出限界以下に抑え続けることを目標に，抗 HIV 薬 3 剤以上を併用する強力な**多剤併用療法**

＊CD4 陽性リンパ球
CD4 は免疫系細胞が細胞表面に発現している糖タンパク質で細胞表面抗原の 1 つである．CD4 陽性リンパ球は，ヘルパー T 細胞であり，キラー T リンパ球など他の免疫系細胞にシグナルを送るという，免疫系の司令塔の役割を果たしている（☞ p.148）．

[2] p.297，日和見感染症

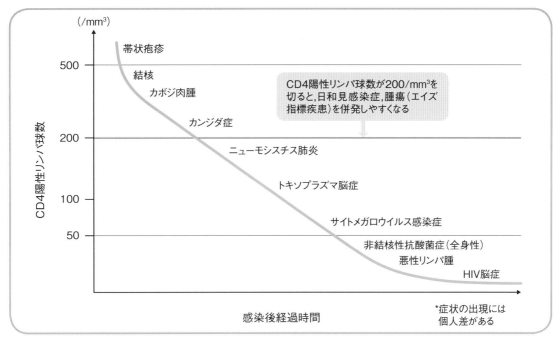

図 10-10　HIV 感染症の病状の経過図

［国立感染症研究所：AIDS（後天性免疫不全症候群）とは，〔https://www.niid.go.jp/niid/ja/kansennohanashi/400-aids-intro.html〕（最終確認：2020 年 10 月 26 日）より引用］

> **もう少しくわしく**
>
> ## エイズ指標疾患
>
> 23 種の内訳は，真菌症 5 種（カンジダ症，クリプトコッカス症，コクシジオイデス症，ヒストプラズマ症，ニューモシスチス肺炎），原虫症 3 種（トキソプラズマ脳症，クリプトスポリジウム症，イソスポラ症），細菌感染症 4 種（化膿性細菌症，サルモネラ菌血症，活動性結核，非結核性抗酸菌症），ウイルス感染症 3 種（サイトメガロウイルス感染症，単純ヘルペスウイルス感染症，進行性多巣性白質脳症），腫瘍 4 種（カポジ肉腫，原発性脳リンパ腫，非ホジキンリンパ腫，浸潤性子宮頸がん），その他 4 種（反復性肺炎，リンパ性間質性肺炎/肺リンパ過形成，HIV 脳症，HIV 消耗性症候群）.

服薬維持の重要性

患者が薬を飲み忘れると血中のウイルス量を検出限界以下に抑えられなくなり，薬剤耐性ウイルスの出現を引き起こす可能性がある.

＊服薬アドヒアランス

患者が積極的に治療方針の決定に参加し，自らの決定に従って治療を実行し，それを続けていく姿勢を重視した「服薬遵守」を意味する.

（cART）である抗 HIV 療法を行う．それにより，HIV 感染症の進行を抑え免疫能を回復・維持し，患者の QOL（quality of life）と HIV 感染に関連した臨床症状を改善することを目指す．患者が，定期的な服薬の維持ができなければ，治療効果が損なわれるだけでなく，薬剤耐性ウイルスの出現を招き，将来の治療の選択肢を減らすことにもなりかねない．医療従事者には，薬剤の副作用だけではなく，個々の患者の服薬アドヒアランス＊を低下させる要因を把握し，適切なアドバイスを行うなど，継続的なケアが望まれる．抗 HIV 薬には，核酸系逆転写酵素阻害薬，非核酸系逆転写酵素阻害薬，プロテ

アーゼ阻害薬，インテグラーゼ阻害薬および侵入阻害薬（CCR5 阻害薬）などがある．

●予防・感染対策

HIV の主な感染経路は，性感染，血液媒介感染（輸血，注射器・注射針の共用による麻薬の回し打ち，医療現場による針刺しなど），および母子感染[3]（出産時の産道感染，母乳保育による感染，経胎盤感染）である．

[3] p.289, 母子感染

予防・感染対策としては，性的接触感染ではコンドームを使用したセーフセックスの教育・啓発，血液媒介感染では針刺し・切創などの予防と病原体曝露時における抗 HIV 薬の予防内服，母子感染では帝王切開による分娩，人工乳保育，母子への抗 HIV 薬の予防投与などが実施されている．

[4] p.114, HTLV

b HTLV-1（ヒト T 細胞白血病ウイルス 1）感染症[4]

●HTLV-1 関連疾患

HTLV-1 キャリアは通常は無症状であるが，関連疾患を発症すると種々の症状を呈する．成人 T 細胞白血病（adult T-cell leukemia：ATL）は，悪性リンパ腫の 1 種で，HTLV-1 感染細胞の腫瘍性増殖を認める血液疾患である．HTLV-1 関連脊髄症（HAM）[5] は，緩徐進行性で左右対称性の両下肢痙性不全麻痺を呈する神経疾患である．HTLV-1 キャリアおよび両関連疾患の患者は，西日本を中心に多くみられるが，近年は東京や大阪など大都市で増加しており，全国に広がっている．

[5] p.266, HAM

●症状

ATL の症状には，リンパ節腫脹，発熱，易疲労感，皮膚病変，高カルシウム血症などがあり，日和見感染症を合併することもある．HAM は緩徐に進行する歩行障害と排尿障害を主症状とし，軽度の感覚障害を伴うこともある．

●診断

ATL では，血清中の抗 HTLV-1 抗体が陽性であり，末梢血に特徴的な核の切れ込みのある異常リンパ球を認める．HAM では，抗 HTLV-1 抗体が血清，髄液ともに陽性である．

●治療

ATL に対しては，多剤併用療法（cART）や同種造血幹細胞移植が検討される．HAM に対しては特異的な治療薬はなく，対症療法が中心となり，ステロイドやインターフェロンが用いられることがある．

●予防・感染対策

HTLV-1 の感染経路は，血液媒介感染，性的接触感染（精液媒介感染），母子感染（母乳を主とする）である．日本赤十字血液センターによる献血血液のスクリーニング検査実施により，輸血感染は 1986 年以降発生していない．主たる感染経路である母子感染予防として粉ミルクなどの人工乳保育が行われている．

c　ヒトパルボウイルス B19 感染症

●ヒトパルボウイルス B19 関連疾患・合併症

ヒトパルボウイルス B19 の感染によって以下のような関連疾患・合併症が引き起こされる.

[6] p.99, パルボウイルス科
p.216, 伝染性紅斑

①**伝染性紅斑**[6]：ヒトパルボウイルス B19 の感染による紅斑を主症状とする流行性発疹性疾患である. 両頰がりんごのように赤くなることから, **りんご病**とよばれることもある. 幼小児に多いが, 乳児, 成人が罹患することもある. 頰部に境界明瞭な蝶翼状の紅斑が出現し, つづいて四肢にレース様の紅斑が出現する. 発熱, 関節痛を伴う場合もある. 予後は通常, 良好である.

②**骨髄無形成発作**：ヒトパルボウイルス B19 が赤芽球系の赤血球前駆細胞に感染すると, 赤血球産生が中断されて, 末梢血網状赤血球が著減する. 溶血性貧血患者にヒトパルボウイルス B19 が感染すると, 一過性無形成発作をきたし, 急激に貧血が進行する. 発熱, 頭痛, 倦怠感を認め, 血小板減少症を伴うこともある. 治療として赤血球輸血を行う.

③**赤芽球癆**：先天性免疫不全症候群, エイズ, 臓器移植後などの免疫抑制状態の患者にヒトパルボウイルス B19 が持続感染すると, 赤芽球癆を続発することがある. 赤芽球癆は正球性正色素性貧血と網赤血球の著減および骨髄赤芽球の著減を特徴とする症候群である. 治療として γ-グロブリン製剤の投与が有効なことがある.

④**胎児水腫**：妊婦がヒトパルボウイルス B19 に感染すると胎児感染が起こり, 胎児水腫や胎児死亡の原因となる. 妊娠前半期に感染が起きると, 胎児死亡の危険性が高まる.

●診断

核酸増幅検査によるウイルス DNA の検出, 血清学的検査による抗体検出が行われている.

●予防・感染対策

主な感染経路は飛沫・接触感染であり, 感染対策としては標準予防策に飛沫・接触感染予防策を加える. 日本赤十字血液センターによる献血血液のスクリーニング検査が実施されているが, 検出限界以下のウイルスが輸血用血液製剤に混入する可能性を否定できず, 輸血感染の可能性があることに留意すべきである.

[7] p.137, マラリア原虫

d　マラリア malaria[7]

●マラリアとは

マラリアは, ハマダラカの刺咬によってマラリア原虫が感染して生じる疾患で, **熱帯熱**, **三日熱**, **四日熱**, **卵型マラリア**の四種類がある. 輸血, 針刺しによる感染も起こりうるので, 検体を取り扱う際も注意を要するが, 日本国内では, 1991 年の輸血マラリアを最後に, 海外渡航者の輸入例以外の報告

はない.

● **症状**

典型例では, 潜伏期間の後, 悪寒・戦慄, 頭痛とともに熱発作で発症する. 熱発作の間隔は, 四日熱マラリアで72時間ごと, 三日熱・卵型マラリアで48時間ごと, 熱帯熱マラリアでは不定期で短い. 重症の熱帯熱マラリアでは, 中枢神経症状や腎不全を合併し, 予後不良である.

● **診断**

ギムザ (Giemsa) 染色した末梢血液の塗抹標本を顕微鏡で観察し, マラリア原虫を確認して診断する. マラリアの迅速診断キットは, 顕微鏡による診断が困難な流行地のみならず, 非流行国でのトラベルクリニックなどでも広く利用されている.

● **治療**

抗マラリア薬の投与と, 病態に応じた支持療法を行う.

● **予防・感染対策**

標準予防策と蚊対策を実施する.

[8] p.117, 肝炎ウイルス

B　ウイルス性肝炎[8]

1　ウイルス性肝炎とは

肝炎ウイルスの感染によって, 肝細胞に炎症が起こり, 壊される病態をウイルス性肝炎という. 肝炎ウイルスが肝細胞内で増殖し, 宿主の免疫反応によって感染細胞が傷害されることによって, 炎症が生じると考えられている. 肝炎の原因としては, ウイルス性以外に, アルコール性, 薬剤性, 自己免疫性などがあるが, 日本ではウイルス性肝炎が最も多い.

2　臨床的な特徴

ウイルス性急性肝炎は, 発熱, 頭痛などの感冒様症状ではじまり, 食欲不振, 全身倦怠感, 悪心, 嘔吐, 右季肋部痛, 褐色尿, 黄疸 (眼球結膜黄染) や肝機能異常などが認められる. A型肝炎とE型肝炎は, 通常, 一過性の急

もう少しくわしく　免疫抑制療法・化学療法により発症するB型肝炎

近年, 血液悪性疾患, 固形がんや膠原病に対する化学療法や免疫抑制療法によって, 一度は抗HBs抗体が出現し, 治癒したと考えられる症例においてHBVが再活性化し, これによってB型肝炎が発症し, その一部が劇症化する報告が増えている. そこで, 免疫抑制療法・化学療法前には, HBVキャリアおよび既往感染者のスクリーニング検査を行うことが望ましいとされている.

性肝炎で慢性化することはないが，劇症化することもあり，この場合の死亡率は高くなる．Ｂ型肝炎については，成人例の多くは一過性の急性感染であるが，その一方で母子垂直感染によるＢ型肝炎ウイルス（HBV）のキャリア数が日本国内に140万人程度と推測されている．Ｃ型肝炎の多くは，急性肝炎から慢性肝炎*に移行する．Ｂ型および慢性Ｃ型肝炎の一部は肝硬変，肝細胞がん，肝不全に進展する．

3　起因微生物

　ウイルス性肝炎の起因微生物はＡ〜Ｅ型肝炎ウイルスである．EBウイルスやサイトメガロウイルスなどの感染時にも肝障害が起こることが知られている．

4　感染経路と感染原因

　ウイルス性肝炎の感染経路は，Ａ型肝炎およびＥ型肝炎の経口感染と，Ｂ型肝炎およびＣ型肝炎の血液媒介感染に大別できる．

　Ａ型肝炎は汚染された水や貝類の摂取による経口感染が多い．Ｅ型肝炎は，かつてはアジア諸国などへの海外旅行中に，汚染された飲用水を摂取することによる輸入感染症がほとんどであると考えられていたが，近年はブタ，シカ，イノシシなどの非加熱の肉の摂取による人獣共通感染症としての報告が増えている．また，輸血によるＥ型肝炎も報告されている．現在，急性Ｂ型肝炎の多くは性行為による性感染症例であり，Ｂ型慢性肝炎の多くは垂直感染による母子感染症例と考えられている．Ｃ型肝炎は医療行為での針刺し，入れ墨，ピアス，静注薬物使用などによる感染症例の報告が多い．近年，輸血によるHBV・HCVの感染者数は著明に低下している．

5　診断

　ウイルス性肝炎では，血液検査において，肝細胞内の酵素であるALTやASTの著明な上昇や，黄疸の指標となるビリルビン値が上昇する．また，肝予備能を鋭敏に反映するプロトロンビン時間などの血液凝固機能検査が肝障害の重症度を示す．日本で診断に用いられている肝炎ウイルスマーカーの臨床的意義について**表10-6**に示す．

6　治療

　ウイルス性急性肝炎では，入院による安静と食事療法（低タンパク質食）で軽快する場合が多い．慢性肝炎に移行した場合には，肝炎ウイルスの持続感染によって惹起される慢性肝疾患の長期予後の改善および肝硬変，肝がんへの進展予防を目的として，抗ウイルス療法を行い，ウイルスの増殖抑制と肝炎の沈静化を目指す．

表 10-6　肝炎ウイルスマーカーの臨床的意義

肝炎の種類	マーカー	臨床的意義
A 型肝炎	抗 IgM-HA 抗体	HAV に感染している
	IgG-HA 抗体	HAV に対する免疫がある
B 型肝炎	HBs 抗原	HBV に感染している
	抗 HBs 抗体	過去の HBV 感染，HBV ワクチン接種後
	抗 HBc 抗体	過去および現在の HBV 感染
	抗 IgM-HBc 抗体	急性 B 型肝炎
	HBe 抗原	HBV の増殖力が強い
	抗 HBe 抗体	HBV の増殖力が弱い
	HBV DNA	HBV の活動性を反映
C 型肝炎	抗 HCV 抗体	過去および現在の HCV 感染
	HCV RNA	現在の HCV 感染
E 型肝炎	抗 IgA-HEV 抗体	HEV の感染（保険適用）
	HEV-RNA	HEV の感染（保険適用外）

B 型肝炎のユニバーサルワクチン

日本では，HBV の感染リスクの高い集団にワクチンを接種する選択的ワクチン接種が行われてきたが，すべての国民にウイルスに対する免疫をつけるユニバーサルワクチンの必要性が高まり，2016 年 10 月 1 日から，1 歳未満の小児を対象に予防接種法による B 型肝炎ワクチンの定期接種がはじまった．

　B 型肝炎に対する抗ウイルス療法には，インターフェロン療法と，核酸アナログ製剤が用いられ，C 型肝炎に対する抗ウイルス療法には，インターフェロンや直接作用型抗ウイルス薬（DAA）が用いられている．

6 | 尿路感染症

A 尿路感染症とは

尿道, 膀胱, 尿管や腎臓に感染をきたす疾患を**尿路感染症**という. 女性では膣・子宮や卵管, 卵巣など, 男性では前立腺, 精巣 (睾丸) や精巣上体 (副睾丸) の感染症も含めて泌尿・生殖器感染症とまとめることもあるが, 本書では生殖器の感染症は 11 章 1 「性感染症と母子感染」で解説する.

1 臨床的な特徴

臨床的には呼吸器感染症に次いで頻度が高いため, 原因不明の発熱をみたときには肺炎などの呼吸器感染症とともに, 尿路感染を念頭において原因を検索する必要がある.

2 起因微生物

尿路感染の起因菌は自身の腸管常在菌であることが多い. すなわち内因感染*, あるいは異所性感染 (迷入感染)*とよばれる状態といえる.

3 感染経路

外尿道口から侵入し, 尿道を経由して感染部にいたる**逆行性感染**である.

＊内因感染
自身の常在菌が原因で起こる感染 (☞p.183).

＊異所性感染 (迷入感染)
常在菌が本来の常在部位以外に存在したときに起こる感染 (☞p.183).

> **もう少しくわしく**
>
> ### 尿道カテーテル管理における感染予防
>
> 尿道カテーテルの留置期間が長くなるほど尿路感染症の罹患率が高くなるというエビデンスがある. その意味では尿道カテーテルの使用はできるだけ避けることが感染予防の大前提になる. たとえば, 重症患者で精密な尿量測定の必要性がある場合にはその使用もやむをえないが, 失禁のある患者のケアをしやすくするなどの安易な理由で使用してはならない.
>
> 尿道カテーテルの管理では, カテーテル挿入は無菌的に行う, 蓄尿袋の尿が体側に逆流しないように管理する, 蓄尿バッグから尿を排出する際などは標準予防策を遵守するなどの基本的な管理を実施すればよく, 外尿道口の消毒や局所抗菌薬 (ゲンタマイシン軟膏など) の使用, 予防的な全身的抗菌薬投与は必要ない.
>
> 一見合理的なようであるが, 尿道カテーテルを定期的に交換することも推奨できない. 頻回の交換は尿道を傷つけたり, 外陰部の常在菌を尿路に押し込む可能性を高めるからである. 尿道カテーテルの交換は必要なときだけ, すなわち, カテーテルが閉塞したときや尿の混濁や血尿がみられた場合など, 尿の性状や患者の状態を総合的に考えて行う必要がある.

4　感染原因

　日常生活のなかで感染することもあるが，在宅療養中の患者，入院患者では，尿道カテーテル留置患者における感染が多い．

B　主な尿路感染症

　感染部位によって，膀胱・尿道の**下部尿路感染症**と，尿管・腎盂・腎実質の**上部尿路感染症**に分けることがあるが，一般には尿道炎，膀胱炎，**腎盂炎**（腎盂腎炎）などに分ける．

　また，尿路に異常のない**単純性尿路感染症**と，尿のうっ滞を伴う状態（尿路結石・尿路系腫瘍・前立腺肥大など）あるいは易感染性（糖尿病など）などの状態に伴う**複雑性尿路感染症**に分ける．外尿道口と肛門が近く尿道が短いという解剖学的特徴（**図10-11**）をもつ女性に単純性尿路感染症が多く，高齢になるほど複雑性尿路感染症の頻度が高くなる．

　一般的に尿道炎，膀胱炎の場合は発熱などの全身症状をみることはまれであるが，腎盂炎では高熱や悪寒・戦慄を呈することが多く，敗血症に進展しショックを起こすことがあるので注意を要する．

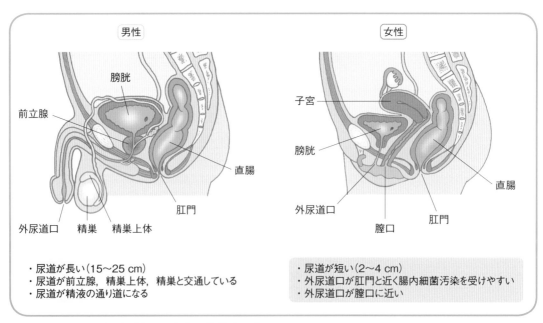

図10-11　尿路系の解剖図と膀胱尿管逆流現象
［庄武彦，濱砂良一，松本哲朗：疾患解説：感染症の基礎知識−複雑性尿路感染症−．感染症道場1（2）：5，2012より引用］

C 尿路感染症の解説

1 尿道炎 urethritis

[1] p.45, 淋菌

[2] p.75, トラコーマクラミジア

淋菌[1] による淋菌性尿道炎（gonococcal urethritis），トラコーマクラミジア（クラミジア・トラコマティス）[2] による非淋菌性尿道炎（nongonococcal urethritis）（クラミジア性尿道炎）が重要である．ともに11章1で後述する．

2 膀胱炎（単純性・複雑性）cystitis

●膀胱炎とは

単純性膀胱炎の場合，外陰部を不潔にした場合や性行為などで外尿道口から微生物が侵入し経尿道的に膀胱に炎症が起こることで発症する．ストレスや疲労，寒冷などが発症・増悪因子となりうる．

一方，尿路結石や腫瘍，前立腺肥大などの原因で尿のうっ滞がある場合，慢性で難治性・再発傾向のある複雑性膀胱炎を発症する．

●起因微生物

[3] p.51, 大腸菌

起因微生物は腸管内の常在菌であるグラム陰性桿菌，とくに大腸菌[3] が多い．単純性の場合は大腸菌が半数以上の割合を占めるが，複雑性の場合，大

[4] p.48, 緑膿菌
[5] p.55, セラチア菌
[6] p.44, 腸球菌
[7] p.43, アガラクチア菌

腸菌以外の細菌が原因となることも多く，菌種も緑膿菌[4]，セラチア[5] などのグラム陰性菌のみならず，腸球菌[6] やアガラクチア菌[7] などのグラム陽性菌などもありうる．

[8] p.97, アデノウイルス科

小児の出血性膀胱炎の場合は，アデノウイルス11型[8] が原因のことが多い．

●症状

症状は急性単純性膀胱炎の場合，頻尿，排尿時痛，下腹部痛などで，一般に発熱を伴わない．排尿時痛は排尿終末期に強いことが特徴的である．慢性あるいは複雑性の場合，自覚症状に乏しく，無症状のことも少なくない．

●診断

*尿沈渣
尿を遠心分離にかけ，沈殿した細胞成分や細菌，結晶などを顕微鏡で調べる検査．

尿の肉眼所見として混濁は一般的で，膿尿・血尿をみることがある．尿沈渣* では白血球や細菌が観察され，中間尿を用いた尿定量培養で細菌が1×10^5/mL 以上あれば尿路感染を疑う．

血液検査で白血球増多をみることがあるが軽度である．

*排尿時膀胱尿管造影検査
尿道口より尿道カテーテルを膀胱まで挿入し，造影剤を膀胱に注入し，X線撮影する検査法．造影剤を注入した直後，排尿中，そして排尿後にX線撮影し，これらの画像を比較することで，膀胱や尿道の形態や膀胱尿管逆流現象を観察する．

画像検査，とくに排尿時膀胱尿管造影検査* において膀胱尿管逆流現象（vesicoureteral reflux：VUR）をみることがある．

アデノウイルスによる急性出血性膀胱炎の場合は肉眼的血尿をみるが，尿細菌培養結果は陰性である．

●治療

急性単純性膀胱炎の場合，排尿による菌の排泄効果も期待でき，自然治癒

する場合もある．経口抗菌薬を使用する場合は数日間程度の投与で治癒することが多い．再発例の場合は耐性菌によることもあるので感受性試験が必要である．

　複雑性の場合は抗菌薬治療だけでは治癒は望めないので，尿のうっ滞の原因を検索し，その原因に対する治療を行う必要がある．

　アデノウイルスによる急性出血性膀胱炎の場合は，現時点では効果のある抗ウイルス薬がないので，止血薬の投与など対症療法が主体となる．

●予防・感染対策

　急性単純性膀胱炎の場合，外陰部の解剖学的特徴や膀胱尿管逆流現象（VUR）など，体質的に再発や上行性感染が進展しやすい場合があるので，陰部を清潔に保つ，尿意を我慢しない，水分摂取を増やすなどの一般的な注意で予防する．

　院内感染対策上，尿は湿性生体物質であり，標準予防策では尿に触れるおそれのあるときはゴム手袋の装着が必須とされ，医療従事者の手指衛生を行う．また尿の飛散が予想される際はプラスチックエプロン・ゴーグルなどの個人防護具（PPE）[9] を使用する必要がある．

[9] p.349，個人防護具の使用

> コラム
>
> ## うちの娘のトイレトレーニングと感染制御！？
>
> 　筆者の娘が小さい頃，トイレに入った娘に妻がいろいろと教えていた．漏れ聞こえる言葉をよく聞くと「おしっこのときは前から拭きなさい，うんちのときは後ろから拭きなさい」と言っている．なるほど，これは膀胱炎の予防として解剖学的に理に適っているぞ，と感心した．つまり，大便の後に「前から」拭いてしまうと，肛門に付着している腸内常在菌が外尿道口を通じて尿路に上行性感染を起こすリスクが高まることを教えているのだ．後で妻に聞くと，妻も高校生の頃，膀胱炎を反復し苦しんでいたとのことで，どうやら彼女が経験的に発見した予防法のようである．
>
> 　人類がみえない微生物と経験を通じて共存してきたことを感じられたエピソードであった．微生物と「うまくつきあう」という考え方そのものが，臨床現場で実践されている「感染制御＝インフェクション・コントロール」の出発点であるといえる．

---

3 腎盂炎（腎盂腎炎）pyelitis / pyelonephritis

●腎盂炎とは

　腎盂・腎杯から腎実質にかけての細菌感染症である．膀胱炎と同様，急性と慢性，単純性と複雑性に分けられる．尿路系の上行性感染であることが多く，膀胱炎から膀胱尿管逆流現象（VUR）のために尿路を通じて起因菌が上行することで起こる．

●起因微生物

急性感染の場合は40℃を超える高熱や腰部痛などの典型的な症状を伴うが，慢性感染の場合は症状に乏しいか特定できる症状がない．

●起因微生物

起因微生物は膀胱炎とほぼ同様である（前述）．

●診断

急性腎盂炎の場合，40℃以上の高熱，悪寒・戦慄，腰部痛で発症する．肋骨脊柱角叩打痛（costvertebral angle tenderness：CVA tenderness)*が特徴的な所見である．複雑性の場合，症状が特徴的でない場合があるので注意を要するが，水腎症など腎の形態変化を伴うことが多いので，腹部超音波検査や造影CT検査を行う．

治療法の決定のためには尿培養・感受性検査は必須である．とくに複雑性の場合，薬剤耐性大腸菌，あるいは腸球菌や緑膿菌などの耐性菌によることがあり，治療に難渋することがある．

●治療

安静による腎血流の増加，輸液と水分摂取による尿量維持・増量，そして抗菌薬治療が原則である．腎盂炎は菌血症[10]に進展する場合があり，その場合は敗血症に注意を要する．

尿量の管理は看護師が主に行う．患者状態に合わせた飲水量の調整などにより，尿量を維持・増量するケアが求められる．

●予防・感染対策

膀胱尿管逆流現象（VUR）の程度が強い場合は，反復する感染による腎障害を予防するため，抗菌薬の長期投与を行ったり，逆流防止手術を行う場合がある．

院内感染対策における尿の取り扱いは膀胱炎（前述）に準じる．

4 | その他の尿路感染症

腎膿瘍*は，腎盂炎と同様，発熱や腰痛などを生じる．腎盂炎のように尿路系の上行性感染によって生じる場合と，血流に乗って細菌が腎実質に到達して生じる場合がある．後者の場合，たとえばMRSAによる菌血症（敗血症）などでリスクが高くなるので注意を要する．抗菌薬治療が奏功しない場合，ドレナージなどの外科的処置が必要となる．

＊肋骨脊柱角叩打痛
第12肋骨と脊椎がつくる三角部（肋骨脊柱角）を叩くと感じる痛み．

[10] p.308, 敗血症

ウロセプシス
腎盂炎（腎盂腎炎）が原因で生じた敗血症（セプシス）を「ウロセプシス」とよぶ．

＊腎膿瘍
腎実質に膿瘍（膿のかたまり）が形成された状態．

7 神経系感染症

A 神経系感染症とは

　神経系感染症の典型的な病態は，脳炎，脊髄炎，髄膜炎である．中枢神経系の急性感染症は早期に発見し，速やかに効果的な治療を開始しないと患者の生命予後にかかわる．多くは病原微生物が中枢神経系に感染することにより引き起こされるのであるが，宿主の免疫状態によっては，通常病原性をもたない病原体による神経系感染症が問題となる．

　神経系感染症の感染経路としては，頭蓋骨，中耳・内耳，副鼻腔などの局所からの波及，血行性に脳血液関門を超えて侵入，脳神経・末梢神経経由による侵入，頭部外傷や頭部の手術，髄液検査による医原性などがある．また，神経系への直接感染がなくても感染後の免疫反応によるギラン・バレー症候群や急性散在性脳脊髄炎（ADEM）も広い意味で神経系感染症の範疇に入る．

B 神経系感染症の解説

[1] p.46, 髄膜炎菌

1 髄膜炎 meningitis[1]（表 10-7）

　くも膜・軟膜およびその両者に囲まれたくも膜下腔の炎症である．頭痛と発熱を主徴とし，髄膜刺激症状（頭痛，嘔気，嘔吐）を呈する．髄膜刺激症状としては項部硬直，ケルニッヒ（Kernig）徴候*，ブルジンスキー（Brudzinski）徴候*などを認める．原因微生物を速やかに同定し，適切な治療を実施することが重要であり，髄液検査による細胞数と白血球血液像，生化学検査（糖濃度・総タンパク質量・タンパク質分画・CRP）および培養検査，PCR検査は必須であり，脳内に大きな占拠性病変がないことを確認するため髄液検査前に CT・MRI 検査は有用である．

　原因微生物と症状の経過によって以下のように分類される．

a 急性細菌性髄膜炎 acute bacterial meningitis

　細菌性髄膜炎は急性の経過をたどる．急性細菌性髄膜炎が疑われる場合は30分以内に治療を開始することが重要である．血液検査では赤血球沈降速度亢進，白血球数増加，CRP の上昇を示し，髄液検査で多核球優位の細胞増加，タンパク質濃度の高値，糖濃度の低値を示す．髄液の沈渣に対する各種染色と培養検査を実施する．

　起因菌：グラム陽性球菌（肺炎レンサ球菌，ブドウ球菌，レンサ球菌），グ

＊ケルニッヒ徴候
腰仙髄節の髄膜に炎症が波及すると，その部の脊髄根が障害を受け，大腿後部筋が攣縮し股関節 90°屈曲位で膝関節が伸展できなくなる状態を示す．

＊ブルジンスキー徴候
仰臥位の患者の頭部をゆっくり前屈させると伸展していた両下肢が自動的に股関節と膝関節で屈曲し，立ち膝になる場合，ブルジンスキー徴候陽性という．これは脊髄神経根の緊張を防ごうと股関節や膝関節を屈曲するために生じる．

表10-7　髄膜炎を引き起こす代表的な病原体

病原体の種類		髄膜炎（起因病原体または疾患名）
細菌		肺炎レンサ球菌，髄膜炎菌，インフルエンザ菌，大腸菌，B群レンサ球菌，リステリア，クレブシエラ属菌，緑膿菌，結核菌など
ウイルス	DNAウイルス	単純ヘルペスウイルス（通常は2型），水痘・帯状疱疹ウイルス，サイトメガロウイルス，ヒトヘルペスウイルス6，EBウイルス
	RNAウイルス	ムンプスウイルス，ピコルナウイルス科（ポリオウイルス，エコーウイルス，コクサッキーウイルスなど），風疹ウイルス，麻疹ウイルス，インフルエンザウイルス，日本脳炎ウイルス，ウエストナイルウイルス，HIV-1
抗酸菌		結核性髄膜炎
スピロヘータ		髄膜血管型梅毒，ライム病（ボレリア髄膜炎）
リケッチア		オリエンチア・ツツガムシ（つつが虫病）
真菌		クリプトコッカス，アスペルギルス，カンジダ，接合菌（ムコールなど）
寄生虫		広東住血線虫（好酸球性髄膜炎）

ラム陰性球菌（髄膜炎菌），グラム陰性桿菌（インフルエンザ菌，緑膿菌，大腸菌群），グラム陽性桿菌（リステリア）などである．起因菌が同定されれば，有効な抗菌薬を投与する．

b 急性ウイルス性髄膜炎 acute vival meningitis

ウイルス性髄膜炎（無菌性髄膜炎［aseptic meningitis］）は，細菌性髄膜炎と比較すると，頭痛・嘔吐・羞明などが比較的軽く，項部硬直などの他覚的徴候も軽度である．髄液検査では，単核球優位の細胞増加を認めるが，病初期には多核球優位を示す場合がある．タンパク質濃度は高値を示すが，糖の低下は認めない．

起因ウイルス：ピコルナウイルス科（コクサッキーウイルス，エコーウイルス，エンテロウイルス68〜71型），単純ヘルペスウイルス2型，日本脳炎ウイルス，ウエストナイルウイルス，HIVなどがある．

c 亜急性髄膜炎 subacute meningitis

真菌による髄膜炎（多くはクリプトコッカス髄膜炎［cryptococcal meningitis］）は亜急性から慢性の経過をたどることが多い．結核性髄膜炎（tuberculous meningitis）も7割程度は亜急性の経過を示すが，3割程度は急性経過を呈する．肺結核から菌血症を生じ，くも膜下や上皮下に小結節が形成され，それが破綻して髄膜炎が発症する．結核性髄膜炎は致死的な結核症であり，少しでも疑われれば初回標準治療を開始する．

2 脳炎 encephalitis

脳炎は脳実質の炎症である．発熱，意識障害，精神症状を主徴とし，髄

脳炎と脳症

脳炎は脳内にウイルスが侵入し増殖する．髄液中に細胞増多が認められる．脳症は脳内でウイルスが増殖することはなく，髄液中の細胞増多は通常認めない．

脳膿瘍

細菌が脳実質に感染すると膿瘍を形成し脳膿瘍となる.

膜脳炎（meningoencephalitis）はこれに髄膜刺激症状を伴う．脳炎にはウイルス性脳炎と自己免疫性脳炎があり，自己免疫性脳炎で感染症と関係のあるものとして急性散在性脳脊髄炎があるが，これは後述の 7 b で述べる．ウイルス性脳炎のなかでは単純ヘルペス脳炎が最も多い.

a　ウイルス性脳炎

●起因微生物

　ヘルペスウイルス（単純ヘルペスウイルス1型，水痘・帯状疱疹ウイルス，EBウイルス，ヒトヘルペスウイルス6，サイトメガロウイルス），節足動物媒介ウイルス（日本脳炎ウイルス，ウエストナイルウイルス，セントルイス脳炎ウイルスなど）がある．

[2] p.94, ヘルペスウイルス科

1）ヘルペス脳炎[2]

　成人における散発性の急性ウイルス性脳炎のなかで最も頻度が高い．50〜60歳にピークが認められるが，超高齢社会時代を反映して65歳以上の高齢発症が増加している．多くは急性発症であり，人格変化，異常行動，記銘力障害，感覚性失語，性行動異常などの症状が多く，運動麻痺は少ない．病因確定のためにはウイルス学的検査が必須でありPCRによるウイルス遺伝子（DNA）の検査が重要である．治療としてはアシクロビルなどの抗ヘルペスウイルス薬の投与を早期に開始する．

[3] p.96, サイトメガロウイルス
p.301, サイトメガロウイルス

2）サイトメガロウイルス脳炎[3]

　エイズ患者において発症することが多く，健常者ではまれである．抗サイトメガロウイルス薬として，ガンシクロビル，ホスカルネット，バルガンシクロビルがあり，いずれも点滴静注により2〜3週間継続投与する．

[4] p.96, HHV-6

3）HHV-6脳炎[4]

　造血幹細胞移植後の辺縁系脳炎の起因ウイルスである．急性症状は単純ヘルペスウイルス脳炎と類似である．HHV-6にはアシクロビルは効果がない．ガンシクロビルとホスカルネットは有効である．

[5] p.108, 日本脳炎ウイルス

4）日本脳炎 Japanese encephalitis[5]

　蚊によって媒介されるウイルス感染症である．日本脳炎ウイルスは，水田などに発生するコガタアカイエカ（*Culex tritaeniorhynchus*）などのイエカにより媒介され，ブタなどの増幅動物との間で感染環を形成している．潜伏期間は6〜16日間で初発症状は発熱・倦怠感・頭痛・悪心・嘔吐などで，ほどなく高熱とともに意識障害，項部硬直，振戦，筋硬直，不随意運動，あるいは麻痺症状が出現し，病状の進行に伴う脳浮腫による脳圧亢進，けいれんや呼吸不全をきたす．ウエストナイル脳炎も脳炎を発病すると類似の症状をきたす．

　特異的治療法はなく対症療法が中心になる．脳浮腫対策として脳圧降下薬の投与，けいれんに対して抗けいれん薬の予防的投与を行う．日本脳炎は脳炎を発症すると20〜30%が死亡，約50%に後遺症が残る重篤な感染症である．

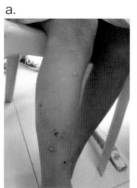
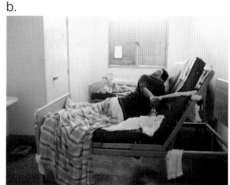

図10-12　狂犬・病獣（野良ネコ）による噛み傷（a）と狂犬病患者（b）

［写真提供：森松伸一］

5）ウエストナイル脳炎 West Nile encephalitis

[6] p.317, ウエストナイル脳炎

後述[6]する.

6）狂犬病 rabies[7]

[7] p.111, ラブドウイルス科

　狂犬病ウイルスによる致死的な脳炎である. 感染動物の唾液中にウイルスが高濃度に含まれているため主たる感染経路は咬傷による（**図10-12**）. 日本での狂犬病は1954年にヒトで, 1957年に動物での発生が最後であるが, 狂犬病常在地からの輸入症例が, 1970年に1例, 2006年に2例, 2020年に1例報告されている. 咬傷部位から侵入したウイルスは, 筋肉細胞で増殖し神経筋接合部を介して神経細胞中に入り, 脊髄から脳に入る. 狂犬病ウイルスはほぼすべての哺乳類に感染する. 潜伏期間は咬傷部位によって左右され通常1～3ヵ月であるが, 年余にわたる場合もある. 臨床経過は, 前駆期, 急性神経症候期, 昏睡期に大別される. 狂犬病は, 発症した場合の致死率はほぼ100%である. 狂犬病には不活化ワクチンがあり, 他のワクチン同様, 曝露前接種が推奨されるが, 潜伏期間が長いため咬傷後にワクチン接種と狂犬病免疫グロブリンを咬傷部周囲へ局所注射する曝露後発症予防が実施される.

3 | 脊髄炎 myelitis

　脊髄実質の炎症で, 発熱や対麻痺, 感覚障害, 排尿障害などの脊髄症状を主徴とする.

a ポリオ（急性灰白髄炎）poliomyelitis

　ポリオはポリオウイルスによる中枢神経系への感染で, 脊髄や髄膜を傷害し左右差のある下肢の急性弛緩性麻痺（AFP）をきたす. 感染者の90～95%は不顕性に終わり, 約5%（4～8%）では, 発熱, 頭痛, 咽頭痛, 悪心, 嘔吐などの感冒様症状に終始し（不全型）, 1～2%では上記の症状に引き続き無菌性髄膜炎を起こす（非麻痺型）. 麻痺型ポリオを発病するのは感染者の

0.1 〜 2%である．予防にはワクチンが有効で，日本では1980年1型ポリオの症例を最後に，その後は野生型ポリオウイルスによるポリオ麻痺症例は報告されていない．

[8] p.252, HTLV-1 感染症

b HTLV-1 関連脊髄症 HTLV-1 associated myelopathy（**HAM**）[8]

成人T細胞白血病（ATL）の病因ウイルスであるヒトT細胞白血病ウイルス（HTLV-1）が関与する慢性の脊髄症である．発症の機序としてはHTLV-1感染細胞に対する自己免疫的機序が推定されている．多くは中高年の時期に緩徐進行性の痙性歩行，排尿障害，感覚障害の症状で発症する．

4 脳膿瘍 brain abscess

細菌などの化膿性病原体が脳実質に感染を起こすことにより生じる限局性の膿貯留である．

感染経路として，直達性感染（副鼻腔炎，中耳炎，乳様突起炎［mastoiditis］の波及，穿通性頭部外傷，脳外科手術など），血行性感染（肺感染症，細菌性心内膜炎など）がある．

[9] p.64, 嫌気性菌

起因微生物としては，嫌気性菌[9]（バクテロイデス属，嫌気性・微好気性レンサ球菌）が多く，真菌（カンジダ属，アスペルギルス属，ムーコル）による場合は予後不良である．

抗菌薬の点滴に加えて，頭蓋骨に小さな穴をあけ，膿に細いチューブを刺し込みドレナージ術を行う．

5 細菌毒素による中毒性感染症

[10] p.243, 細菌性食中毒

破傷風，ボツリヌス症[10]はどちらもクロストリジウム属の偏性嫌気性グラム陽性桿菌の産生する毒素によって，神経症候をきたし重症化する疾患で迅速な治療が必要となる．

a 破傷風 tetanns

破傷風菌が産生する毒素（神経毒素であるテタノスパスミン）により強直

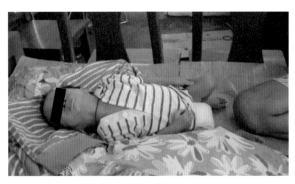

図 10-13　破傷風の後弓反張
［写真提供：森松伸一］

性けいれんをきたす．破傷風菌は土壌に存在し，創傷部位から感染し潜伏期（3〜21日）を経て，特徴的な筋強直（後弓反張）（図10-13），開口障害（牙関緊急），激しい筋肉痛を伴う全身性の筋れん縮発作などの症状を示す．静かな刺激の少ない状態で気道を確保し，呼吸心拍をモニターし集中治療する．血中，創傷部の毒素を中和するため，速やかに抗破傷風ヒト免疫グロブリン（TIG）を筋注する．ワクチン（破傷風トキソイド）による予防効果は高い．2012年11月，ジフテリア・百日咳・破傷風・不活化ポリオ4種混合ワクチン（DPT-IPV／DTaP-IPV）が定期接種に導入され，現在にいたっている．

6 │ 原虫感染症

[11] p.136, トキソプラズマ

ａ トキソプラズマ症 toxoplasmosis[11]

トキソプラズマ症は人獣共通感染症であり経口感染するが，経胎盤感染もある．脳炎は免疫不全状態で発症する．亜急性に発症し，頭痛，発熱にはじまり進行とともに片麻痺，けいれんなどの神経症状を呈する．病変は多発性で膿瘍を形成する．治療にはピリメタミン（国内未承認）とスルファジアジン（国内未承認）が併用される．

7 │ 感染に起因する免疫学的機序による神経疾患

ａ ギラン・バレー症候群 Guillain-Barré syndrome

急性発症する自己免疫性多発根神経障害で，約70％の患者で1〜3週間先行する感染症の発症がある．先行感染の病原体として，ジカウイルス，カンピロバクターなどが有名である．非自己抗原（感染性病原体あるいはワクチン）に対する免疫反応が，エピトープ（抗原の抗体認識部分）の似ている患者自身の神経組織に向けられることにより発症すると考えられている．

反射消失を伴う運動麻痺が急速に出現し，多くは下肢に力が入らないと気づくことからはじまる上行性麻痺のパターンを示す．数時間から数日で筋力低下が進行する．両側性顔面神経麻痺や下部脳神経障害により球麻痺が生じ分泌障害や呼吸困難をきたすこともある．

支持療法により，ほとんどの患者は数ヵ月で回復する．

ｂ 急性散在性脳脊髄炎 acute disseminated encephalomyelitis（**ADEM**）

二次性脳炎（感染後脳脊髄炎）の代表である．経過は単相性であり寛解・増悪を繰り返すことはない．水痘・帯状疱疹ウイルス，風疹ウイルス，ムンプスウイルス，インフルエンザウイルス，ヒトレスピロウイルス・ヒトルブラウイルス（パラインフルエンザウイルス），EBウイルス，HIV，マイコプラズマなどの先行感染後の発症が多いが，ワクチン接種後にもまれに発症する．感染やワクチン接種により生じる免疫交叉反応の結果として起こり，炎症性の脱髄反応を惹起するものと考えられている．

ADEMの予後は比較的よく，50〜80％は完全回復する．

8　遅発性ウイルス感染症 slow virus infection

[12] p.180, 遅発性感染

　遅発性ウイルス感染症[12]とは，以下のように定義される．①感染後，発症までの潜伏期が数ヵ月から数年と著しく長い．②発症後，緩徐に進行し予後不良である．③感染は単一の宿主に，病変は単一臓器あるいは組織に限られる．

a　亜急性硬化性全脳炎 subacute sclerosing panencephalitis（**SSPE**）

[13] p.209, SSPE

　前述[13]した．

b　進行性多巣性白質脳症 progressive multifocal leukoencephatopathy（**PML**）[14]

[14] p.98, JC ウイルス

　人口100万人あたり1人に発症する．JCウイルスが脳のグリア細胞に感染し脱髄を生じさせる．JCウイルスは多くの人の腎臓など泌尿生殖系に潜伏感染している．進行性の脱髄による巣症状（片麻痺・四肢麻痺，知能障害，視力障害，意識障害，失調，けいれんなど）を呈し末期には無動，無言となる．

c　進行性風疹全脳炎 progressive rubella panencephalitis（**PRP**）

　免疫が未熟な状態で風疹ウイルスに感染し，風疹ウイルスの持続感染により，進行性に小脳失調，知能低下，けいれん，ミオクローヌスなどを認める．

9　プリオン病 prion disease

[15] p.121, プリオン病

　前述[15]した．

8 皮膚・創傷感染症

A　皮膚・創傷感染症とは

　皮膚感染症として，細菌性，ウイルス性，真菌性皮膚疾患があげられる．各々の病原体が，皮膚のバリア機能の低下もしくは破綻した部位に感染することにより発症する．皮膚科領域では，MRSAによる感染症の増加が問題となっている．

B　皮膚・創傷感染症の解説

1　細菌性皮膚疾患

　皮膚の常在菌である黄色ブドウ球菌による疾患が最も多くみられるが，その他，溶血性レンサ球菌，緑膿菌などが病原性をもつ．皮膚や皮膚付属器（毛包，汗腺，脂腺など）といった感染経路の違いや，感染の深さによって病態が異なるため，それぞれ別の疾患となる．皮膚感染症を疑った場合は，起因菌に応じた適切な抗菌薬を選択するため，細菌培養，同定，薬剤感受性検査を行う．

a　癤 furuncle

　毛包に発生する有痛性紅色結節．1つの毛包に黄色ブドウ球菌が感染したもの．いわゆる「おでき」（**図10-14**）．癤が多発すると癤腫症（furunculosis）とよばれる．経過とともに中央が自壊して排膿をみる．治療は，感受性のある抗菌薬の内服．切開排膿も有効である．

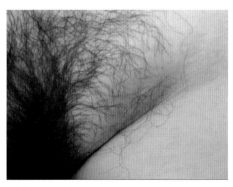

図10-14　**癤**

b 癰 carbuncle

癤が増悪，拡大したもの．複数の毛包に膿点を生じ，経過とともに軟化，排膿する．治療は，癤に準ずる．

c 瘭疽・急性爪囲炎 whitlow

手指，足趾の小さな傷や手湿疹などに黄色ブドウ球菌，化膿レンサ球菌などが感染して発症する．いわゆる「さかむけ」や手湿疹などの微小外傷や，陥入爪が原因となることが多い．手指，足趾の疼痛・圧痛を伴う発赤，腫脹がみられ，爪囲に黄白色の膿が透見できる．治療は，穿刺排膿および感受性のある抗菌薬の内服である．鑑別疾患として，カンジダ性爪囲炎（candidal paronychia）やヘルペス性瘭疽（helpetic whitlow）がある．カンジダ性爪囲炎は，発症が緩徐で，疼痛・圧痛が軽度である．また，ヘルペス性瘭疽は，ウイルス性疾患に特有の，中央臍窩を伴う小水疱がみられることが多く，発赤・腫脹の程度が軽い．

d 丹毒 erysipelas

主として顔面（片側性）に比較的境界明瞭な浮腫性紅斑として出現する真皮の急性感染症．化膿レンサ球菌により生じるが，黄色ブドウ球菌によっても同様の病態は生じることがある．発熱，悪寒といった全身症状とともに急激に発症する．外傷を原因とすることが多いが，細菌の侵入経路が不明であることも珍しくない．膿疱，水疱がみられれば培養のための検体採取は容易であるが，このような症状がみられないことも多い．皮膚の生検材料からの培養は，菌の検出率は低い．全身症状がみられれば，血液培養を施行する．血液検査では，白血球数の増加，CRP の上昇の他，菌体外産生物に対する抗体（化膿レンサ球菌の場合の ASO 値，ASK 値など）の上昇が診断の一助となる．治療は，ペニシリン系，セフェム系の抗菌薬の全身投与．同一部位に繰り返すものを習慣性丹毒とよび，長めの抗菌薬の全身投与が必要となる．鑑別診断は，次項「蜂窩織炎」を参照．

e 蜂窩織炎（蜂巣炎）cellulitis／phlegmone

顔面や四肢の真皮深層から皮下組織に生じる急性化膿性炎症である．蜂巣炎は同義語．黄色ブドウ球菌が原因であることが多いが，化膿レンサ球菌やその他の細菌が経皮的に侵入して発症する．臨床症状は，境界不明瞭な紅斑，腫脹，局所熱感，疼痛が特徴（**図 10-15**）．治療が遅れると壊死性筋膜炎や敗血症へ移行することがある．血液検査で，白血球数の増加，CRP の上昇をみる．滲出液や膿汁があれば培養検査を行う．治療は，安静と抗菌薬の全身投与．鑑別疾患に，丹毒，壊死性筋膜炎，血栓性静脈炎（thrombophlebitis），深部静脈血栓症（deep vein thrombosis），接触皮膚炎（contact dermatitis），帯状疱疹などがあげられる．とくに，壊死性筋膜炎との鑑別は，生命予後を左右するため，紫斑，血疱，水疱，壊死といった症状や，激しい疼痛，CRP の著増，ショックを含む全身状態の悪化などの所見を見落としてはならない．

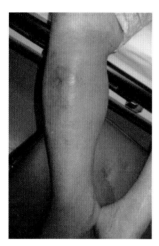

図10-15 蜂窩織炎

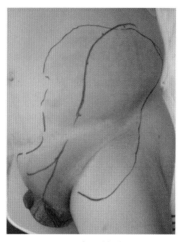

図10-16 壊死性筋膜炎
赤いマーカーで切開線を示す.

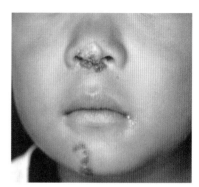

図10-17 伝染性膿痂疹

f 壊死性筋膜炎 necrotizing fasciitis

　下肢, 陰部～下腹部に好発する皮下脂肪組織および浅層筋膜の急性細菌性炎症 (**図10-16**). 高熱, 激しい関節痛, 筋肉痛, ショック症状, 多臓器不全などの強い全身症状を呈する. 男性の陰部に生じた壊死性筋膜炎を**フルニエ壊死** (Fournier's gangrene) とよぶ. 化膿レンサ球菌や嫌気性菌が原因菌であることが多い. 微小な外傷や足白癬による浸軟化などが誘因となることがあるが, 不明なことも多い. 蜂窩織炎との鑑別は, 急速に拡大する皮膚病変, 著しい全身症状などがあげられる. MRI検査で筋膜への炎症の波及を確認することが重要である. 治療は, 抗菌薬の大量投与とともに, 早期のデブリドマン*を行う.

＊デブリドマン
メスや外科剪刀で壊死組織を除去し, 創をきれいにすること.

g 伝染性膿痂疹 impetigo contagiosa

　表皮の最外層にある角層に黄色ブドウ球菌 (水疱性膿痂疹) や化膿レンサ球菌 (痂皮性膿痂疹) が感染することによって発症する. いわゆる「とびひ」. 乳幼児, 小児に好発するが, 成人 (とくに患児の母親) にみられることもある. 夏季に多いが, 温暖化や室内の暖房により, 春季, 秋季にもみられるようになっている. 黄色ブドウ球菌の産生する皮膚剥脱毒素により表皮浅層が融解され水疱が生じる (**図10-17**). 擦過傷, 虫刺され部やアトピー性皮膚炎 (atopic dermatitis) の掻破痕に起因菌が増殖して発症する. 湿疹様病変 (紅斑, 漿液性丘疹, 掻破痕の局面) の湿潤, 痂皮*形成が著明となり, 辺縁に水疱を形成する. 感染力が強く, 水疱内容が触れることによって遠隔部位にも飛び火する. また, 接触により他の小児に感染する. 治療は, シャワーなどによる洗浄と感受性のある抗菌外用剤の貼付. 病変部の広がりによっては, ペニシリン系やセフェム系の抗菌薬内服が必要である. 痂皮性膿痂疹の場合は, 長め (10日程度) の抗菌薬の内服が必要. 治療により, 瘢痕

＊痂皮
角質 (垢) と滲出液や血液が皮膚表面に固着したもの. 血液が凝固したものは血痂という. いわゆる"かさぶた".

を残さず治癒する.

h 劇症型溶血性レンサ球菌感染症（レンサ球菌性毒素性ショック［様］症候群）streptococcal toxic shock syndrome（**STSS**）/ toxic shock-like syndrome（**TSLS**）[1]

[1] p.42, 化膿レンサ球菌

　突然発症し，急速に多臓器不全に陥る溶血性レンサ球菌（主に化膿レンサ球菌）による敗血症性ショックを主な病態とする疾患．発症のメカニズムは不明だが，高齢や糖尿病，肝疾患など免疫力が低下した状態が発症のリスクとなる．いわゆる「人喰いバクテリア」．筋痛，咽頭痛，発熱，消化器症状（嘔気・嘔吐），全身倦怠感，血圧低下などの症状で発症し，急激に進行して多くは24時間以内に多臓器不全に進展する．発症すると約30％が死にいたる致死率の高い感染症である．集中管理のもと，血圧維持のための大量の輸液や，可能な限り広範囲の病巣切除，抗菌薬による治療が必要．感染症法で5類感染症に定められているため，診断した医師は7日以内に最寄りの保健所に届け出ることが義務付けられている．

i ビブリオ・バルニフィカスによる創感染症 *Vibrio vulnificus* infection[2]

[2] p.56, その他のビブリオ属

　腸炎ビブリオやコレラ菌などと同じ，ビブリオ科のグラム陰性桿菌であるビブリオ・バルニフィカスによる創感染症．暖かい（20℃程度）海水中の甲殻類や魚介類に付着しながら増殖する．ビブリオ・バルニフィカスに汚染された魚介類の摂取や，皮膚の創傷などから感染する．健常者では重篤化することはまれであるが，肝硬変などの肝疾患，鉄剤の投与を受けている貧血患者での発症の報告がよくみられる．症状は，発熱と疼痛および多彩な皮疹（紅斑，紫斑，水疱，血疱，潰瘍）がみられる．治療は，カルバペネム系薬の全身投与である．

j ガス壊疽（えそ）gas gangrene[3]

[3] p.58, ウェルシュ菌

　筋肉に達するような深い創にクロストリジウム属（ウェルシュ菌）などの嫌気性細菌が感染することにより発症する．悪寒（おかん）・戦慄（せんりつ）などの全身症状と，患部皮膚は暗紫色から黒色を呈する．病巣の筋肉は融解壊死し，産生されたガスにより腫脹する．圧迫による圧雪感（雪を握ったような感触）が特徴．治療は，速やかなデブリドマンと抗菌薬の大量投与，全身管理，高圧酸素療法．予後は不良である．

k 皮膚炭疽 cutaneous anthrax[4]

[4] p.57, 炭疽菌

　炭疽は，炭疽菌の感染によって起こるウシなどとの人獣共通感染症である．感染経路によって皮膚炭疽，肺炭疽（pulmonary anthrax），腸炭疽（intestinal anthrax），髄膜炭疽（meningeal anthrax）の4病型があるが，皮膚炭疽が全体の95％以上を占める．初期病変は，虫刺され様で，周囲に水疱形成を伴う．多くは，しだいに中央が黒色痂皮となった後に治癒する．およそ20％が，敗血症を発症し予後不良となる．炭疽菌の芽胞は，生物兵器として軍事研究されたことがある．

[5] p.50, その他のグラム陰
性好気性桿菌
p.313, 人獣共通感染症

ネコひっかき病 cat scratch disease[5]

バルトネラ・ヘンゼレ *Bartonella henselae* によるヒトとネコの人獣共通感染症. バルトネラ・ヘンゼレに感染したネコに引っかかれる, なめられる, 咬まれるなどにより感染する. 潜伏期（数日〜2週間）の後, 感染部位に紅色丘疹, 小水疱を生じ, その後に所属リンパ節の有痛性の腫脹を認める. ときに膿瘍化して, 自壊し排膿をみる. 発熱や頭痛などの軽微な全身症状を伴うこともあり, 数週から数ヵ月で自然治癒するが, 遷延化する場合は, マクロライド系, セフェム系, テトラサイクリン系の抗菌薬を投与する.

2 ウイルス性皮膚疾患

ウイルスによる皮膚感染症は, 臨床症状から大きく4種類に分類することができる. ①水疱を生じるもの, ②結節を生じるもの, ③急性発疹症, ④その他, である. このなかで代表的な疾患について解説する.

[6] p.94, HSV

a 単純ヘルペスウイルス（HSV）感染症 helpes simplex virus infection[6]

皮膚もしくは粘膜に, 単純ヘルペスウイルス1型（HSV-1）または2型（HSV-2）が感染することによって引き起こされる水疱性疾患. 自発痛を伴う小水疱が集簇する（**図10-18**）. 初感染時は重症化しやすい. ウイルスの再活性化により, 繰り返し発症する. 口唇（1型）および外陰部（2型）が好発部位であるが, 近年, オーラルセックス（口腔性交）による性感染症が蔓延しており, 外陰部からHSV-1が分離される例も散見される. 初感染の潜伏期間は2〜10日で, 口唇や外陰部に自発痛を伴う小水疱が集簇して出現する. アトピー性皮膚炎患者に発症すると, カポジ水痘様発疹症となり重症化する（**図10-19**）. 無治療でも7日〜14日で痂皮化して治まる. 治療は, バラシクロビルやアメナメビルなどの抗ウイルス薬の内服もしくは点滴を行う. 再発傾向の強い外陰部（性器）ヘルペスには, 抗ウイルス薬の再発抑制療法を用いる.

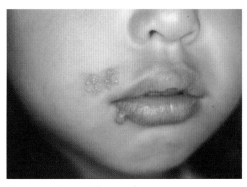

図10-18　口唇ヘルペス

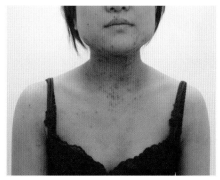

図10-19　カポジ水痘様発疹症

b 水痘（みずぼうそう）・帯 状 疱疹 varicella/chickenpox・helpes zoster/ shingles

　水痘は，小児に好発する水痘・帯状疱疹ウイルス（VZV）感染症（**図10-20**）である[7]．

[7] p.95, VZV
　　　p.211, 水痘

　帯状疱疹は，水痘と同じVZVにより発症する．知覚神経節に年余にわたり潜伏感染していたVZVが，免疫力の低下により再活性化し，知覚神経を伝わり上行し，支配神経領域の表皮細胞に回帰発症し，帯状の皮疹（疱疹；小水疱の集簇）を生じる（**図10-21**）．疼痛を伴う．皮疹の治癒後も，神経痛が残ることが多い（帯状疱疹後神経痛［post-herpetic neuralgia：PHN］）．耳介周囲に発症した場合は，顔面神経麻痺や聴覚障害をきたすラムゼイ・ハント（Ramsay Hunt）症候群に注意が必要である．治療は，水痘に準じる．PHNに対しては，NSAIDs（非ステロイド性抗炎症薬）の内服の他，プレガバリン，抗うつ薬などが用いられる．難治例では，ペインクリニック*の対象となる．

＊ペインクリニック
神経ブロックなどの麻酔のテクニックや薬剤での痛みの治療を専門に行う医療機関.

c 伝染性軟属腫（みずいぼ）molluscum contagiosum [8]

[8] p.94, 伝染性軟属腫ウイルス

　ポックスウイルス科の伝染性軟属腫ウイルスによる皮膚感染症．多くは，皮膚からの接触感染によって幼小児期に罹患する．夏季によくみられ，プー

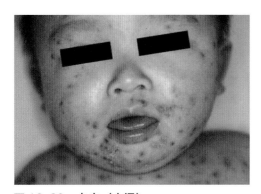

図10-20　水痘（小児）

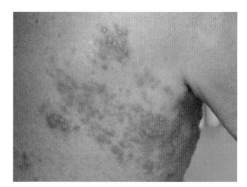

図10-21　帯状疱疹（体幹）

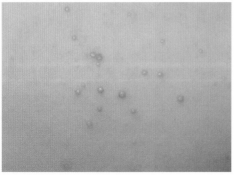

図10-22　伝染性軟属腫

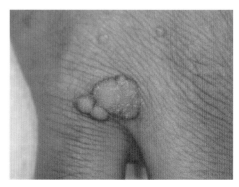

図10-23　尋常性疣贅

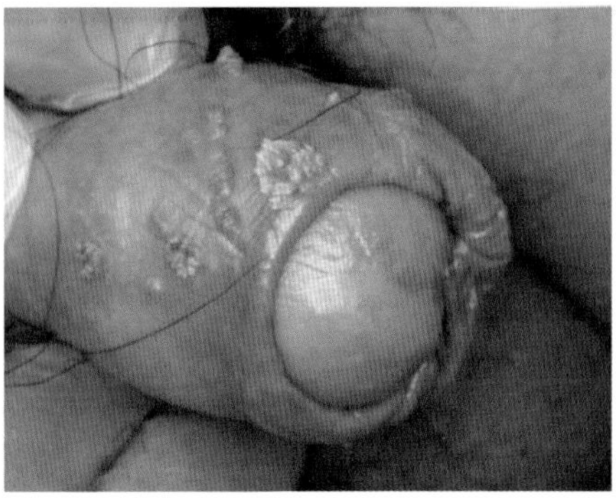

図10-24　尖圭コンジローマ

ル利用者に多い．成人では，性感染症として陰部に生じることがある．直径10 mm 程度までの中央が白く透見できるドーム状の小結節が多発する（**図10-22**）．中央臍窩を認める．なかに，乳白色の粥状物質をもち，これが周囲の皮膚に付着することで自家感染を起こす．治療は，トラコーマ鑷子での摘除であるが，多くが6ヵ月以内に自然消退するため，経過観察とすることもある．

d　ウイルス性疣贅（いぼ）viral warts[9]

[9] p.97, HPV

ヒトパピローマウイルス（HPV）による感染症．皮膚の微小外傷から侵入し，角化細胞に感染する．HPV の型や発症部位により下記にあげるような特徴的な臨床像を示す．治療は，液体窒素による凍結療法，ヨクイニンエキスの内服などである．

1）尋常性疣贅 verruca vulgaris

手指から四肢に，直径数 mm～小豆大ぐらいまでの乳頭腫状の角化性丘疹が単発もしくは多発する（**図10-23**）．自覚症状はない．足底では，隆起せず表面が粗糙な角化性皮疹となり足底疣贅とよばれる．これらいくつかが融合し，局面を形成したものをモザイク疣贅とよぶ．

2）ミルメシア myrmecia

小児の足底に好発する，中央が噴火口状に陥凹するドーム状の丘疹．疼痛を伴うものが多い．

3）扁平疣贅（青年性扁平疣贅）verruca plana／verruca plana juvenilis

青年期女子の顔面や手背に好発する．正常皮膚色ないし痰褐色の米粒大から小豆大ぐらいまでの扁平隆起性皮疹が多発し，ときに自家播種のために線状に並んで出現する．自覚症状はない．

4）尖圭コンジローマ condyloma acuminatum[10]

[10] p.288, 尖圭コンジローマ

性感染症の1つとされている．陰茎冠状溝，包皮，陰唇，肛囲などの湿潤な部位にみられる．乳頭状，鶏冠状，カリフラワー状の疣状丘疹が多発する（**図10-24**）．治療は，上記にあげた標準的なものに加え，ウイルスの構成成

分を認識し免疫応答を賦活化する toll 様レセプター（TLR）の１つである TLR7 に対してアゴニスト活性を示すイミキモド（クリーム）が用いられる.

3 皮膚真菌症 cutaneous mycosis

　真菌（カビ）が皮膚に寄生，感染して発症する皮膚病の総称. 真菌とは，細胞壁をもつ真核生物で，ここでは表在性皮膚真菌症として，皮膚糸状菌症（dermatophytosis；白癬 [ring worm][11]，皮膚カンジダ症（cutaneous candidiasis）を取り上げる.

[11] p.131, 糸状菌

a 足白癬 tinea pedis

　皮膚糸状菌（dermatophyte）が足底，趾間の皮膚（角層）に寄生して生じ，紅色（白癬）菌（トリコフィトン・ルブルム）と毛瘡（趾間）菌（トリコフィトン・メンタグロフィテス T. mentagrophytes）によるものが95%以上を占める. いわゆる水虫. 日本人の５人に１人が罹患しているといわれる. 症状により，次の３型に分類される. 治療は，保清（乾燥）と，抗真菌薬の外用.

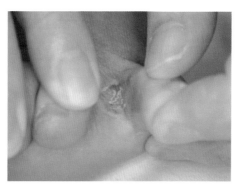

図10-25　趾間型白癬

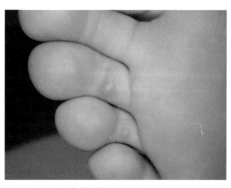

図10-26　小水疱型白癬

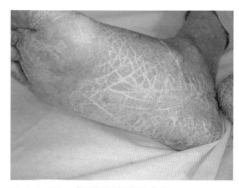

図10-27　角質増殖型足白癬

1) 趾間型

最も多い病型で，第4〜5趾間に好発する．趾間に瘙痒（そうよう）を伴う紅斑や小水疱，鱗屑*をみる．白く浸軟化し，びらんを形成することがある（**図10-25**）．びらんから細菌感染を起こし，蜂窩織炎，リンパ管炎（lymphangitis），壊死性筋膜炎を生じることがある．

2) 小水疱型

足底（とくに土踏まずや足趾基部）に小水疱が多発し，その後鱗屑となる（**図10-26**）．夏季に多い．瘙痒が強い．

3) 角質増殖型

足底，とくに踵部に好発する．びまん性の過角化を認め，亀裂を生じると疼痛を伴う（**図10-27**）．瘙痒はみられないことが多い．

b **体部白癬** tinea corporis

体幹，四肢に紅斑，丘疹として発症し，同心円状に拡大する．中心は，淡い色素沈着を残し軽快しながら周辺は堤防状に隆起する．起因菌は足白癬と同じ．ステロイド外用剤の誤用によって発症することが多い．治療は，抗真菌薬の外用．

c **爪白癬** tinea unguium

皮膚糸状菌が爪に寄生して発症する．足白癬から続発して起こり，第1趾に多い．爪の先端から白濁，肥厚する．自覚症状がなく，放置されると他趾にも感染が広がる．治療は，抗真菌薬の内服，エフィナコナゾールの外用など．

d **皮膚カンジダ症** cutaneous candidiasis[12]

カンジダ属による皮膚および粘膜の感染症．病変の部位，症状よりカンジダ性間擦疹，カンジダ性爪囲炎，鵞口瘡（がこうそう）（oral thrush）*などの病名でよばれる．性感染症，日和見感染症としての側面ももつ．治療は，保清（乾燥）と，抗真菌薬の外用など．

1) カンジダ性間擦疹 candidal intertrigo

発汗による多湿や不潔，あるいはステロイド外用剤の誤用により間擦部（陰股部，臀部，腋窩，乳房下部など）に紅斑，鱗屑，小膿疱を生じる．

2) カンジダ性指趾間びらん症 candidal interdigital erosion

第3〜4指間に好発する．指間に紅斑と，周囲の皮膚が浸軟化して白色調となる．主婦および水仕事の従事者に多い．

3) カンジダ性爪囲炎・爪カンジダ症 candidal paronychia・nail candidiasis

手指の爪周囲に発赤，腫脹を認め，ときに排膿を伴う．爪カンジダ症（カンジダ性爪炎［candidal onychia］）は，爪母側から爪甲が白色に混濁し，爪甲の変形を伴う．

＊鱗屑
皮膚の最外層にある角層（垢）が厚くなり，鱗状に白っぽくみえる状態．

[12] p.127, カンジダ属

＊鵞口瘡
乳幼児にできる口腔カンジダ症（oral candidiasis）のこと．口腔粘膜や舌，口唇に白苔がついた状態．

4 抗酸菌感染症

a ハンセン病 Hansen disease / leprosy

　らい菌（マイコバクテリウム・レプラエ）による抗酸菌感染症．1873 年に
らい菌を発見したノルウェーの医師，ハンセン（Hansen A）に由来する．主
に皮膚と末梢神経を侵す．かつて日本では，「らい病」とよばれていたが，差
別的にとらえられることもあり，現在ではハンセン病とよばれる．らい菌に
対する宿主の細胞性免疫の強さにより，重症化する T 型と重症化しない L 型
に分けられる．知覚低下を伴う環状紅斑や白斑，局面を呈する．治療は，ジ
アフェニルスルホン，リファンピシン，クロファジミンによる多剤併用療法
が推奨される．近年，日本人の新規患者数は，年間数名に留まり，非常にま
れな疾患となっている．

9 眼感染症

A　ウイルス性眼疾患

1　流行性角結膜炎 epidemic keratoconjunctivitis（EKC）

●流行性角結膜炎（EKC）とは

主に夏季に流行する結膜炎である．伝染力が強く，学校や医療機関，家族間などで流行することがある．原因微生物はヒトアデノウイルス[1]で，そのうち8型，19型，37型などが原因となる（**図10-28**）．

[1] p.97, アデノウィルス科

●症状

潜伏期は1～2週間で，その後急性に眼脂（目やに），流涙（りゅうるい），眼痛から眼球結膜の充血・濾胞，腫脹をきたす．結膜，とくに眼瞼（がんけん）の縁に小出血点を認めることがある．炎症が強い場合，眼瞼結膜に偽膜を生じることがある．また，耳前リンパ節の腫脹をみることがある．本来，片眼性であるが，自己感染し遅れて反対側に発症することが多い．結膜炎が進行すると表層性角膜炎（多発性角膜上皮化浸潤）をきたす．視力予後は一般に良好であるが，ときに数ヵ月後に視力低下を訴えることがある．

●診断・治療

原因微生物であるアデノウイルスのタンパク質を検出するイムノクロマト法を応用した迅速診断キット（アデノチェック® など）が実用化されているが，感度が70%程度であるため，陰性であっても本症を否定できない．治療

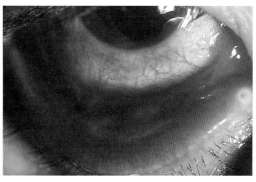

図10-28　流行性角結膜炎（EKC）
［秦野　寛：眼科疾患最新の治療2019-2021，大橋裕一，村上晶（編），p.vi，南江堂，2019より許諾を得て転載］

として，特異的な抗ウイルス薬はないため，炎症を抑える点眼薬，二次的な細菌感染を防ぐため抗菌点眼薬などを用いる．通常，1～2週間で治癒する．

●予防・感染対策

感染経路は接触感染であるが，感染者の手指による直接接触だけでなく，タオル，ドアノブ，医療器具などを介した間接接触感染もある．アデノウイルスはエンベロープ[2]をもたないためアルコール[3]による消毒効果に乏しく，院内感染対策が困難な疾患である．

[2] p.79，エンベロープ
[3] p.336，アルコール

2　咽頭結膜熱 pharyngoconjunctival fever（PCF）

●咽頭結膜熱とは

流行性角結膜炎（EKC）と同様，夏季に流行する疾患である．原因微生物もEKCと同様，アデノウイルスであるが，こちらは3型が主で，ときに4型，7型などによる．結膜炎とともに，発熱と咽頭炎をきたす．EKCと同様，学校などで流行することがある．プールの水を介した流行を起こすことがあり，プール熱ともよばれる．

通常は飛沫感染，あるいは手指を介した接触感染であり，侵入門戸は結膜あるいは上気道粘膜である．前述のように，ときに汚染したプールの水を介して感染することがあるが，その場合は結膜が侵入門戸と考えられる．

●症状

潜伏期は5～7日であり，発熱や頭痛，全身倦怠感などで発症する．それらの症状とともに，咽頭炎に伴う咽頭痛，結膜炎に伴う充血や流涙，眼脂，眼痛などをきたし，その症状は数日間持続し，治癒する．

●診断・治療

EKCと同様，アデノウイルスのタンパク質を検出する迅速診断キットが利用できるが，感度が低いことに注意を要する．PCRによる遺伝子診断も可能である．特異的な抗ウイルス薬はないため，対症療法となる．

[4] p.101，エンテロウイルス，コクサッキーウイルス

3　急性出血性結膜炎 acute hemorrhagic conjunctivitis（AHC）[4]

原因微生物はエンテロウイルス70，あるいはコクサッキーウイルスA24変異株（CA24v）である．症状は流行性角結膜炎（EKC）に似るが，潜伏期が1～2日であり，そのため両側性の場合，ほぼ両眼同時の急性発症となる点が異なる．初期に眼痛を訴えることがある．病名のとおり結膜下出血を伴うのが特徴ではあるが，前述のとおりEKCでもみられるため鑑別にはならない．

B 細菌・原虫性眼疾患

1 麦粒腫 stye（図10-29）

眼瞼（まぶた）の縁にある分泌腺に細菌が感染したものである．一般に「ものもらい」「めばちこ」などとよばれる．黄色ブドウ球菌[5] が原因となることが多い．抗菌点眼薬の外用，抗菌薬の内服，外科的処置による切開排膿などがなされる．

[5] p.39，黄色ブドウ球菌

2 コンタクトレンズ角膜炎 contactlens keratitis

コンタクトレンズの不適切な取り扱いにより，それが原因の角膜炎が起こることがある．水まわりの環境常在微生物が原因となることが多く，細菌では緑膿菌[6] など，原虫ではアカントアメーバ（自由生活アメーバ[7]）などが原因となる．コンタクトレンズは保存液，タンパク除去液などのメンテナンス用品を含めて適切に取り扱う必要がある．

[6] p.48，緑膿菌
[7] p.134，病原性アメーバ

3 感染性眼内炎 infectious endophthalmitis

眼の手術の後の感染や，コンタクトレンズ角膜炎が進行した場合，あるいは菌血症から血行性に眼内に細菌や真菌が侵入した場合，眼内に炎症が起こることがある．術後感染の場合は黄色ブドウ球菌などが，コンタクトレンズ角膜炎が進行した場合は緑膿菌などが，菌血症に続発する場合は MRSA や淋菌，カンジダ（真菌）などが原因となる．失明の危険性があるため，早期に診断し，適切な抗微生物薬治療を行う必要がある．

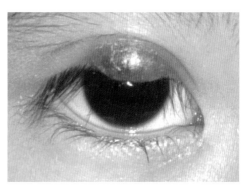

図10-29　麦粒腫
[竹中康子：眼の病態．眼科エキスパートナーシング，改訂第2版，小出良平（監），p.44，南江堂，2015より許諾を得て転載]

第11章 感染症各論2
その他の感染症

1 性感染症と母子感染

A 性感染症と母子感染の関係，リプロダクティブヘルス

　性行為が主たる感染経路，あるいは重要な感染経路である疾患を STD（sexually transmitted diseases）といい，性感染症（性行為感染症）と訳された．しかし，もともと STD の "T" は transmit（伝播する）という意味であったため，微生物ではなく節足動物など（医動物）が原因である疥癬（ヒゼンダニが原因）やケジラミ症（ケジラミが原因）などの医動物疾患も含まれるが，これらは厳密な意味で「感染症」ではない．主な STD には性器クラミジア感染症，淋菌感染症，梅毒，B型肝炎，HIV 感染症，尖圭コンジローマ，アメーバ赤痢，腟トリコモナス症などがある．

　昨今，HIV 感染症や B 型肝炎など，無症候性キャリアが存在し，disease（病気）とはよべない状態の感染者が感染源となるような性感染症が問題となってきた．そのため，STD ではなく，STI（sexually transmitted infection）という用語が CDC（米国疾病予防管理センター）から提唱されている．

　淋菌感染症，性器クラミジア感染症，梅毒など，性感染症の多くは生殖可能な女子に感染すると，不妊症や流・早産，あるいは母子感染して新生児の健康に重大な影響を及ぼす．性感染症は生殖年齢の男女だけの問題ではなく，母性や生まれてくる次世代の健康（リプロダクティブヘルス）にとっても重要である．ただし，先天性風疹症候群など，性感染症とは直接の関係はないが，母子感染で重要な疾患も存在する（図 11-1）．

B 性感染症の特徴

　通常の直接接触感染では，皮膚や粘膜の接触によって感染するが，性感染症の場合，ヒト–ヒト間での粘膜の反復的な接触が必要であることから，性感染症の原因微生物は感染力が弱いものが多く，人体から離れた場合に急速に死滅するような，抵抗性の弱い微生物が多いという特徴がある．

　最近の性感染症では，多剤耐性菌（とくに淋菌など）や複数の STD の重複感染など，診断や治療が複雑な症例も多い．性器の症状がある場合，受診を躊躇することで重症化したり，素人判断で服薬して耐性菌を誘導したり，パートナーに黙って治療することで治癒せず遷延化するピンポン感染を起こすことがある．また，性行動様式の問題や，粘膜のバリアを壊す性感染症にかかると別の性感染症にかかりやすくなるため，性感染症はしばしば混合感

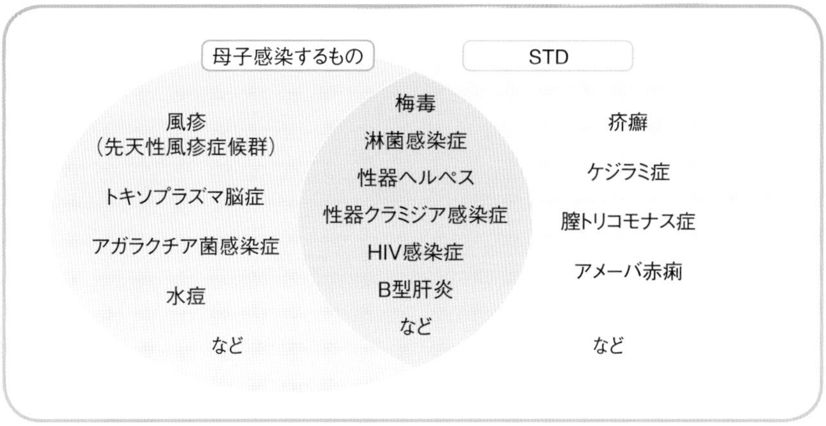

図 11-1　母子感染と STD との関係

染を起こす．そのため，1つの性感染症をみつけた場合，医療従事者としては他の性感染症の検査，とくに潜伏感染する HIV 感染症や B 型肝炎などの検査を勧めることは重要である．

C　性感染症各論

1　性器クラミジア感染症 genital chlamydial infection・淋菌感染症 gonococcal infection

●性器クラミジア感染症・淋菌感染症とは

性器クラミジア感染症はトラコーマクラミジア（クラミジア・トラコマティス）[1] が原因である．同菌は細胞内寄生性細菌で特殊な増殖環をもつ．そのため，診断・治療法に注意が必要である．一方，淋菌感染症はグラム陰性球菌である淋菌が原因である．両菌は細菌学的な分類・性質はまったく異なるが，両菌感染症の臨床症状はよく似ており，また重複感染することもまれではないため，本項ではまとめて取り扱う．

同感染症は男子の場合，尿道炎で発症する．尿道からの分泌液および排尿時痛が主たる症状である．一般的に淋菌感染症のほうが症状が強い傾向があり（淋菌性尿道炎），排尿時に灼熱痛・尿道口からの膿性分泌液をきたすが，性器クラミジア感染症（非淋菌性尿道炎のほとんどはクラミジアが原因である）の場合は痛みも弱く，分泌物も漿液性のことが多い．尿道炎が進展すると，上行性に前立腺炎，精巣炎，精巣上体炎を続発する．

女子の場合は子宮頸管炎で発症する．下腹部痛や帯下（おりもの）の増量などが主たる症状であるが，とくにクラミジアが原因の場合は無症状の場合も多い．上行性に進展すると，図 11-2 のように，子宮内膜炎，卵管炎，卵巣炎から，骨盤全体の炎症（汎骨盤内炎症 [pelvic inflammatory diseases：

[1] p.75，トラコーマクラミジア

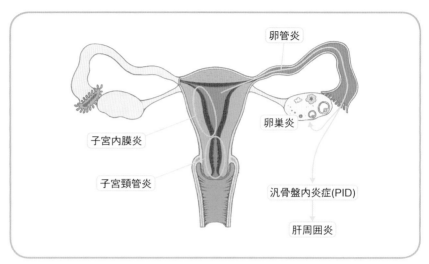

図 11-2　女子における性器クラミジア感染症・淋菌感染症の上行感染

PID])に波及することがある．腹腔の炎症が肝周囲に及ぶと胆石様の疝痛を
きたすことがある（肝周囲炎：フィッツ–ヒュー–カーティス［Fitz-Hugh-
Curtis］症候群）．

　女子の子宮や卵管の炎症は不妊症，異所性妊娠（子宮外妊娠）や流・早産
の原因となり，また垂直感染（母子感染）して新生児に角膜炎（新生児膿漏
眼）やまれに全身感染症をきたすことがある．このようにリプロダクティブ
ヘルスに関しても重要な疾患である．

　また，性行動様式の多様化により，淋菌，クラミジアとも咽頭炎（オーラ
ルセックスによる）や直腸炎（アナルセックスによる）が問題となっている．

●**診断法**

　淋菌の場合，分泌液のグラム染色でグラム陰性双球菌を検索する．白血球
に貪食されている像（細胞内双球菌）があればほぼ淋菌感染症と考えてよい．
淋菌は高温・低温・乾燥などにきわめて弱い菌なので，培養検査を行う場合
は検体の保存に特別の注意が必要となる．とくに検体は絶対に冷蔵庫に入れ
て保存してはならない．クラミジアの場合，分泌液の蛍光染色法で検出でき
るが，現在，蛍光抗体が入手困難になっている．偏性細胞内寄生性細菌なの
で，培養する場合は生きた細胞を別に用意する必要があり，さらに技術が必
要かつ判定までに数日かかるため，臨床検査としては実際的ではない．淋菌，
クラミジアとも現在では PCR 法が実用化されており，プライマー 2 セットを
用いた同時検出キットが用いられ，重複感染している症例でも診断できるよ
うになった．

●**治療法**

　淋菌はもともとペニシリン系薬がよく効いたが，1970 年代にペニシリナー

ゼ産生淋菌 penicillinase-producing *N. gonorrhoeae*（PPNG）が出現し，現在ではほぼすべての菌株がペニシリン耐性である．さらに現在，とくにテトラサイクリン系やニューキノロン系薬に対する耐性菌が優勢を占めており，これらの薬剤では治療が困難であり，第一選択は第三世代セフェム系（セフトリアキソンなど）の点滴静注による治療となっている．クラミジアに対してはマクロライド系（クラリスロマイシンやアジスロマイシン），テトラサイクリン系，ニューキノロン系薬が用いられる．

●予防法・感染対策

予防には性行為におけるコンドームの適正な使用が重要である．新生児に抗菌薬を点眼することで母子感染による新生児結膜炎を予防している．

2　梅毒 syphilis

●梅毒とは

[2] p.68，スピロヘータ科

梅毒トレポネーマ[2]による性感染症である．血液媒介感染もありうるが，献血血液はスクリーニング検査および冷蔵保存（同菌は低温に弱い）により感染予防がなされている．経胎盤的に母子感染も起こりうる（先天梅毒［congenital syphilis］）が，妊婦健診により予防されている．梅毒は症状の消長を繰り返しながら進行する疾患であり，また皮膚・粘膜症状に痛みを伴わないため，治療が遅れることもある．

性行為後，約3週間の潜伏期を経て，第1期（硬性下疳期）の症状で発症する．第1期では陰部の皮膚潰瘍（硬性下疳）や鼠径リンパ節の腫脹（無痛性横痃［よこね］）がみられる．その後，感染後約6週間で梅毒血清反応が陽性となるとともに第1期の症状は消退する（第2潜伏期ともいう）．感染後約3ヵ月経過したのち，第2期（バラ疹期）の症状を発症する．第2期では多彩な皮膚症状（梅毒性バラ疹，手掌や足底の紅斑，扁平コンジローマ，梅毒性乾癬や脱毛など）をきたす．感染後3年以上経過するとゴム腫や結節性梅毒疹などがみられる第3期となり，さらに10年以上経過すると神経病変（脊髄癆や進行麻痺，認知症など）や血管病変（解離性大動脈瘤など）をきたす第4期となる．現在では第3・4期の梅毒はまれだが，2012年以降，第1期の梅毒は著増している．

先天梅毒は梅毒に罹患した妊婦から経胎盤的に胎児に感染するものであり，多くは流産や死産となるが，出生した場合は新生児期に肝脾腫などをきたし，発育に伴い早期先天梅毒（生後数年以内）では通常の梅毒の第2期の症状から発症し，晩期先天梅毒（学童期以降）では有名なハッチンソンの3徴候（実質性角膜炎，感音性難聴，ハッチンソンの歯*）が現れる．

*ハッチンソンの歯
上顎中切歯（上の1番前の歯2本）の先端が陥凹したもの．通常は永久歯にみられる．エナメル質の形成異常による．

●診断法

梅毒トレポネーマは培養不能菌であることから，培養検査ができず，また抗体検査をするにも適当な菌体由来抗原を作製できなかったことより，検査

診断は少し複雑である.

　第1期では血清反応が陰性であるので，病巣部から検体を直接採取し，鏡検することで行う．血清反応は感染後6週以降で有効で，抗原として非特異的なウシ心筋由来のカルジオリピン・レシチン・コレステロール抗原を用いる方法と，梅毒トレポネーマ菌体由来の特異抗原を用いた抗体検出法がある．非特異的抗原を用いる方法（serological tests for syphilis：STSと総称される）にはワッセルマン反応（緒方法），ガラス板法，RPRカードテストなどがある．特異的な方法にはFTA-ABS法，TPHA法がある．非特異的な抗原を用いる検査では原理的に偽陽性（生物学的偽陽性［biological false positive：BFP]）がみられるため，確認検査として特異的な方法を併用する必要がある．しかし，非特異的な方法は感染後，陽性となる時期が早く，また治療が奏功し治癒すると速やかに陰性化するため，治療効果の判定に用いやすい．そのため，これら検査法の特性を理解して併用することが必要となる.

●治療法

　ペニシリン系薬が第一選択となる．ペニシリンアレルギーの際はテトラサイクリン系薬を用いる．治療開始後数時間で，菌体の急速な破壊による発熱や発疹の増悪がみられることがあるので，ペニシリンアレルギーとの鑑別を要する.

●予防法・感染対策

　第1期の局所からの分泌液には菌体が多量に含まれており，潰瘍の場所によってはコンドームによる予防は困難となる．先天梅毒の予防には妊婦健診で梅毒を早期に発見し，妊婦をペニシリン系薬で治療することが有効である.

3 ヒトパピローマウイルス（HPV）感染症：尖圭コンジローマ condyloma acuminatum・子宮頸がん

[3] p.97, HPV

　DNAウイルスであるヒトパピローマウイルス（HPV[3]）のうち，6, 11などは良性の性器のいぼである尖圭コンジローマをきたす．一方，HPVの16, 18などは女子の子宮頸がん，男子の陰茎がんなどの原因となる．ともに性行為で感染するウイルスである.

　HPVは青年男子・女子ともにその約1割に感染がみられるが，一過性にはおよそ6～8割が感染すると推定されている．そのほとんどが一過性感染で治癒するが，数％の女子が持続感染し，前がん病変から子宮頸がんを発症するものと考えられている.

　HPV感染症には遺伝子組換え技術でウイルス様粒子を産生させ，それを用いた成分ワクチンがある．現在用いられている2価ワクチンはHPV16, 18の抗原を含み，4価ワクチンはそれに尖圭コンジローマの原因となるHPV6, 11の抗原を含んでいるため，子宮頸がんに対する予防効果は同じである．小学6年次の4月～高校2年次の3月末までに定期接種として接種できる．欧

米ではさらに子宮頸がんの原因となる HPV31, 33, 45, 52, 58 の抗原を含んだ9価ワクチンも利用でき, CDC では 11 ～ 12 歳の男女に接種が勧奨されている.

4 | その他の STD

[4] p.250, HIV 感染症
[5] p.254, ウイルス性肝炎
[6] p.240, アメーバ赤痢

HIV 感染症[4]／エイズ, B型肝炎[5] についてと, とくに男性同性愛者の STD として問題となるアメーバ赤痢[6] については前述した.

D 母子感染

前述したように, STD の多くは母子感染することに注意が必要である.
母子感染の感染経路として, 大別すると経胎盤感染, 産道感染, 母乳感染の3つの感染経路がある.

1 | 経胎盤感染するもの

梅毒トレポネーマ, 風疹ウイルス, サイトメガロウイルス, HIV など.
● **予防**
梅毒はペニシリン系薬による妊婦の治療. 先天性風疹症候群は妊娠前のワクチン接種. HIV は抗ウイルス薬による妊婦の治療.

2 | 産道感染するもの

[7] p.43, アガラクチア菌

淋菌, トラコーマクラミジア, B型肝炎ウイルス, HSV-2（性器ヘルペスの原因である単純ヘルペスウイルス2型）, アガラクチア菌[7], サイトメガロウイルス, HIV など.
● **予防**
淋菌, クラミジアは新生児への抗菌薬点眼. B型肝炎は新生児へのワクチン・特異免疫グロブリンの同時接種, アガラクチア菌は分娩時の母体への抗菌薬投与, 性器ヘルペスは帝王切開, 母体の抗ウイルス薬による治療など.

3 | 母乳感染するもの

HTLV-1, HIV など.
母子感染する病原体のうち, 新生児に重篤な感染症をきたすものの頭文字をとって, TORCH 症候群ということがある.

[8] p.267, トキソプラズマ症

T = *Toxoplasma gondii*（トキソプラズマ[8], 原虫）：脳症などをきたす（神経系感染症）.

O = others（その他：梅毒トレポネーマ, HIV, B型肝炎ウイルス, ジカウイルスなど）

R = *Rubella virus*（風疹ウイルス）

C = *Cytomegalovirus*（サイトメガロウイルス）

H = Herpes simplex virus（単純ヘルペスウイルス）

● **予防**

母乳を人工乳にかえる.

E 母子感染各論

1 先天性風疹症候群 congenital rubella syndrome（**CRS**）

[9] p.210, 風疹

　妊娠初期に妊婦が風疹[9] に罹患すると，高率に母子感染し，新生児に白内障，心疾患，感音性難聴などの先天奇形をきたす．妊娠週数が早いほどその頻度は高く，妊娠 4 週未満で 50% 以上，5 〜 8 週で約 30%，9 〜 12 週で約 15%，それ以降 20 週程度までリスクはあるといわれる.

　風疹は不顕性感染も多く，また妊娠早期の場合，本人が妊娠した自覚のない時期に罹患し，妊娠が判明した後に感染が判明する場合もあり，予防には妊娠可能年齢の女子へのワクチン接種が重要となる．日本では女子中学生のみに風疹ワクチンを接種していた時期があり，成人男性で風疹抗体価が低い者が多いことも問題となっている.

2 その他の母子感染する感染症

　サイトメガロウイルスが経胎盤感染すると胎児は先天性巨細胞封入体症となり，多くは流産となる．産道感染，乳児期に垂直感染するとさまざまな臓器感染症をきたすことがある．妊婦が水痘に感染すると風疹ほど高頻度ではないが，流産，あるいは新生児に先天性水痘症候群をきたす．HSV-2 による性器ヘルペスも垂直感染して新生児ヘルペスを起こすことがある．B 型肝炎ウイルスは主に産道感染し垂直感染をきたしうるが，新生児にワクチンと特異免疫グロブリンの同時接種を行うことで予防できる．成人 T 細胞白血病（ATL）の原因となる HTLV-1[10] は母乳を介した母子感染が起こる．アガラクチア菌[11] は成人腟に常在することがあり，そのような女子が妊娠した場合，分娩時に産道感染して新生児に髄膜炎などをきたすことがあるため，妊婦健診で保菌の有無を確認し，保菌者に対しては分娩時に母体に有効な抗菌薬を投与することで垂直感染を予防することができる．ヒトパルボウイルス B19 は一般に伝染性紅斑（りんご病）[12] の原因であるが，妊婦が感染した場合，胎児水腫を起こして流産をきたすことがあるので注意が必要である.

[10] p.114, HTLV
　　 p.252, HTLV-1 感染症

[11] p.43, アガラクチア菌

[12] p.216, 伝染性紅斑

2 高齢者の感染症

A 高齢者の感染症の特徴

　高齢者は一般的に**免疫能**が衰えるため感染症に罹患しやすく，生理機能，臓器予備能も低下しているために感染症が治りにくく，また重症化しやすい．また感染症一般の症状である発熱などの症状がはっきりしないことも多いが，これは免疫反応が低下していることに起因する．このようなことから高齢者においては感染症の診断が遅れがちになり，基礎疾患が存在することも多いため，軽度の感染症であっても致死的な感染症に発展することも少なくない．そのために医療従事者は，いつもより元気がない，食欲がない，おかしな言動がある，または話をしようとしない，といった高齢者からの小さなサインを見逃さずに，感染症をより早期に疑い，早期診断につなげられるように心がけておかないといけない．

　高齢者に特徴的な感染症を4項目列挙する．

①高齢者に発症しやすい，重症化しやすい感染症
　　結核，インフルエンザ，肺炎，ノロウイルスなどによる感染性胃腸炎，MRSA感染症や緑膿菌感染症．
②高齢者介護施設・慢性期医療を担う病院などで集団発生しやすい感染症
　　結核，インフルエンザ，ノロウイルスなどによる感染性胃腸炎，疥癬．
③感染者の高齢化が問題となっている感染症
　　B型肝炎，C型肝炎，HIV感染症．
④慢性疾患の末期に起こる急性の感染症
　　肺炎レンサ球菌性肺炎，菌血症，敗血症．

B 高齢者に多い感染症

　高齢者の感染症で頻度が高いものとして，肺炎（肺炎レンサ球菌性肺炎，誤嚥性肺炎），尿路感染症，腸管感染症，結核などがあげられる．高齢者においては何らかの臓器障害があることが多く，病態は悪化しやすく，薬物の投与量においてもさまざまな配慮が必要となる．とくに肺炎は，日本人の死因として脳血管疾患，悪性新生物，心疾患などに次ぐ上位の疾患である．高齢者では，インフルエンザなどのウイルスの感染後に肺炎レンサ球菌やインフルエンザ菌による肺炎が発症しやすく，また中枢神経機能低下，呼吸機能低

下といった臓器機能低下による誤嚥性肺炎が多い．一方，肺炎の鑑別疾患として肺結核の可能性を忘れないことが必要である．肺結核の最大の問題点は，①空気感染すること，②以前に結核菌に感染したが発症せずに経過していたが加齢による免疫能の低下により内因性に発症すること（二次結核）があること，である．高齢者で集団発生しやすい感染症については後述する．

a 誤嚥性（嚥下性）肺炎

高齢者の肺炎では，中枢神経機能低下，呼吸機能低下といった臓器機能低下による誤嚥性肺炎が多い．誤嚥性肺炎は，嚥下障害のため唾液や食物，または胃液などと一緒に細菌を誤って気道に吸引することにより発症する．嘔吐物を大量に吸引した場合には胃酸による化学性肺炎を起こすことがある．

誤嚥性肺炎は嚥下機能の低下した高齢者，脳梗塞後遺症やパーキンソン病などの神経疾患や寝たきりの患者に多く発生し，肺炎レンサ球菌の他，口腔内の常在菌である嫌気性菌が原因となることが多い．高齢者では口腔内の清潔が十分に保たれていないため，口腔内で細菌がより多く増殖し，また咳反射が弱くなり嚥下機能が低下するために発症する．

発熱，咳，膿のような喀痰が出るなど典型的な肺炎の症状がなく，なんとなく元気がない，食欲がない，喉がゴロゴロと鳴る，などの非特異的な症状のみがみられることが多いのが特徴である．

誤嚥が明らかな場合や嚥下機能低下が確認されている患者では胸部X線画像で肺炎像を確認することで診断される．治療は抗菌薬を用いた薬物療法が基本で，呼吸状態や全身状態が不良な場合は入院して治療を行う．予防には禁煙，口腔ケア，嚥下機能を把握した献立や食事介助，誤嚥防止のリハビリテーションなどが有効である．

もう少しくわしく　**口腔ケア**

*不顕性誤嚥

誤嚥には嚥下機能低下による食塊を誤嚥するマクロアスピレーションと，唾液や胃液などを少量誤嚥するマイクロアスピレーションがある．

要介護高齢者において口腔衛生状態を良好に保つことにより，生活の質を著しく低下させる不顕性誤嚥*による肺炎を予防できることが報告されている．とくに麻痺のあるような高齢者においては口腔内の自浄作用があまり期待できず，口腔内の細菌量を減少させるため，毎食後の口腔ケアが必要である．医療従事者が複数の高齢者の口腔ケアを行うときには院内感染予防のため標準予防策を徹底することが重要である．

高齢者に多い病態としての褥瘡

・褥瘡とは

褥瘡は，一般的に床ずれともいわれ，寝たきりなどによって体重で圧迫されている部位の血流が悪化しとどこおることで，皮膚の一部が発赤，湿潤して瘡を生じるとされている．通常は無意識のうちに寝返りや，長時間の坐位では座り方を変えることによって，同じ部位に長時間の圧迫が加わらないよう体位変換を行っている．しかし自分で体位変換を行えないと，長時間の圧迫，浸潤，ずれなどが加わることにより褥瘡が生じやすくなる．低栄養や，皮膚が脆弱になった状態，うっ血性心不全，骨盤骨折，脊髄損傷，糖尿病，脳血管疾患，慢性閉塞性肺疾患などが褥瘡の危険因子である．

・細菌と褥瘡の関係

感染症も褥瘡の重要な悪化要因であり，細菌が褥瘡の創部に侵入すると，発赤，腫脹，熱感，疼痛が生じる．細菌が局所から全身におよぶと敗血症になることもある．細菌と褥瘡の関係として，①汚染（細菌が存在するだけで増殖しない状態），②定着（細菌が付着しているが宿主に害をおよぼさない状態），③臨界的定着（細菌数が定着状態より多く創治癒が遅滞した状態），④創感染（細菌が増殖により深部に感染がおよぶ状態），に分類される．

・褥瘡の治療・予防

感染による炎症状態が持続すると治癒に向かう良性肉芽が増生されなくなるため，感染，炎症が生じている場合には感染コントロールを優先して行う．そのためには壊死組織の除去，創のポケット内の洗浄を行う．創部の消毒に関しては，消毒薬の細胞傷害性から明らかな感染が認められないならば通常は推奨されず，滲出液や膿苔が多いときにのみ消毒を行ってよい．感染が悪化すると発熱や排膿を伴い，褥瘡の切開，排膿，培養検査の実施，ならびに適切な抗菌薬の投与を行う．現在では医療機関における褥瘡の対策と発生状況，褥瘡保有者数，入院時褥瘡保有者数や入院中に新たに褥瘡が発生した患者数，褥瘡の重症度分類別患者数などについて報告することが義務化されている．多職種がチームを組んで褥瘡の予防，早期発見，適切な対応を行うことが求められている．

C　医療機関で集団発生しやすい高齢者の感染症

　基礎疾患も多く，病院を含めた医療関連施設で過ごすことの多い高齢者では，集団感染の原因となるようなインフルエンザウイルスやノロウイルスなどの病原体に感染するリスクも高い．施設にこれらの病原体をもち込まないこと，さらに感染の拡大を予防するには，感染予防策についての正しい知識をもつことが重要である．高齢者では排尿障害のために膀胱留置カテーテルの使用が多いことや，前立腺肥大，神経因性膀胱といった基礎疾患による排尿障害のため，尿路感染症の頻度が高い．急性腎盂腎炎は敗血症，さらに敗血症性ショックへと進展することもあり，早期診断，早期治療が重要である．

[1] p.351, 疥癬

a　疥癬 [1]

　疥癬はヒゼンダニ（疥癬虫 *Sarcoptes scabiei* var. hominis）が皮膚の最外層

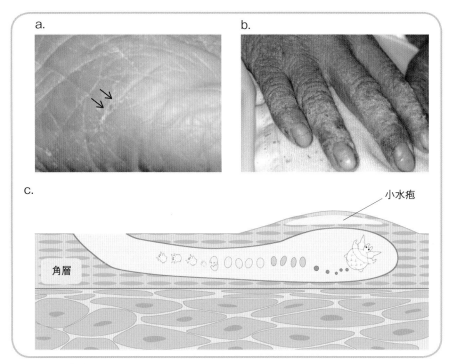

図11-3　疥癬

a：疥癬トンネル（矢印）
b：角化型疥癬. 灰白色の角質増殖と痂皮に覆われ, 亀裂も生じる.
c：ヒゼンダニのメスは人の皮膚の表面の産卵に適した場所に穴を掘り, オスを待ち, 交尾が終わるとメスは皮膚の角質層に特徴的なトンネル（疥癬トンネル）の横穴を開ける.

である角質層に寄生し, ヒトからヒトへ感染する疾患である. ヒゼンダニは寄生すると, 疥癬トンネル（図11-3a）を掘り卵を産み付け, ダニに対するアレルギー反応によりかゆみを生じるため, 皮疹からヒゼンダニが検出されることは多くない.

　少数寄生であるが激しいかゆみを伴う普通の疥癬（通常疥癬）と, 非常に多数のヒゼンダニの寄生が認められる角化型疥癬（ノルウェー疥癬）（図11-3b）とがある. 通常疥癬ではヒゼンダニの感染からダニアレルギーによるかゆみ出現まで時間的なずれがあるが, 角化型疥癬では多数のヒゼンダニが感染するため感染と症状出現がほぼ同時期となる. 角化型疥癬では, 同室者や医療従事者への感染拡大が起こりやすく, 近年日本では病院, 高齢者施設, 介護施設などで集団発生の事例が増加している.

　疥癬トンネル（図11-3c）をメスの背で削って顕微鏡でヒゼンダニを確認し診断する. 治療はイベルメクチンの内服とフェノトリンの塗布を行う. 治療が成功しても抗体ができるわけではなく, 再感染に注意すべきである.

[2] p.102, インフルエンザウイルス
　　p.224, インフルエンザ

b インフルエンザ[2]

　インフルエンザウイルス感染が原因で, 感染経路は飛沫感染である. 飛沫

により汚染された周辺環境を手で触れた後に，鼻粘膜を触れるなどの行為から感染することもあり，咳エチケットとアルコールによる手指消毒の実施が重要である．

38℃以上の高熱，上気道炎症状，関節痛，筋肉痛などの症状が特徴だが，高齢者はあまり高熱が出ないこともあるので注意を要する．家族内発症，施設内発症などの疫学情報が診断に有用である場合も多い．

高齢者はすでに慢性閉塞性肺疾患など基礎疾患があることも多く，インフルエンザの合併症として細菌性肺炎を起こすなど重症化しやすく，とくに肺炎レンサ球菌性肺炎の合併が多い．高齢者ではインフルエンザの感染者は少ないが，冬季にインフルエンザ罹患後の細菌性肺炎による死亡が多く，超過死亡と呼ぶ．

予防にはワクチンが有効で，インフルエンザワクチンに加え，肺炎球菌ワクチンの接種が推奨され，死亡や入院を抑制できる．治療としては抗インフルエンザウイルス薬があり，原因療法が可能である．解熱薬にはアセトアミノフェンが推奨され，アスピリンやNSAIDsは重症化のリスクとなることがあり使用は避ける．

[3] p.110, カリシウイルス科
p.245, ノロウイルス

c ノロウイルス感染症（感染性胃腸炎）[3]

感染性胃腸炎とは，細菌やウイルスなどの病原体による胃腸炎で，その病原体の1つがノロウイルスである．カキなどの貝類に含まれ，加熱不足や，手や食器にウイルスが付着したまま食事をすることで感染し，激しい嘔吐と下痢を起こし，とくに冬季に流行する．感染力は強く，感染者の便や嘔吐物から飛び散ったウイルスを含む飛沫や塵埃を吸い込むことなどでも感染する．

高齢者施設や介護療養型病床などでは，食中毒よりも感染した入所者やスタッフからの水平伝播による集団発生がしばしば問題となる．高齢者では脱水に陥りやすいため，一般成人よりも重症化しやすく，死にいたる場合もある．ノロウイルスはワクチンがなく，しかも免疫は短期間しか効果がないため何度でも再感染し，治療は脱水管理や誤嚥防止などの対症療法に限られる．

[4] p.257, 尿路感染症

d 尿路感染症 [4]

● 尿路感染症とは

尿路（膀胱，尿道，腎臓，尿管などの尿の通り道）に感染を起こすことを尿路感染症という．多くは尿道口から細菌が侵入し，尿が混濁し，排尿時痛や残尿感の自覚症状が出るが，膀胱炎では発熱はなく，高齢者は頻尿症状だけのこともある．膀胱炎を放置すると原因菌が尿管を上向して腎臓に達し，腎盂腎炎や敗血症を合併することがある．

● 尿道留置カテーテルによるリスク

原因菌は大腸菌や肺炎桿菌などの腸内細菌科細菌が主であり，尿道留置カテーテルの挿入は尿路感染の大きなリスクとなるばかりか耐性菌の感染リスクとなる．尿道留置カテーテルなどの人工デバイスの表面では細菌がバイオ

[5] p.198, 薬剤耐性獲得の
　しくみ

フィルムというバリアを形成しやすく，抗菌薬を使用してもバイオフィルム内には十分な濃度で到達しないことが問題である[5]．一方で尿から細菌が検出されても症状がなく，その細菌数が 10^5/mL 以下の場合は，無症候性細菌尿といって抗菌薬治療は不要である．

●予防・治療

　尿は腎臓でつくられるときは無菌であり，外尿道口から細菌が侵入，増殖し一定量に達して尿路感染症を発症するため，一定時間ごとに排尿することが尿路感染症の予防につながる．女性は外尿道口と肛門が解剖学的に近く，男性より尿路感染症罹患のリスクが高い．さらに閉経までは膣内に乳酸菌が常在するため膣内を酸性に保ち外尿道口付近の細菌増殖を抑制しているが，閉経後は常在細菌叢が変化し尿路感染症の発症率が増加する．男性でもおむつや残尿量が増加すると発症リスクが上昇する．さらに膀胱や排尿に関する機能低下が合併すると排尿が妨げられるため，尿路感染症の発症リスクとなる．

　排尿機能に問題のない尿路感染症を単純性尿路感染症とよび，治療も容易である．一方で腫瘍や尿路結石などの疾患や人工デバイス挿入時，排尿機能低下がある場合の尿路感染症を複雑性尿路感染症とよび，再発しやすく治療に難渋する場合がある．尿路感染症の治療は大腸菌をターゲットとした抗菌薬が用いられるが，最近，尿路感染においても耐性菌，とくに ESBL 産生菌の頻度が増加しており，難治例では尿培養検査を実施し薬剤感受性を確認することが重要である．

臨床で
役立つ知識

寝たきりやおむつ使用時に注意すべき耐性菌

　近年は薬剤耐性菌が病院のみならず，医療関連施設や市中においても認められるようになってきている．とくに VRE や ESBL 産生菌，CRE の報告が増加しており，これらは腸内常在菌であるため，いったん保菌してしまうとその対策に苦慮することが多い．おむつ使用患者は各種医療行為を受ける機会が多く，水平伝播によってこれらの耐性菌を保菌する重要な危険因子であることが報告されている．したがって，医療関連施設でのおむつ交換時のアルコールによる手指消毒やエプロン，手袋などの個人防護具の使用は重要である．

3　日和見感染症

A　日和見感染症とは opportunistic infection

　生活環境中にはさまざまな病原微生物が存在している．したがって，日常的に皮膚や粘膜に病原微生物が付着・侵入しているが，ヒトに備わっている自然免疫によりその多くが速やかに排除されている．また，ヒト常在微生物叢中にも病原性の低い微生物が生息しているが，免疫能が十分発揮されていれば適宜排除され，急激な増殖が生じることはない．しかし，感染に対する抵抗力，免疫能が低下した**易感染宿主***では，病原性の低い微生物であっても侵入を排除できず増殖を許してしまう．その結果，発症した感染症を**日和見感染症**とよび，医療の高度化や高齢化に伴う易感染宿主の増加により発症する機会が増している．

　日和見感染症原因菌の多くは，医療施設内を含めた生活環境中に広く分布している環境微生物，もしくはヒト常在微生物叢の一部である．**ブドウ糖非発酵グラム陰性桿菌**（NF-GNR）とよばれる一群や，腸内細菌科細菌，真菌，ウイルスの一部などが含まれ，これらは普遍的に存在することから接触を完全に防ぐことは困難である．よって，患者から日和見感染症原因菌が検出されたとしても，臨床的な病像と関連づけられなければ日和見感染症とはならない（**表11-1**）．

　日和見感染症原因菌は医療現場では医療従事者の手指，医療機器類（とくに人工呼吸器，ネブライザー，加湿器などの湿潤器具）を介して拡散することから**医療関連感染原因菌**[1]にもなる．輸液や関連するバイアル栓，ルート，輸液挿入部位，手指の汚染にはとくに注意が必要である．また，ブドウ糖非発酵グラム陰性桿菌（NF-GNR）や腸内細菌科細菌の一部には消毒薬に抵抗性を示す菌株が存在するため，消毒薬の管理にも十分な注意が必要となる．

B　主な起因微生物と日和見感染症の特徴

1　ブドウ糖非発酵グラム陰性桿菌 non-fermentative gram-negative rods（**NF-GNR**）

a　緑膿菌[2]

　自然界の湿潤環境下に広く分布しており，医療施設ではシンクや浴室などでしばしば検出される．要因として栄養素が希薄な環境中で増殖できること，アルギン酸を主成分とする粘性の強い菌体外多糖体を分泌し，**バイオ**

＊易感染宿主
白血病などによる抗がん薬使用，糖尿病・HIV感染などの基礎疾患，ステロイドや免疫抑制薬投与，栄養失調，加齢，その他病気療養中などの影響により免疫能が低下した患者（コンプロマイズド・ホスト）．

[1] p.324，感染対策総論

[2] p.48，緑膿菌

[3] p.198, 薬剤耐性獲得の
しくみ

フィルム[3] を形成して長期間定着できることなどがあげられる．とくに多量の菌体外多糖体を産生する菌株（ムコイド型緑膿菌）に感染すると，抗菌薬や抗体が菌体まで到達しづらくなり，気道感染症（院内肺炎，とくに人工呼吸器関連肺炎［VAP］），尿路感染症の慢性化・難治化につながる．また消毒薬に対しても抵抗性があり，逆性石けんやクロルヘキシジンなどで効果が劣ることから，医療施設内の環境整備に注意を払う必要がある．

もう少し
くわしく

ブドウ糖非発酵グラム陰性桿菌

グルコース（ブドウ糖）を酸化では分解・代謝できるが，発酵では分解できない性状をもつグラム陰性桿菌を，とくにブドウ糖非発酵グラム陰性桿菌（NF-GNR）とよぶ．同じグラム陰性桿菌でも腸内細菌科細菌はグルコースを酸化・発酵の両方で分解でき，性状も異なるため臨床上区別される．ブドウ糖非発酵グラム陰性桿菌の多くは元来βラクタマーゼ遺伝子やバイオフィルム形成能を保持し，抗菌薬への自然抵抗性を示す．さらに新たな耐性遺伝子の獲得，抗菌薬の作用点変異や透過性の低下，排出ポンプの亢進などを伴い多剤耐性を示すようになる[3]．シュードモナス属，ステノトロホモナス属，モラクセラ属，アシネトバクター属，バークホルデリア属などが含まれ，病原性は低いが日和見感染症原因菌として医療関連感染上の問題となっている．

b 緑膿菌以外のシュードモナス属およびその仲間

臨床現場で検出される蛍光菌（シュードモナス・フルオレッセンス），シュードモナス・プチダなどは緑膿菌と比べ病原性は低いが，消毒薬や抗菌薬に自然抵抗性を示し，気道感染症，髄膜炎，菌血症，尿路感染症などを起こす．また，以前はシュードモナス属として分類されていたステノトロホモナス・マルトフィリアや，バークホルデリア・セパシアなども同様の性状を示す日和見感染症原因菌となる．

表 11-1　**主な日和見感染症**

日和見感染症	主な症状や特徴
緑膿菌感染症	菌血症，尿路感染症，バイオフィルム形成
アシネトバクター感染症	菌血症，尿路感染症，乾燥抵抗性
セラチア感染症	腹膜炎，髄膜炎，菌血症，尿路感染症
肺炎桿菌感染症	肺炎，菌血症，尿路感染症，胆道感染症
CNS 感染症	菌血症，心内膜炎，髄膜炎，皮膚感染症，バイオフィルム形成
カンジダ症	消化管カンジダ症，肺カンジダ症，カンジダ血症，尿路カンジダ症
肺アスペルギルス症	発熱，咳，血痰，胸痛
ニューモシスチス肺炎	発熱，乾性咳嗽，呼吸困難
サイトロメガウイルス感染症	間質性肺炎，網膜炎
HHV-8 感染症	カポジ肉腫

コラム　　**病室に花を飾ってもよい？**

　緑膿菌は栄養要求性が低く，保存蒸留水中でさえも増殖可能である．そのため，病室内での生け花，花瓶，鉢植えなどから検出されることもある．病院によってはこれらのもち込みが禁止されているが，正常免疫の患者の病室などに飾られていても感染の危険性が増すことはない（ただし免疫不全患者がいる病室やICU，血液内科病棟などでは容認すべきでない）．日本感染症学会ではCDCによる「医療施設における環境感染制御のためのCDCガイドライン」を受け，後述のような医療施設内における予防策[1]を紹介している．
　　①花や植物は患者に直接接しないスタッフが取り扱う．
　　②このような対応が困難ならば花を取り扱うスタッフは手袋を装着する．
　　③植物を扱った後は手を洗う．
　　④花瓶の水は隔日に交換して，水は患者身辺の環境から離れた流し台に捨てる．
　　⑤使用後の花瓶は洗浄する．

1) 日本感染症学会：施設内感染対策相談窓口，〔http://www.kansensho.or.jp/sisetunai/2005_10_pdf/14.pdf〕（最終確認：2020年10月27日）

c　アシネトバクター属

[4] p.50, アシネトバクター・バウマニ

　健康なヒトの皮膚や環境中に広く生息し，乾燥に強い特徴をもつ．易感染宿主では主にアシネトバクター・バウマニ[4]により気道感染症，髄膜炎，菌血症，尿路感染症などが発症する．医療施設で感染が拡大した場合，ベッドやドアノブ，床，床頭台，カーテン，ガウンなどの医療施設内環境中からも長期間にわたって検出される．医療従事者を介した菌体の拡散が推察されていることから，日常の設備清掃や消毒，十分な手洗いが重要となる．

2　腸内細菌科

[5] p.55, セラチア属

a　セラチア属[5]

　主に霊菌（セラチア・マルセッセンス）が，気道感染症，腹膜炎，髄膜炎，菌血症，尿路感染症などを起こす．とくに輸液やルートの汚染が原因となる日和見感染症の原因菌として知られる．消毒薬や抗菌薬に自然抵抗性を示し，室温でもよく生育することから，輸液，輸血バッグの保管には注意を払う必要がある．第三世代セファロスポリン系薬やカルバペネム系薬には感受性を示すが，近年これらにも耐性を示す菌株の発生が問題となっている．

3　グラム陽性菌

[6] p.40, CNS

a　コアグラーゼ陰性ブドウ球菌 coagulase- negative staphylococci （**CNS**）[6]

　CNSはコアグラーゼを産生しないブドウ球菌群で，ヒトの皮膚，粘膜，上気道の常在微生物叢を構成している．CNSには表皮ブドウ球菌，スタフィロ

コッカス・ヘモリティカス，スタフィロコッカス・サプロフィティカスなどが含まれる．黄色ブドウ球菌が産生することで知られるコアグラーゼは血漿凝固作用を示し，凝固した血漿で菌体を包むことにより宿主側の免疫反応から逃れる作用をもたらす．よって，コアグラーゼ陰性である CNS の病原性は，黄色ブドウ球菌より低いと考えられる．一方，CNS の多くは菌体外多糖体を産生することからカテーテルを含む体内挿入人工物の表面に付着しやすく，バイオフィルムを形成するため抗菌薬による排除が困難となる．医療器具を体内に留置した患者や易感染宿主では，菌血症，心内膜炎，髄膜炎などの日和見感染症を起こす．また，CNS には MRSA と同様に抗菌薬に対して多剤耐性を示す株（メチシリン耐性表皮ブドウ球菌［MRSE］など）が出現し，臨床上問題となっている．感染対策としては留置カテーテル挿入部位の皮膚消毒や，挿入操作時の手指消毒・手袋着用が重要となる．

4 | 真菌

[7] p.127, カンジダ属

a カンジダ属 [7]

カンジダ属は皮膚や消化管，泌尿生殖器などに存在している．通常はヒト常在微生物叢を構成している他の微生物や免疫により過度な増殖が抑えられているが，抗菌薬投与などによる常在微生物叢の変化や，免疫能が著しく減弱した場合に異常増殖する．消化管に常在しているカンジダ属により消化管カンジダ症，誤嚥・吸引などより肺カンジダ症（pulmonary candidiasis），カテーテル留置が起因となりカンジダ血症や尿路カンジダ症が発症する．カンジダ・アルビカンスが起因菌となることが多く，カンジダ・トロピカリス，カンジダ・パラプシローシスなども検出される．アムホテリシン B，イミダゾール系薬，フルシトシンにより治療が行われるが，菌体がカテーテルなど体内挿入人工物に付着し，表面にバイオフィルムを形成すると抗真菌薬を投与しても排除することが困難となる．

[8] p.131, アスペルギルス属

b アスペルギルス属 [8]

アスペルギルス属は空気中のほこりやエアコンの吹き出し口などに存在し，日常生活において吸引する機会が多い．免疫が十分機能している健康なヒトでは問題とならないが，易感染宿主ではアスペルギルス・フミガタス，アスペルギルス・ニガーなどにより，発熱，咳，血痰，胸痛を伴う肺アスペルギルス症（plumonary aspergillosis）が発症する．とくに急性骨髄性白血病などの好中球減少患者では侵襲性肺アスペルギルス症となり，重症化する．

c ニューモシスチス属

[9] p.132, 特殊な真菌

水，空気中など環境中に広く存在し，主にニューモシスチス・イロベチ[9] がヒトに対し不顕性感染する．健康なヒトでは発症にいたらないが，白血病をはじめとするがん患者，エイズ発症者，ステロイド投与患者など，免疫能が極度に低下した患者では，潜伏感染もしくは再感染によりニューモシスチス

*エイズ指標疾患
HIVに感染した人が, 免疫能の低下によりエイズ発症と認められる23種類の日和見感染症または合併症. (⊃p.251)

[10] p.96, サイトメガロウイルス

[11] p.97, HHV-8

肺炎（PCP）を起こす. 代表的なエイズ指標疾患*であり, ST合剤やペンタミジンなどによる治療を行う.

5 ヘルペスウイルス科

a サイトメガロウイルス[10]

　胎児期に垂直感染すると難聴をはじめとする先天奇形をもたらすが, それ以降では不顕性感染となる. しかし, ステロイドや免疫抑制薬の使用, エイズ発症者など免疫能が極度に低下した患者では, 潜伏感染していたサイトメガロウイルスの再活性化により, 腸炎, 網膜炎, 間質性肺炎などをもたらす. エイズ指標疾患の1つとなる.

b ヒトヘルペスウイルス8（HHV-8）[11]

　健康なヒトでは感染しても発症にいたらないが, HIV感染などで免疫能が極度に低下した患者では, カポジ肉腫や悪性リンパ腫を発症する. エイズ指標疾患であるカポジ肉腫の治療は, 抗がん薬や抗HIV療法が主となる.

4 多剤耐性菌による感染症・菌交代症

A 耐性菌とは

[1] p.196, 図9-11

　人類は長年感染症に苦しめられてきたが，20世紀初頭に選択毒性[1]にすぐれた抗菌薬が発見されたことにより多くの感染症患者が救われるようになった．しかし抗菌薬の使用がはじまるとほどなく，それまで効果を示していた抗菌薬の影響を受けない菌株が出現するようになった．抗菌薬に対する感受性*が低下し，抵抗性を示すようになった微生物を（薬剤）耐性菌とよぶ．さらに，複数の抗菌薬に対して耐性を示す菌株を多剤耐性菌とよび，これらによる感染症は通常の抗菌薬による治療では効果が乏しく，使用できる抗菌薬が限定される．また，後述するメチシリン耐性黄色ブドウ球菌などは，名称としては1つの抗菌薬への耐性について言及されているが，メチシリンに耐性なだけではなく，同時に他のβラクタム系薬やアミノグリコシド系薬などの抗菌薬にも耐性となり，多剤耐性化していることが多い．

＊感受性
病原体に対する抗菌薬の有効性．
感受性菌＝抗菌薬の効果がある菌．
耐性菌＝抗菌薬の効果がない菌．

　医療現場では耐性菌をスクリーニングするため，感染症原因菌の薬剤感受性試験[2]を行い，治療に有効な抗菌薬を選定する指針としている．薬剤感受性試験の結果は，抗菌薬に対するMIC（minimum inhibitory concentration）*値を基準に「感性（S：susceptible）」，「中間（I：intermediate）」，「耐性（R：resistant）」に分けて表記される．

[2] p.189, 図9-5

＊MIC
最小発育阻止濃度．抗菌薬，菌種ごとに基準となる数値を定め，その値よりも生育を阻止する抗菌薬の濃度が低い場合には感性，高いときには耐性と判定する．

　これまで耐性菌の出現に対しては，その耐性菌に有効となる新たな抗菌薬を開発することで克服してきた．しかしながら近年は，多剤耐性化が進行しているにもかかわらず，新たな抗菌薬の開発が滞っていること，さらには医療現場のみならず市中（医療施設外の一般環境）においても耐性菌の拡散が認められることなどにより，治療の長期化や予後の悪化，治療困難となる場合が増加し，世界的な脅威となっている．耐性菌の発生，拡散を防止するため各国で速やかな対応が求められている．

B 耐性機序

[3] p.198, 薬剤耐性獲得のしくみ

　抗菌薬に対する耐性機序[3]は，①抗菌薬の不活化，②抗菌薬作用点の変異，③抗菌薬透過性の低下，④抗菌薬排出の亢進，⑤バイオフィルム形成，に大別することができる．これらは染色体上の遺伝子が変異して耐性化する場合と，同菌種または異なる菌種間でのプラスミド授受やバクテリオファージ感染などにより，他の菌株がもつ耐性遺伝子を獲得する場合がある．また，

薬剤耐性（antimicrobial resistance：AMR）対策

近年，（薬剤）耐性菌による感染症の増加が懸念されており，英国政府の報告書[1]では，有効な対策をとらなければ2050年には薬剤耐性菌による死者数は年間約1,000万人にのぼり，現在のがん死亡者数を上回ると推計されている．この状況を踏まえ，2015年にWHOで薬剤耐性に関する国際行動計画が採択され，各国は国家行動計画を策定することが求められた．日本では2016年に「薬剤耐性（AMR）対策アクションプラン」[2]が関係閣僚会議で決定され，「普及啓発・教育」，「動向調査・監視」，「感染予防・管理」，「抗微生物剤の適正使用」[4]，「研究開発・創薬」，「国際協力」について実施すべき事項，成果目標が設定されている．

[4] p.327, 抗菌薬の適正使用

1) Jim O'Neill：Antimicrobial Resistance -Tackling a crisis for health and wealth of nations-, p.1-20, Her Majesty's Government, 2014
2) 内閣府：薬剤耐性（AMR）対策アクションプラン-National Action Plan on Antimicrobial Resistance 2016-2020, 国際的に脅威となる感染症対策関係閣僚会議, p.1-71, 2015

抗菌薬の不必要・不適切な使用
抗菌薬はヒトの医療だけでなく，畜産業，水産業，農業など幅広い分野で感染症治療や成長促進作用として大量に用いられており，それらでも耐性菌が発生，拡散している．

プラスミド上に複数の抗菌薬に対する耐性遺伝子が含まれていると，それまで感性を示していた菌株が一度に多剤耐性化するため医療上大きな問題になっている．これらの耐性機序を獲得した耐性菌は抗菌薬に接することにより発生し，その使用量に伴い増加するため，抗菌薬の不必要・不適切な使用に留意しなければならない．

C　主な耐性菌と感染症の特徴（表11-2）

1 メチシリン耐性黄色ブドウ球菌 methicillin-resistant *Staphylococcus aureus*（MRSA）

　最初に抗生物質として実用化されたペニシリンは，黄色ブドウ球菌感染症治療に，それまでにない大きな効果を示したが，ほどなくペニシリン耐性黄色ブドウ球菌が出現した．このペニシリン耐性菌株に有効なメチシリンが開発・導入されたが，さらにメチシリンに耐性を示すMRSAが出現し，医療

もう少しくわしく　MRSAの耐性メカニズム

細胞壁の構成要素であるペプチドグリカンは，ペニシリン結合タンパク質（PBP）群により層状となる高次構造を形成する．βラクタム系薬は，PBPに結合することにより高次構造形成を阻害し，抗菌活性を示している．MRSAは外来性の*mecA*遺伝子を獲得することにより，βラクタム系薬との親和性が低いPBP2'を産生するため，メチシリンを含むほとんどのβラクタム系薬存在下でも問題なくペプチドグリカン層を形成し，高度耐性を示す．

関連感染の起因となる代表的な多剤耐性菌として広く知られている．現在，医療施設内で分離される耐性菌として最も頻度が高く，感染拡大の防止には他の耐性菌と同様，標準予防策に加えて接触感染予防策の実施が効果的である．

抗MRSA薬としてバンコマイシン，テイコプラニン，アルベカシン，リネゾリドなどがあげられ，薬剤感受性試験をもとに効果的な薬剤を選択し用いる．また近年，外来患者，とくに皮膚・軟部組織感染症の患者から市中感染型MRSA（community-associated MRSA：CA-MRSA）*が検出されるようになり，新たな問題となっている．

*市中感染型MRSA
医療施設内での感染に関連するリスクがない対象者から分離されるMRSA.

2 バンコマイシン耐性腸球菌 vancomycin-resistant *enterococci*（**VRE**）

腸球菌はヒトの腸管の常在微生物叢を構成し，易感染宿主に尿路感染症，心内膜炎，胆道感染症，敗血症などを起こす．腸球菌の治療にはアンピシリンなどを用いるが，その耐性菌に対してはバンコマイシンを用いる．近年バンコマイシン耐性遺伝子*を保持した，*Enterococcus faecalis*や*E. faecium*などの増加が問題となっている．抗VRE薬としてリネゾリドなどがあげられ，薬剤感受性試験の結果，感性を示した場合に用いる．

*バンコマイシン耐性遺伝子
vanA, *vanB*遺伝子などが存在する．黄色ブドウ球菌へプラスミド伝播した結果生じるバンコマイシン耐性黄色ブドウ球菌（vancomycin-resistant *S. aureus*：VRSA）の出現が危惧されている．

3 ペニシリン耐性肺炎球菌 penicillin resistant *Streptococcus pneumoniae*（**PRSP**）

肺炎や中耳炎，髄膜炎などの肺炎レンサ球菌感染症に対し，ペニシリン系薬は高い効果を示す．近年ペニシリン結合タンパク質の変異により生じたPRSPが増加し，さらにエリスロマイシンやテトラサイクリンに対しても耐性を示す多剤耐性化の進行が問題となっている．

4 多剤耐性緑膿菌 multiple drug-resistant *Pseudomonas aeruginosa*（**MDRP**）

緑膿菌は，元来抗菌薬に対する自然抵抗性が高い細菌である．通常はピペラシリンなどの抗緑膿菌薬が用いられるが，これらに対しても耐性化しやすい特徴をもつことから，治療において薬剤感受性試験による有効性の確認が重要である．とくにイミペネム，メロペネムなどのカルバペネム系薬，シプロフロキサシン，レボフロキサシンなどのニューキノロン系薬，アミカシンなど抗緑膿菌用アミノグリコシド系薬の3系統すべての抗緑膿菌薬に対して耐性を獲得した菌株を多剤耐性緑膿菌（MDRP）とよび，難治化することから医療施設で警戒されている．MDRPに対しては，ポリペプチド系薬であるコリスチンやモノバクタム系薬のアズトレオナムが有効な場合がある．

5　多剤耐性アシネトバクター multiple drug-resistant *Acinetobacter*（MDRA）

　アシネトバクター属は緑膿菌と似た性状を示し，抗菌薬に対する自然抵抗性が高い．有効な抗菌薬であるカルバペネム系薬，ニューキノロン系薬，アミノグリコシド系薬の3系統すべてに耐性を示す菌株を多剤耐性アシネトバクター（MDRA）とよぶ．

6　β ラクタマーゼ非産生アンピシリン耐性（BLNAR）インフルエンザ菌 *β*-lactamase negative ampicillin resistant *Haemophilus influenzae*

　インフルエンザ菌の治療にはアンピシリンなどのペニシリン系薬が有効である．耐性菌はその機序により，ペニシリン系薬を分解するβラクタマーゼ産生耐性株，ペニシリン結合タンパク質の変異による耐性株（BLNAR），およびその両方の耐性機序を有する耐性株に大別されるが，近年 BLNAR が増加傾向にある．耐性株には第三世代セフェム系薬，ニューキノロン系薬が使用される．

> もう少しくわしく
>
> ### βラクタマーゼ
>
> 　細胞壁合成阻害剤であるβラクタム系薬を分解するβラクタマーゼは，基質特異性やアミノ酸一次配列の相同性により細分類されている．なかでも臨床上とくに問題となるのが基質拡張型 β ラクタマーゼ（extended-spectrum *β*-lactamase：ESBL）およびカルバペネマーゼ*である．ESBL 産生菌は汎用されるペニシリン系薬やセファロスポリン系薬，モノバクタム系薬に対し耐性を示すが，カルバペネム系薬が有効な場合が多い．しかし，カルバペネマーゼ産生菌ではグラム陰性桿菌に対する切り札として用いられているカルバペネム系薬を含む，ほとんどのβラクタム系薬に対し耐性を示す[5]．

＊カルバペネマーゼ
カルバペネマーゼには KPC, OXA, IMP, VIM, NDM などさまざまな型があるが，日本では IMP 型のメタロ β ラクタマーゼ（metallo *β*-lactamase：MBL）産生菌が主流である．

[5] p.345, CRE

7　カルバペネム耐性腸内細菌科細菌 carbapenem-resistant *enterobacteriaceae*（CRE）

　腸内細菌科細菌には大腸菌や肺炎桿菌などのグラム陰性桿菌が含まれ，その一部は腸管内に常在している．これらによる気道感染症や尿路感染症，敗血症などの治療において切り札となるカルバペネム系薬に対し耐性を示す菌株を総称してカルバペネム耐性腸内細菌科細菌（CRE）とよぶ．CRE のなかでもカルバペネマーゼ産生菌は高度耐性を示し，医療関連感染の報告事例が増加している．

8　薬剤耐性結核菌

　薬剤耐性結核菌は，抗結核薬のいずれかに耐性を示す結核菌である．なかでも治療の主力となるイソニアジドとリファンピシンの両剤に対して耐性を

表 11-2　**主な多剤耐性菌**

多剤耐性菌名	耐性となる抗菌薬例	有効な抗菌薬例
メチシリン耐性黄色ブドウ球菌（MRSA）	ペニシリン，メチシリン	バンコマイシン
バンコマイシン耐性腸球菌（VRE）	バンコマイシン	リネゾリド
バンコマイシン耐性黄色ブドウ球菌（VRSA）	バンコマイシン	リネゾリド，ミノサイクリン
ペニシリン耐性肺炎球菌（PRSP）	ペニシリン	シプロフロキサシン
多剤耐性緑膿菌（MDRP）	メロペネム，シプロフロキサシン，アミカシン	コリスチン
多剤耐性アシネトバクター（MDRA）	メロペネム，シプロフロキサシン，アミカシン	コリスチン，チゲサイクリン
β ラクタマーゼ非産生アンピシリン耐性（BLNAR）インフルエンザ菌	アンピシリン	シプロフロキサシン
ESBL 産生菌	ペニシリン・セファロスポリン系薬	メロペネム，セフメタゾール
カルバペネム耐性腸内細菌科細菌（CRE）	イミペネム，メロペネム	コリスチン，チゲサイクリン
多剤耐性結核菌（MDR-TB）	イソニアジド，リファンピシン	その他抗結核薬
超多剤耐性結核菌（XDR-TB）	イソニアジド，リファンピシン，カナマイシン，シプロフロキサシン	その他抗結核薬

示す場合，多剤耐性結核菌（multiple drug-resistant tuberculosis：MDR-TB）とよぶ．これらに感染した場合，他の副作用の強い抗結核薬を長期間投与しなければならず，難治化する．さらに多剤耐性結核菌のなかで，アミノグリコシド系薬であるカナマイシン，カプレオマイシン，アミカシンのうちの 1 剤と，レボフロキサシンなどのニューキノロン系薬 1 種類，合計 4 剤以上に対して耐性を示した菌を超多剤耐性結核菌（extensively drug-resistant tuberculosis：XDR-TB）とよび，さらに治療が困難となる．薬剤耐性結核菌を生じさせないことが重要であり，治療には感性を示す抗菌薬を 3 剤以上併用して投与することが原則である．

D　菌交代症 microbial substitution

抗菌スペクトル[6] の広い抗菌薬を投与した場合，対象となる病原菌に加え，投与した抗菌薬に感性を示すヒト常在微生物叢の構成菌も死滅する．その結果，少数存在していた投与された抗菌薬に耐性を示す菌が増殖し優勢を占めるようになると，菌交代症とよばれる下記の病状を示す．ヒトに対して悪影響を及ぼす菌が増加することと，それまで有益な作用をもたらしていたヒト常在微生物叢の機能が失われることが原因となる．

[6] p.197, 抗菌スペクトル

1　**抗菌薬起因性腸炎** antibiotic caused colitis

広域スペクトル抗菌薬の投与によりディフィシル菌（クロストリジオイデス・ディフィシル）[7] が増殖すると，偽膜性腸炎となる．産生する毒素によ

[7] p.351, ディフィシル菌感染症

り結腸粘膜が壊死することで，発熱，腹痛，下痢の症状を起こす．

2 ｜ **真菌感染症** fungal infection

　抗菌薬の投与により腸内細菌叢が乱れ，カンジダ・アルビカンスなどカンジダ属の増殖による腸管カンジダ症を起こすことがある．また，アスペルギルス属や，ペニシリウム属による肺真菌症も代表的な菌交代症となる．

3 ｜ **ビタミン欠乏症** vitamin deficiency / avitaminosis

　腸内細菌叢はビタミン K，B 群などを合成し，ヒトに提供している．抗菌薬の投与により腸内細菌叢が乱れるとこれらのビタミン類が不足し，出血傾向や各種炎症を起こす．

5 | 敗血症

A 敗血症とは

1 敗血症の定義

　敗血症（sepsis）は，「感染症によって重篤な臓器障害が引き起こされる状態」と定義される．敗血症は，感染に対する生体反応が調節不能な病態であり，生命を脅かす臓器障害を導くことから，集中治療室での全身管理が必要となり，死にいたることもある．敗血症性ショックは敗血症の重症型であり，「急性循環不全により細胞障害および代謝異常が重度となり，死亡率を増加させる可能性のある状態」と定義される．

　敗血症は，肺炎や腹膜炎などの感染症を起こしている部位や腸管のバリアの破綻などの原因で病原菌が血液中に入り，その結果全身に症状が現れる重篤な臓器障害である．生体はその防御や再生に必要なさまざまな炎症性サイトカインを産生することができるが，敗血症ではその産生をコントロールできなくなり，過剰な炎症性サイトカインにより循環障害と臓器障害が進行する．

　グラム陰性桿菌の細胞壁はリポポリサッカライド（LPS：内毒素，エンドトキシン）で構成されていることから，敗血症発症時に抗菌薬を使用すると細胞壁が破壊されることによって血中にLPSが多量に放出され，低血圧や血管内血液凝固による多臓器不全をきたしやすい．これをエンドトキシンショックとよび，とくに早期診断，早期治療が必要である．

2 想定される原因微生物

　敗血症の原因となる感染症の臓器の割合は肺（35%），腹部（21%），尿路（13%），皮膚・軟部組織（7%），その他（8%），感染巣不明（16%）とされている．それぞれの臓器の感染症で頻度の高い病原菌を想定し経験的治療を開始する．

　市中発症の敗血症*の主な原因微生物としては大腸菌（腎盂腎炎，胆道感染など），肺炎レンサ球菌（肺炎，髄膜炎など），黄色ブドウ球菌（皮膚・軟部組織感染，骨・関節感染，心内膜炎，感染巣不明菌血症など）の頻度が高い．院内発症（入院後48時間以降に発症した敗血症）もしくは市中発症医療関連感染*による敗血症においては，緑膿菌とMRSAなどの多剤耐性のグラム陽性球菌を考える．

*市中発症の敗血症
入院前または入院後48時間以内に発症した敗血症で医療関連感染の定義を満たさない．

*市中発症医療関連感染
市中でも医療関連の場合の原因菌は院内感染と同様となる．

3　敗血症診断の歴史的な変遷

a　1992 年の判断基準

　1992 年に敗血症は感染症を伴う SIRS（全身性炎症反応症候群）と定義された．以下の 4 項目のうち 2 項目以上を満たすとき SIRS と診断する．①体温 <36℃ または >38℃，②脈拍 >90 回/分，③呼吸数 >20 回/分，あるいは $PaCO_2$ <32 Torr，④白血球数 >12,000/mm^3，あるいは <4,000/mm^3，または 10% を超える幼若球出現．臨床的で簡便であり迅速に診断が可能で，重症患者のスクリーニングとして広く浸透している．また感染によらない SIRS を引き起こす病態としては，外傷，熱傷，急性膵炎，外科手術などがあげられる．菌血症（bacteremia）とは血中に細菌が存在する状態をいい，菌血症に SIRS を伴う状態を敗血症という．しかしこの敗血症の診断基準では，臓器障害の進展の阻止や生命予後の改善が得られない場合があることが問題とされた．

b　新しい診断基準

　そこで 2016 年 2 月に発表された新しい診断基準では，臓器障害に重点をおいた内容となり，前述したように敗血症と敗血症性ショックの 2 つの病態に分類される新しい定義となった．新定義では，SOFA（sequential［sepsis-related］organ failure assessment，**表 11-3**）と qSOFA（quick SOFA）の

表 11-3　SOFA スコア

パラメータ	スコア				
	0	1	2	3	4
〈呼吸〉 PaO₂/FiO₂（mmHg）	≧400	<400	<300	<200 ＋呼吸補助	<100 ＋呼吸補助
〈凝固〉 血小板数（×10³/μL）	≧150	<150	<100	<50	<20
〈肝臓〉 総ビリルビン（mg/dL）	<1.2	1.2〜1.9	2.0〜5.9	6.0〜11.9	>12
〈循環〉 平均動脈圧（MAP） （mmHg）	MAP≧70	MAP<70	ドパミン<5* または ドブタミン使用	ドパミン5.1 〜15* または アドレナリン ≦0.1* または ノルアドレナリン ≦0.1*	ドパミン>15* または アドレナリン >0.1* または ノルアドレナリン >0.1*
〈中枢神経〉 GCS	15	13〜14	10〜12	6〜9	<6
〈腎臓〉 ・血清クレアチニン 　（mg/dL） ・尿量（mL/日）	<1.2	1.2〜1.9	2.0〜3.4	3.4〜4.9 尿量<500	>5.0 尿量<200

PaO₂：動脈血酸素分圧，FiO₂：吸入中酸素濃度，GCS：Glasgow Coma Scale
*少なくとも 1 時間以上投与．投与量の単位は μg/kg/分（γ）．

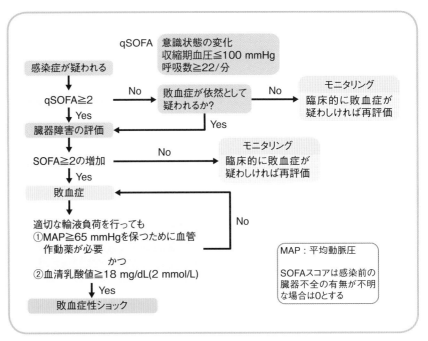

図 11-4　敗血症診断のアルゴリズム

[Singer M, et al：The Third International Consensus Definitions for Sepsis and Septic Shock（Sepsis-3）. JAMA 315（8）：801-810, 2016 を参考に作成]

スコアを使用し，より早期発見と早期診断が求められている．

ICU 以外で使用できる qSOFA は簡易的なもので，①呼吸数 22 回/分以上，②意識状態の変化，③収縮期血圧 100 mgHg 以下，の 3 項目で評価する．スコアのうち 2 項目以上該当する場合は敗血症の可能性が高く，さらに SOFA を使用し臓器障害の程度を診断することが推奨されている（小児は除く）．

SOFA では健常時を基本として 6 つの臓器の障害の程度で敗血症と診断できるようになっており，一般病棟では 2 点以上の増加で敗血症と診断し，集中治療管理を念頭に置く（**表 11-3**）．集中治療室では，感染症によって SOFA が 2 点以上増加した場合に敗血症と診断する．

4　敗血症性ショックの診断

適切な輸液負荷後も，①平均動脈圧 65 mmHg 以上を維持するために昇圧薬が必要で，②血清乳酸値* >18 mg/dL（2 mmol/L）を示す場合に敗血症性ショックと診断する（**図 11-4**）．

5　適切な診断のための検査と感染巣診断

抗菌薬投与前に血液培養を 2 セット以上採取することが推奨される．感染巣*および病原微生物を同定するための系統的なアプローチ（病歴，身体所見，画像検査による感染巣の絞り込み）や血液培養とともに，推定感染部位

*乳酸値
乳酸は，酸素供給が不十分な条件下で組織が産生するグルコースの代謝産物で，肝臓で代謝され，腎臓から排出される．血液循環乳酸濃度は，ショック状態で上昇し全身性組織血流低下のマーカーとして使用される．

*感染巣
感染症で病原微生物が繁殖してできた病巣のこと．病原微生物の毒素による直接的な障害の他，免疫反応によって生理的な組織破壊が起こりつくられる．

から適切に培養検体の採取を行う.

6 治療

　治療は原因微生物判明前の経験的（エンピリックな）治療で開始し，各種培養結果から感染巣と原因菌が判明すれば，その感染臓器に移行性がよく，安価で，臨床的に効果が高いと証明されている抗菌薬に変更する（デ・エスカレーション）ことが推奨されている.　有効な抗菌薬の投与は敗血症を疑った1時間以内に開始することが望ましい.

　抗MRSA薬であるバンコマイシン点滴静注，テイコプラニン点滴静注，アルベカシン点滴静注を投与する場合は必ず治療薬物モニタリング（TDM）を実施する.　また，耐性菌の発現を防ぐため，原則として感受性を確認し，最小限の投与期間にとどめることが望ましい.　原因微生物と各感染臓器によって推奨される投与期間は異なる.　抗菌薬投与後に血液培養検査を再度実施し，血液培養検査で陰性確認後も一定の期間治療することが望ましい.

　感受性がある抗菌薬の投与にもかかわらず，血液培養検査が陰性化しない場合は，感染性心内膜炎や膿瘍の存在，静脈内の血栓や各種人工デバイス感染*を疑い，心臓超音波検査やCT検査，下肢静脈超音波検査などを実施することが望ましい.　また人工デバイスは可能な限り抜去または入れ替えを行うことが推奨される.

＊人工デバイス感染
ペースメーカー，植え込み型除細動器，人工関節，中心静脈ポート，各種カテーテルなどの医療機器を人工デバイスといい，それに細菌が付着すると，細菌はバイオフィルムという抗菌薬が到達しにくいバリアを形成し感染コントロールが困難となる.

7 重要な合併症

　敗血症では，感染性心内膜炎，感染性大動脈瘤，膿瘍（腹腔内膿瘍，肺膿瘍，腸腰筋膿瘍など），髄膜炎，骨髄炎などを合併する場合があり，治療に難渋する場合にはこれらの合併を疑って検査を行うことが必要である.

もう少しくわしく　感染性心内膜炎

感染性心内膜炎は心臓弁や心内膜に，増殖した細菌を含む疣腫（ゆうしゅ）（いぼ状の感染巣）を形成し，菌血症，疣腫による血管塞栓，心障害など多彩な臨床症状を呈する全身性敗血症性疾患で，まれだが致死率の高い疾患である.
弁膜疾患，先天性心疾患，人工弁置換術後症例などの心疾患患者や人工透析を要するなどの基礎疾患を有する患者において，抜歯などにより一過性の菌血症が生じることで発症すると考えられる.　これらの基礎疾患を有する患者で，感染巣不明の発熱，炎症反応，脳梗塞や皮下出血など疣贅による塞栓症状を認めたときに本症を疑い，血液培養検査と心臓超音波検査を行う.　本症の代表的な原因菌（レンサ球菌，ブドウ球菌，腸球菌など）が認められ，心臓超音波検査で疣腫を認めれば診断が確定する.
入院治療が原則で通常4～6週間抗菌薬を投与するが，緊急手術が必要となることもある.　看護師は当初から患者の家族に本症の病態や治療法について十分説明しておくことが重要である.

**もう少し
くわしく　腸腰筋膿瘍**

腸腰筋膿瘍は原発性と続発性に分類されるまれだが重篤な疾患である．原発性腸腰筋膿瘍は主に免疫能低下患者において敗血症の続発症として黄色ブドウ球菌やレンサ球菌などを原因菌として発症する．続発性腸腰筋膿瘍は化膿性脊椎炎，脊椎カリエス，クローン病，大腸炎，尿路感染症などから腸腰筋周囲に感染が直接波及して発症し，原因菌としては大腸菌，嫌気性菌が多く，脊椎炎の場合は原発性と同様である．

悪寒・戦慄，弛張熱，患側腰部や股関節の疼痛，股関節の屈曲拘縮などが主な症状で，著明な炎症所見を呈し各種画像検査で腫大した筋肉内に膿瘍を認めた場合に診断する．治療としては安静，抗菌薬の投与，ドレナージが必要となる．

6 人獣共通感染症

　ヒト以外の動物とヒトとの間で伝播する感染症を人獣（人畜）共通感染症（zoonosis）という．①感染動物による咬傷や濃厚接触などによる感染，②感染動物の肉を摂食することによる感染，③感染動物からノミ・シラミ・ダニ・カ・ハエなどの節足動物の媒介（この節足動物をベクターという）による感染，などの感染様式がある．主な人獣共通感染症を**表11-4**にまとめる．

　人獣共通感染症に共通した感染対策としては，上記①に対しては感染動物のコントロール（駆除，隔離など），②に対しては食前の加熱など，③に対してはベクターのコントロールなど，が考えられる．

表11-4　**主な人獣共通感染症**

a）細菌によるもの

感染症	原因病原体	主な感染動物 （媒介動物）	ヒトの主な症状
サルモネラ症	genus *Salmonella*（☞ p.53）	ニワトリ，カメなど	下痢，発熱，菌血症
リステリア症	*Listeria monocytogenes*（☞ p.60）	ウシ，ヤギなど	髄膜炎（☞ p.262）
ペスト	*Yersinia pestis*（☞ p.54）	ネズミ（ノミ）	発熱，リンパ節腫脹など
ブルセラ症	genus *Brucella*（☞ p.50）	ヒツジ，ヤギ，ウシ，ブタなど	菌血症（発熱，リンパ節腫脹，髄膜炎，心内膜炎など）
Q熱	*Coxiella burnetti*（☞ p.50）	ウシ，ヤギなど	インフルエンザ様症状，肺炎，心弁膜症
炭疽	*Bacillus anthracis*（☞ p.57）	ヤギ，ヒツジ，ウシなど	皮膚炭疽（水疱，壊死）（☞ p.272），肺炭疽（縦隔炎，髄膜炎），腸炭疽（腹痛，嘔吐，下痢）
野兎病	*Francisella tularensis*（☞ p.50）	ウサギ	発熱，リンパ節腫脹・潰瘍，皮疹
ネコひっかき病	*Bartonella henselae*（☞ p.50）	ネコ	発熱，リンパ節腫脹
オウム病	*Chlamydia psittaci*（☞ p.75）	トリ	インフルエンザ様症状，肺炎（☞ p.232）
レプトスピラ症（ワイル病）	*Leptospira interrogans*（☞ p.68）	ネズミ	黄疸，出血傾向，タンパク尿

b）ウイルスによるもの

感染症	原因病原体	主な感染動物 （媒介動物）	ヒトの主な症状
日本脳炎	日本脳炎ウイルス （☞ p.108）	ブタ（コガタアカ イエカ）	不顕性感染，発熱，脳炎（☞ p.263）
E型肝炎	E型肝炎ウイルス （☞ p.117）	イノシシ，ブタ， シカなど	急性肝炎（黄疸，発熱，倦怠感，嘔 吐など）（☞ p.254），劇症肝炎
狂犬病	狂犬病ウイルス （☞ p.111）	イヌ，アライグマ， コウモリなどすべ ての哺乳類	脳炎
MERS （中東呼吸器症候群）	MERSコロナウイルス （☞ p.106）	不明	肺炎
SFTS （重症熱性血小板減 少症候群）	SFTSウイルス （☞ p.113）	不明（マダニ）	発熱，リンパ節腫脹，血小板減少（出 血傾向），神経症状（意識レベルの低 下）など

c）真菌によるもの

感染症	原因病原体	主な感染動物 （媒介動物）	ヒトの主な症状
クリプトコッカス症	*Cryptococcus neoformans* （☞ p.129）	トリ	髄膜炎（☞ p.262）

d）原虫によるもの

感染症	原因病原体	主な感染動物 （媒介動物）	ヒトの主な症状
トキソプラズマ症	*Toxoplasma gondii* （☞ p.136）	ネコ	日和見感染，先天感染

7 新興・再興感染症

「新興・再興感染症」という言葉は，WHO や米国の CDC が提唱した "emerging infectious disease, re-emerging infectious disease" の和訳である．新興感染症は，「かつては知られていなかった，（この 20 年間に）新しく認識された感染症で，局地的にあるいは国際的に公衆衛生上の問題となる感染症」であり，再興感染症は「既知の感染症で，すでに公衆衛生上の問題とならない程度まで患者数が減少していた感染症のうち，近年再び流行しはじめ患者数が増加している感染症」と WHO は定義している．

A 節足動物媒介ウイルス感染症 arthropod-borne viral disease

近年，蚊やダニが媒介する感染症流行が拡大傾向にある．とくにネッタイシマカやヒトスジシマカといったヤブカ属の蚊が媒介するデング熱，ジカウイルス感染症，チクングニア熱といった蚊媒介ウイルス感染症の流行が世界的に顕著に拡大している．日本国内にネッタイシマカは生息していないが，ヒトスジシマカは北海道以外の国内で夏季には活発に活動している．ヒトスジシマカは低木や草の葉の裏に潜んでいて，ヒトや動物が近づくと刺しに来る待ち伏せ型の蚊である．また，日本国内でウイルスが活動している日本脳炎（媒介蚊はコガタアカイエカ），ダニ媒介脳炎，米国で流行が続いているウエストナイル熱・脳炎も蚊やダニが媒介する感染症である．

1 発熱性疾患

[1] p.108，その他のフラビウイルス

a デング熱 Dengue fever・デング出血熱 Dengue hemorrhagic fever [1]

デング熱はデングウイルス 1，2，3，4 型（血清型）の感染によって引き起こされる急性熱性疾患である．重篤な場合には出血熱の病態を示し，デング出血熱ともよばれ，デングショック症候群をきたして死にいたる場合もある．デングウイルスの媒介蚊はネッタイシマカとヒトスジシマカである．潜伏期間は 2 ～ 14 日（多くは 3 ～ 7 日）である．

デング熱の典型的な症状としては，突然の高熱と関節痛，筋肉痛で発症し，発症数日後に発疹が出現する（図 11-5）．悪心，嘔吐や下痢などの消化器症状をきたすこともまれではない．検査所見としては白血球数減少，血小板数減少が発症後数日で顕著に出現し，肝機能障害もしばしば認められる．

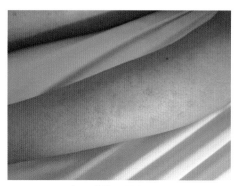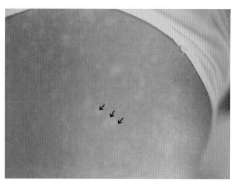

図11-5　**デング熱に特徴的な一部が白く抜けるびまん性紅斑（発疹）（islands of white in a sea of red）**
［写真提供：森松伸一］

b　ジカウイルス感染症（ジカウイルス病 Zika viral disease/ジカ熱 Zika fever）[1]

　ジカウイルスの媒介蚊はネッタイシマカ，ヒトスジシマカなどのヤブカである．潜伏期間は2～12日（多くは2～7日）である．ジカ熱は，発熱，発疹，関節痛・筋肉痛，結膜炎・結膜充血が主症状であるが症状は軽症である．発熱がない，あるいは微熱程度のことも多く，発疹や結膜充血で気が付くことも多い．検査所見としては血小板数減少をきたすこともある．

[2] p.109, チクングニアウイルス

c　チクングニア熱 chikungunya fever [2]

　チクングニアウイルスの媒介蚊はネッタイシマカとヒトスジシマカである．潜伏期間は2～12日（多くは3～7日）で，チクングニア熱も発熱，関節痛，発疹が主症状であるが，関節痛が強く腫脹を伴うことがある．これは関節炎であり，デング熱では関節腫脹を認めることはない．関節炎はとくに指関節，手根関節，趾関節，足関節に多発し，激しい関節痛および多発性腱滑膜炎を伴う慢性末梢性リウマチ様症状を呈することもあり，その場合，日常生活に困難を伴う．主な血液検査所見はリンパ球数減少および血小板数減少であるがデング熱ほどその減少は顕著ではない．

[3] p.108, 黄熱ウイルス

d　黄熱 yellow fever [3]

　黄熱ウイルスの媒介蚊は都市型流行ではネッタイシマカであり，森林型流行では霊長類嗜好性のヤブカ（*Aedes*）属（主としてアフリカ大陸），*Haemagogus* 属（主として南米）の数種の蚊が関与する．潜伏期間は3～6日である．
　黄熱の古典的3徴候は，黄疸・出血（鼻出血，歯肉出血，下血，子宮出血など）・タンパク尿*である．しかし，病初期の症状は発熱，頭痛，筋肉痛，嘔吐，結膜充血などである．検査所見は病初期に白血球数減少をきたすが回復症例では急性症状がおさまれば回復する．血小板数は正常化または減少する．黄疸が出現すると凝固時間，プロトロンビン時間，活性化部分トロンボプラスチン時間が延長する．

＊タンパク尿
高度のタンパク尿であっても浮腫，腹水や胸水をきたすことはまれである．

節足動物媒介ウイルス感染症のワクチン

蚊媒介ウイルスで，ヒト用に実用化され広く世界で使われているヒト用ワクチン
が存在するのは，日本脳炎（不活化ワクチン，弱毒生ワクチン）と黄熱（弱毒生
ワクチン）である．また，ダニ媒介脳炎にも不活化ワクチンがあり，ヨーロッパ
やロシアで森林に入ることの多い高リスク者に接種されている．
デングワクチンは黄熱弱毒生ワクチン株（YFV17D 株）の構造遺伝子部分
（prM+E）をデングウイルスの配列に置き換えたキメラワクチンが 10 数ヵ国以上
で承認されているが，臨床試験第Ⅲ相や 6 年にわたる市販後調査の結果で，ワク
チン接種者が感染した場合の入院率が 2 倍以上に増えたという結果が報告され，
積極的にデングキメラワクチン接種を進めていたフィリピンは 2017 年 12 月に
接種を中止した．

2 脳炎をきたす疾患

フラビウイルス科フラビウイルス属の日本脳炎血清型群のウイルスは，脳
炎を引き起こすウイルスである．日本脳炎ウイルス，ウエストナイルウイル
ス，セントルイス脳炎ウイルスである．マダニが媒介するダニ媒介性脳炎ウ
イルスは北海道の道南地方に存在しマダニとげっ歯類の間で感染環を形成し
ている．

a 日本脳炎 Japanese encephalitis

[4] p.108, 日本脳炎ウイル
ス
p.264, 日本脳炎

すでに前述[4]した．

b ウエストナイル脳炎 West Nile encephalitis [5]

[5] p.108, その他のフラビ
ウイルス

ウエストナイル脳炎の主媒介蚊は，アカイエカ，トビイロイエカなどのイ
エカ属の蚊である．ウエストナイルウイルスに感染すると，2 〜 15 日（多く
は 2 〜 6 日）の潜伏期を経て発症し，多くは発熱，頭痛，背部痛，筋肉痛，
食欲不振などで 3 〜 6 日間続く．リンパ節腫脹や発疹が認められることもあ
る．この病態がウエストナイル熱である．

感染者の約 150 人に 1 人が髄膜炎や脳炎を発症する．脳炎以外に脊髄炎や
髄膜炎の報告も多い．脳炎をきたすと日本脳炎と類似の病態を示す．また，
まれに膵炎，肝炎，心筋炎を起こすことがある．中枢神経症状を示した患者
の致死率は 3 〜 15% とされる．またポリオ様の急性弛緩性麻痺（AFP）を呈
する患者も報告されている．日本脳炎と類似し大脳基底核，視床，橋，脳室
辺縁部に病変が認められる．

特異的治療法はなく日本脳炎同様の対症療法が中心になる．

c ダニ媒介脳炎 tick-borne encephalitis [5]

ダニ媒介脳炎はヨーロッパからロシア極東地域にかけて広く分布してい
る．ダニ媒介性脳炎ウイルスに感染しているマダニに咬まれることにより感
染し発病する．

　その病態から**ロシア春夏脳炎**と**中央ヨーロッパ型脳炎**に分類されるが，極東から北海道で報告されるロシア春夏脳炎は中央ヨーロッパ型脳炎に比べて症状が重い．潜伏期間は，7 日〜 14 日であるが，中央ヨーロッパ型脳炎のような二相性の病状は呈さない．

　発症は比較的緩やかで，潜伏期の後に前駆症状として頭痛・発熱・悪心・嘔吐・羞明（しゅうめい）がみられ，極期には精神錯乱・昏睡・けいれんおよび麻痺などの脳炎症状が出現することもある．致死率は 20 〜 30％，後遺症の頻度は 30 〜 80％である．

B　ウイルス性出血熱 viral hemorrhagic fever（VHF）

　ウイルス感染症のなかで，出血症状を呈する疾患は**表 11-5** に示すようにデング出血熱，黄熱，腎症候性出血熱なども広義には含まれるのであるが，狭義には病原体が BSL-4 に分類されヒトからヒトに感染がみられる**エボラ出血熱，マールブルグ病，ラッサ熱，クリミア・コンゴ出血熱**の 4 疾患がウイルス性出血熱とされている．それぞれの原因ウイルス，感染経路は**表 11-5**

表 11-5　ウイルス性出血熱と出血をきたすウイルス感染症

病原体の BSL 分類	疾患名	ウイルス（科）	自然宿主と感染経路
BSL-4 病原体（ヒト→ヒト感染がある）	ラッサ熱	ラッサウイルス（アレナウイルス科）	マストミス（ネズミの一種）→ヒト→ヒト（院内感染リスク有）
	エボラ出血熱	エボラウイルス（フィロウイルス科）	不明→ヒト→ヒト 消毒の不十分な医療器具による看護での感染，死体の清拭による感染．
	マールブルグ病	マールブルグウイルス（フィロウイルス科）	不明→ヒト→ヒト サル→ヒト→ヒト
	クリミア・コンゴ出血熱	クリミア・コンゴ出血熱ウイルス（ナイロウイルス科）	哺乳動物→ダニ→ヒト→ヒト（院内感染リスク有）
BSL-4 病原体（ヒト→ヒト感染はまれ）	南米出血熱	フニンウイルス，マチュポウイルス，グアナリトウイルス，サビアウイルス（アレナウイルス科）	ノネズミ→ヒト
BSL-3 病原体（CDC では，ハンタウイルス肺症候群については BSL-4 病原体扱いとしている）	黄熱	黄熱ウイルス（フラビウイルス科）	蚊→ヒト
	腎症候性出血熱	ハンタウイルス（ハンタウイルス科）	ノネズミ→ヒト
	ハンタウイルス肺症候群		
BSL-2 病原体	デング出血熱	デングウイルス（フラビウイルス科）	

これらの感染症の流行地域，感染の危険のある地域は，変化したり拡大したりするので，厚生労働省検疫所 FORTH（https://www.forth.go.jp/useful/index.html）で確認できる．

に示す.

[6] p.112, フィロウイルス科

a エボラ出血熱（エボラウイルス病）Ebola haemorrhagic fever（**EHF**）[6]

血液や体液との接触によりヒトからヒトへ感染が拡大し，流行が起きると多数の死者が出る可能性がある．2014 年，西アフリカ諸国で発生した流行は 3 月にギニアでの集団発生からはじまり，住民の移動により隣国のリベリア，シエラレオネへ流行が拡大した．

症状は，突然の発熱，強い脱力感，筋肉痛，頭痛，咽頭痛などにはじまり，その後，嘔吐，下痢，発疹，肝機能および腎機能の異常，さらに増悪すると出血傾向を示す．検査所見は白血球数や血小板数の減少が認められる．潜伏期間は 2 日から最長 3 週間（多くは 7 〜 10 日）といわれており，汚染注射器による感染では短い．

b マールブルグ病（マールブルグ出血熱）Marburg disease [6]

マールブルグウイルス（フィロウイルス科マールブルグウイルス属）が病原体である．

1967 年，西ドイツ（当時）のマールブルグとフランクフルト，およびユーゴスラビア（当時）のベオグラードで，ポリオワクチンの製造および実験用としてウガンダから輸入されたアフリカミドリザルの解剖を行ったり，その腎臓や血液に接触した研究員など合わせて 25 名に熱性疾患が発生し，7 名が死亡した．この感染症は，最初の発生地にちなみマールブルグ病と称される．

潜伏期間は 3 〜 10 日である．エボラ出血熱に類似し，発症は突然である．発熱，頭痛，筋肉痛，背部痛，皮膚粘膜発疹，咽頭痛が初期症状としてみられる．激しい嘔吐が繰り返され，1 〜 2 日して水様性下痢がみられる．診断上皮疹は重要で，発症後 5 〜 7 日で体幹，臀部，上肢外側などに境界明瞭な待ち針の頭大の暗赤色丘疹が毛根周辺に現れる．重症化すると，散在性に暗赤色紅斑が顔面，体幹，四肢にみられる．治療は対症療法である．

[7] p.113, アレナウイルス科

c ラッサ熱 Lassa fever [7]

ラッサウイルス（アレナウイルス科アレナウイルス属）が病原体である．マストミスとよばれるネズミの一種が自然宿主である．潜伏期間は 7 〜 18 日で発症は突発的であるが，進行は緩徐である．

発熱，全身倦怠感を初発症状とし，朝夕に 39 〜 41 ℃の高熱を示す．続いて 3 〜 4 日目に大関節痛，腰部痛が現れる．よく認められる症状は頭痛，咳，咽頭痛，後胸骨痛，心窩部痛，嘔吐，下痢，腹部痛などである．重症化すると，顔面・頸部の浮腫，消化管粘膜出血，脳症，胸膜炎，心嚢炎，腹水，ときにショックがみられる．いったん軽快し，2 〜 3 ヵ月後に再燃し，心嚢炎や腹水を生じることもまれにある．

流行地でのヒトからヒトへの感染はよくみられるが，非流行地での輸入ラッサ熱患者から二次感染が発生した例はない．

[8] p.113, クリミア・コンゴ
出血熱ウイルス

d　クリミア・コンゴ出血熱 Crimean-Congo hemorrhagic fever（**CCHF**）[8]

　　クリミア・コンゴ出血熱ウイルス（ナイロウイルス科オルトナイロウイルス属）が病原体である．潜伏期間は2〜9日であるが，感染動物やヒトの血液・体液との直接接触後では5〜13日である．ウイルス感染ダニに咬まれるあるいはそのダニを潰した際に傷口から感染する．

　　発症は突発的で，発熱，頭痛，筋肉痛，腰痛，関節痛がみられ，重症化すると点状出血から大紫斑といった種々の程度の出血がみられる．死亡例では肝不全，腎不全と消化管出血が著明である．致命率は15〜40％で，感染者の発症率は約20％と推定されている．

C　SARS・MERS・SFTS

[9] p.106, SARS, MERS

a　重症急性呼吸器症候群 severe acute respiratory syndrome（**SARS**）[9]

　　SARSコロナウイルスが病原体である．感染経路は飛沫，接触および糞口感染である．潜伏期間は2〜10日（中央値4〜5日）．発熱（38℃以上），悪寒，筋肉痛，頭痛，倦怠感などで発症する．乾性咳嗽などの呼吸器症状が出現するのは，発症後3〜7日後で，下気道症状も出現し肺炎を合併する．重症化すると急性呼吸窮迫症候群（acute respiratory distress syndrome：ARDS）に進展する．

b　中東呼吸器症候群 Middle East respiratory syndrome（**MERS**）[9]

　　MERSコロナウイルスが病原体である．感染経路は飛沫および接触感染である．潜伏期間は2〜14日（中央値は5.2日）である．典型的には発熱，咳嗽，咽頭痛，筋肉痛，関節痛などで発症する．呼吸器症状は鼻汁や咽頭痛などの軽微な急性上気道炎から，咳嗽・呼吸困難までさまざまであり，下痢を伴うこともある．発症から1週間程度で肺炎に進行する．血液検査では，末梢血の白血球数減少，リンパ球数減少，血小板数減少を認める．MERSの重症化や死亡の危険因子は，高齢，基礎疾患（心疾患，慢性肺疾患，糖尿病，慢性腎疾患，悪性腫瘍など），呼吸困難，両側性肺炎などである．

　　アラビア半島のヒトコブラクダが感染源であるので，感染しないためにはラクダ市場などでラクダに近づかない，非加熱のラクダのミルクを飲まないことが重要である．

[10] p.113, SFTSウイルス

c　重症熱性血小板減少症候群 severe fever with thrombocytopenia syndrome（**SFTS**）[10]

　　SFTSウイルスはブニヤウイルス目のウイルスが病原体でマダニによって媒介される．潜伏期間は6〜14日である．日本での主媒介マダニはフタトゲチマダニとタカサゴキララマダニである．臨床症状は，発熱，全身倦怠感，リンパ節腫大，下痢などの消化器症状で，意識障害をきたすこともある．血液検査では血小板数減少，肝機能障害，腎機能不全や血液凝固系の異常値を示す．

[11] p.106, SARS-CoV-2
p.357, 新型コロナウイ
ルス感染症の感染対策

| コラム | **新型コロナウイルス感染症（COVID-19）** |

　2019 年 12 月，中国湖北省武漢市で原因不明の肺炎症例が多発した．2020 年 1 月にはこの肺炎の原因が新型コロナウイルス（SARS-CoV-2 [11]）であることが明らかとなるが，同感染症（COVID-19：coronavirus disease 2019）は武漢市のみならず，中国国内，アジアに広がった．日本では 1 月にすでに輸入症例が報告されている．1 月 30 日，WHO は同感染症を「国際的に懸念される公衆衛生上の緊急事態（PHEIC；public health emergency of international concern）」に指定した．その後同感染症は全世界に波及し，世界的なパンデミックとなった．2020 年 10 月 23 日現在，日本での感染者は 94,706 人である．

　COVID-19 の病変部位は下気道が中心で，軽症例は上気道炎のみで自然軽快することが多い．潜伏期間は 1 ～ 14 日間であり，多くは 5 日程度で発病すると報告されている．症状としては発熱，咳嗽などの呼吸器症状，倦怠感，下痢などであるが，発熱に先行して嗅覚障害，味覚障害をきたすことがある．COVID-19 の肺炎は L 型（比較的軽症）と H 型（重症）に分類され，CT 画像などでウイルス性肺炎所見がある場合は症状が軽度であっても，あるいは軽快しつつある場合でも突然急速に息切れ，呼吸不全をきたし SpO$_2$ が低下し重症化することがある．基本的に若年者では重篤化することはまれであるが，高齢者では死亡率は低くない．しかし，若年者であっても脳梗塞を起こした症例や小児では川崎病様の症状を呈する事例が報告されており，サイトカインストームや血管内皮障害などにより，線溶亢進および線溶抑制が合併していると推定されている．D-ダイマー検査（フィブリン溶解現象を調べる検査）が正常上限を超えるような場合には，ヘパリンなどの抗凝固療法を実施する必要がある．

[12] p.112, ハンタウイルス

 ## ハンタウイルス肺症候群 hantavirus pulmonary syndrome（HPS）・腎症候性出血熱 hemorrhagic fever with renal syndrome（HFRS）[12]

HPS と HFRS
ハンタウイルスの株によって主たる感染臓器が異なる．

　1993 年に米国南部のユタ，アリゾナ，ニューメキシコ，コロラド州の境界地域で，発熱および急性呼吸窮迫症状を呈する疾患が米国原住民の間で流行した．CDC により，その疾患がハンタウイルス（ブニヤウイルス目ハンタウイルス科）に起因することが解明され，HPS と命名された．

　発熱，悪寒，頭痛，筋肉痛，悪心，嘔吐，下痢およびめまいが出現し，これらの症状に引き続いて，急激に呼吸不全とショックに進行する．また，ハンタウイルスは，腎障害や出血症状を主徴とする HFRS という病態を引き起こすことがある．ハンタウイルスの自然宿主はげっ歯類である．感染げっ歯類は長期間ウイルスを保有し，糞尿中に排出する．ヒトはウイルスを含む塵埃を吸い込み経気道的に感染する．

E　バイオテロ関連の病原体

　バイオテロとは，病原体，毒素などの生物剤を意図的に投射・散布することにより，政治的・経済的・宗教的なパニックを引き起こすことである．**表11-6** のカテゴリーA にはヒトからヒトへ容易に伝播または伝達できる病原体があげられている．カテゴリーBにあるウイルス性脳炎のベネズエラウマ脳炎，西部ウマ脳炎，東部ウマ脳炎ウイルスはいずれも，蚊媒介性ウイルスであるが，ウイルスの増殖力が高いので大量に増やし濃縮して散布する方法が用いられる．これらは日本ではまずみられない病原体であるが，使用された場合に備えておく必要がある．

コラム　**感染症法の改正は的確に理解し把握しよう！**

感染症法は 1999 年 4 月から施行され，新興感染症や新たな薬剤耐性菌の出現，新たな検査法の普及に伴って改正されてきた．その回数は少なくないが，感染症や検査法が日々変化する以上やむをえないことである．届出対象疾患の追加は医療関係者に周知され認知されることが多いが，届出基準の改正などは広く周知されるまで時間がかかることも多い．世界の感染症は常に変化し，感染症診断の検査法も日々進歩している．このような時代に感染症関連の日々の報道などにもアンテナを張って対応漏れのないようにしよう．

表 11-6　CDC によるバイオテロ対処の準備が必要となる感染症

カテゴリー A	カテゴリー B	カテゴリー C
ヒトからヒトへ容易に伝播できる病原体で，バイオテロに使用されると安全保障上のリスクが最も高い	病原体の増殖力が高く，大量に増やし，濃縮して散布するなどの方法で用いられる可能性がある	容易に入手可能で，増殖させ散布可能，多くの人に病気を発症させ死にいたらしめる可能性がある新興感染症の病原体
●痘瘡 ●炭疽 ●ペスト ●ボツリヌス症 ●野兎病 ●ウイルス性出血熱 　●エボラ出血熱 　●マールブルグ病 　●ラッサ熱 　●南米出血熱　など	●Q 熱 ●オウム病 ●ブルセラ症 ●鼻疽 ●類鼻疽 ●ウイルス性脳炎 　●ベネズエラウマ脳炎 　●東部ウマ脳炎 　●西部ウマ脳炎 ●発疹チフス ●細菌毒素中毒 　●リシン中毒 　●黄色ブドウ球菌エンテロトキシンB中毒 ●食品媒介感染症 　●サルモネラ症 　●腸管出血性大腸菌（EHEC）感染症 ●水系感染症	●新興感染症 　●ニパウイルス感染症 　●ハンタウイルス感染症

〔CDC：Bioterrorism Agents/Diseases〔https://emergency.cdc.gov/agent/agentlist-category.asp〕（最終確認：2020 年 10 月 27 日）を参考に作成〕

第 12 章　感染制御

1 感染対策総論

現在，われわれは①高病原性鳥インフルエンザ，エボラ出血熱，ジカウイルス感染症などの新興・再興感染症，②エイズ，マラリア，結核といった患者数が多く対策の困難な感染症，③薬剤耐性菌，の3つの課題に直面している．とくにグローバル化が進む現代において，耐性菌の出現と蔓延はまさに世界的な問題である．厚生労働省は2016年に薬剤耐性（antimicrobial resistance：AMR）対策アクションプランを策定した．これは抗菌薬使用と耐性菌の問題は人のみならず，畜産業や水産業も含めた問題であるというワンヘルス・アプローチの視野に立ち，共働して集中的に取り組むべき内容がまとめられたものである．

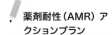

薬剤耐性（AMR）ア　クションプラン
厚生労働省：薬剤耐性（AMR）対策について
〔https://www.mhlw.go.jp/file/06-Seisakujouhou-10900000-Kenkoukyoku/0000120769.pdf〕（最終確認：2020年10月27日）を参照

A 市中感染および医療関連感染（院内感染）の定義とその時代的変化

市中感染とは，病院外の一般的な日常生活で病原体に曝露して感染した感染症をいう．代表的なものにはインフルエンザや肺炎レンサ球菌性肺炎などがある．院内感染とは入院後48時間以降に起こった感染症で，入院時に明らかに原因が認められない感染症をいう．院内感染の原因病原体としてはメチシリン耐性黄色ブドウ球菌（methicillin-resistant *Staphylococcus aureus*：MRSA）や緑膿菌などの薬剤耐性菌によるものが代表的である．また免疫能が低下した患者（悪性疾患治療中の患者，糖尿病のコントロール不良患者，免疫抑制薬を投与中の患者，透析患者など）では真菌なども重要な病原体といえる．ただし原因病原体の潜伏期が48時間以上の場合はその原則が当てはまらないことがある．たとえば入院した小児が入院72時間後に風疹を発症した場合，風疹の潜伏期は2〜3週間であるので入院後に感染機会があったとは考えられず，市中からもち込まれた感染症と考えられる．

しかし，最近は状況が変化しつつあり，従来，薬剤耐性菌は主に病院内で認められるものであったが，市中から病院内にもち込まれることが多くなってきている．また外来診療のみのクリニックや長期療養施設，さらに在宅医療など医療行為に関連する施設での感染を**医療関連感染症**（healthcare-associated infection：HAI）とよぶが，この医療関連感染においても耐性菌感染が問題となってきている．したがって今後は病院のみならず，さまざまな医療関連施設で勤務する医療関係者にとっても，感染対策の知識修得とスキルアップの重要性がさらに増していくと考えられる．

B 感染の3要素

　感染が成立するためには，3つの要素，すなわち ①感染源，②感染経路，③感染を受けやすい人（感受性宿主）がそろっていることが必要であり，この3要素がそろうことを，"感染の連鎖"とよぶ．　感染対策の原則はこの感染の連鎖を断ち切ることにある．

①感染源：感染源とは，病原体（細菌，ウイルスなど）をもつもの，動物，人のことであり，汚染された器具や食品，患者などが該当する．病原体保有者の早期発見と治療，定期的な清掃による清潔保持，適切な消毒など，感染源をもち込まない・増やさない対策をとる．

②感染経路：感染経路とは，病原体（細菌，ウイルスなど）が体内に侵入する経路のことで，接触感染，飛沫感染，飛沫核感染（空気感染）などがある．　手洗いの励行，患者の血液，便，嘔吐物などの排泄物に直接触れないなどの標準予防策の徹底，および感染経路別予防策を行うことにより，感染症を広げない・もち出さない対策をとる．節足動物（トコジラミ，アタマジラミ，ケジラミやダニなど）が媒介する感染症の発生時にはこれらの駆除や衛生環境の改善が必要となる．

③感受性宿主：感受性のある人とは，感染を受ける可能性のある人をいい，とくに抵抗力の弱い人（高齢者・乳幼児・基礎疾患のある人）のことをいう．抵抗力をつけるためには，十分な栄養・睡眠をとることやワクチン接種などが大切である．

　医療機関における各種耐性菌の検出頻度は市中よりも高く，宿主に関してもがん患者や各種免疫抑制薬を投与されている患者が多く，感染を防ぐには不利な状況である．したがって感染の3要素の③感受性宿主への対策は難しく，①感染源および②感染経路を遮断するための院内感染対策を実施することが重要と考えられる．

C 内因感染と外因感染

　内因感染は宿主に常在している微生物により起こるので，内因感染対策としては，宿主の感染防御能の維持と抗菌薬の適正使用が必要である．たとえば，結核にかかったことのある高齢者が，がんに罹患し免疫能が低下して結核を発症するのが，内因性結核である．外因感染対策としては，手洗いや，マスクなどの個人防護具（personal protective equipment：PPE），消毒などの院内感染対策が重要となる．たとえばN95マスクを正しく着用せず院内感染した医療従事者は外因感染にあたる．

D　感染予防策の考え方の歴史的変化と標準予防策

　CDC（米国疾病予防管理センター）による院内感染防止策は以下のように変化してきた．1983年，HIVが血液を介して感染することがわかり，"血液・体液予防策"としてカテゴリー別，疾患別の予防策が示された．1985年には「すべての患者由来血液は感染性をもつ」として取り扱う"普遍的予防策"が示された．このころは主に医療従事者の職業感染の予防が主な視点であった．

　その後，1987年には血液を湿性生体物質と拡大解釈し，①血液，②汗を除くすべての体液，分泌物，排泄物，③粘膜，④損傷した皮膚，は感染の可能性があるとした"生体物質隔離"が示された．

　そして1996年，"標準予防策"＋"感染経路別予防策"としていかなる状況でも行う予防策と特別な状況での予防策の2本立てとなった．ここでは患者の保護，すなわち広く「院内感染対策」としての考え方となった．その後，標準予防策は患者と医療従事者の双方への感染を防止するために「すべての湿性生体物質は感染性をもつ（汗を除く）」という考え方へと発展した．

　標準予防策（スタンダードプリコーション）とは，「すべての患者（入所者）の汗を除く血液，体液（精液・腟分泌物），分泌物（痰・膿・鼻汁など），排泄物（尿・便・嘔吐物）は感染の危険がある」とみなして対応することであり，これらの物質に触れた後は手洗いを励行し，あらかじめ触れるおそれのあるときは，手袋，エプロンなどを着用するというのが基本となる．医療器具の消毒については次項で詳しく述べるが，器具のカテゴリー別に滅菌，消毒，洗浄を使い分けること[1]が必要である．そして患者と医療従事者の双方を感染から守るためにワクチンの接種が推奨される．

[1] p.332, 表12-3

コラム　**CDCとは？**

　戦場におけるマラリア感染の予防活動を発端にして，1946年に伝染病センターという名称で米国のアトランタに設立された．当初は感染症対策を主な活動としていたが，その後，正式名称がCenters for Disease Control and Prevention（CDC：米国疾病予防管理センター）となり，慢性疾患，外傷，障害などの対策にも活動を拡大している．職員数は約8,500人であり，アトランタにそのうちの5,600人ほどが勤務している．各種の感染対策ガイドラインがCDCにより作成され，日本においてもこれに沿ったガイドラインやマニュアルが作成されている．

[2] p.302, 多剤耐性菌による
感染症・菌交代症

E 抗菌薬の適正使用 antimicrobial steward ship [2]

　現在の薬剤耐性菌対策として，新規の抗菌薬の開発，耐性菌のサーベイランスによる現状把握，そして抗菌薬の適正使用が必要である．感染症に対して原因微生物を分離し，薬剤感受性試験を行い，有効と考えられる抗微生物薬を投与することが重要とされ，このような治療法を標的治療（definitive therapy）という．

　しかし実際にはさまざまな理由で標的治療を適用できない場合がある．そのような場合は，十分な治療効果を得るために，①患者の背景因子（年齢，基礎疾患，市中感染か院内感染かなど）から原因微生物を推定し，②症状や診察所見から感染巣（感染臓器・組織）を推定して，ある程度抗菌スペクトルが広く有効と考えられる抗菌薬による経験的治療（empiric［エンピリックな］therapy）を開始する．

　抗菌薬治療開始前の適切な培養検査実施は必須であり，原因菌が同定できた時点で，広域スペクトル抗菌薬をより狭域スペクトルの抗菌薬に変更するデ・エスカレーションを行うことが推奨される．デ・エスカレーションを行う目的は，薬剤耐性菌の選択*・誘導の抑制，常在細菌叢の変化による抗菌薬使用後腸炎の発生の抑制，医療コストの抑制，などである．感染症の治療においては感染臓器とその原因微生物が同定できれば，推奨抗菌薬と標準治療期間が決まっている．適切な診断を行うことで早期にデ・エスカレーションを行うことができ，その結果，患者の病態の早期改善やひいては病院全体での抗菌薬適正使用につながると考えられる．

　抗菌薬の使用において留意すべき基本事項は以下の6点である．

①必要と判断した場合のみ，抗菌薬を選択し投与法，投与量，投与期間を決める．

②感染巣（臓器）と具体的な病原菌を必ず想定し，適切な培養や画像検査などを実施する．

③抗菌薬の併用はエビデンスに基づいた適応例のみに限定する．

④抗菌薬以外の併用薬との相互作用にも十分に注意する．

⑤目的の不明確な抗菌薬の長期投与は避ける．

⑥周術期の予防的投与では，手術の清潔度と部位によって投与時期と抗菌薬を選択する．

　そして，抗菌薬の不適正使用，すなわち適応のない症例や適切でない投与法・投与期間で投与される抗菌薬の抑制にも取り組む必要がある．

*耐性菌の選択
抗菌薬の投与により抗菌薬の効く細菌が減少し耐性菌が増殖しやすくなること．

F 隔離

　医療施設における感染対策の基本として，日常的に隔離予防策（標準予防

策，感染経路別対策）が行われるが，2007年にCDCより公表された「病院における隔離予防策のためのガイドライン」を根拠として実施される．標準予防策だけでは病原体の伝播を遮断することが困難である場合に，標準予防策に追加して感染経路別予防策が実施されることとなる．

1 感染経路別予防策

a 空気感染（飛沫核感染）予防策

空気感染（飛沫核感染）予防策は，長時間空中を浮遊することができる，直径5 μm未満の飛沫核を肺内に吸い込むことによって引き起こされる感染症（結核，水痘，播種性帯状疱疹，麻疹）を対象として実施され，陰圧*室での隔離が必要で入室時にはN95マスク[3]を装着する．

*陰圧
空気感染する可能性のある病原体を含む飛沫核が外部に流出しないように気圧を低くすること．

[3] p.354, 図12-13

b 飛沫感染予防策

飛沫感染予防策は微生物を含む5 μm以上の飛沫が咳やくしゃみなどで飛び出し，口，鼻，眼の粘膜に接触することで伝播する病原体の感染を予防するために行う感染対策で，対象はインフルエンザ，ムンプス，風疹，マイコプラズマ肺炎，化膿レンサ球菌感染症，髄膜炎菌感染症，百日咳などである．個室隔離とサージカルマスク装着が必要となる．

c 接触感染予防策

接触感染予防策とは，直接患者に接触，あるいは患者周辺にある物品を介しての間接接触によって容易に伝播する微生物の感染を予防するために行う感染対策で，対象はメチシリン耐性黄色ブドウ球菌（MRSA），基質拡張型βラクタマーゼ（ESBL）産生菌，ディフィシル菌，流行性角結膜炎を起こすアデノウイルス，腸管出血性大腸菌（EHEC）・ノロウイルスなどの感染性胃腸炎の原因微生物，カルバペネム耐性腸内細菌科細菌（CRE），多剤耐性緑膿菌（MDRP），多剤耐性アシネトバクター（MDRA），メタロβラクタマーゼ産生菌（MBL），バンコマイシン耐性腸球菌（VRE）などである．個室隔離とガウン，手袋などの個人防護具の使用と手指消毒が必要となる．

しかし耐性菌における隔離対策において，MRSAやESBL産生菌の検出頻度は高く，必ずしも個室隔離が行えない場合がある．その場合は病原体の毒性，伝播力，社会的な影響などを勘案し，隔離対策を実施することも考慮する．これらを考慮した隔離対策の一例を表12-1に示す．

また患者との接触の程度，すなわち患者本人や周辺環境に接触しない場合，接触する場合，濃厚に接触する場合に分けて，使用する個人防護具を選択することが効率的と考えられる．さらに集団感染や曝露の場合は，同じ病原体に感染している患者と同室にし，コホーティング（集団隔離）を行う場合もある．

表 12-1　隔離対策一覧（多剤耐性菌）

耐性菌名	隔離基準	隔離解除基準
メチシリン耐性黄色ブドウ球菌（MRSA） 基質拡張型βラクタマーゼ（ESBL）産生菌	①気管切開部位・咳嗽などで喀痰中に多量に細菌が飛散する患者 ②高度の免疫抑制状態にある患者 ③開放創部，化膿性皮疹，熱傷などで体表面の広範な部位に保有し，膿や落屑皮膚とともに大量に飛散している患者	※通常の保菌者は隔離の必要がない ①1週間以上の間隔をあけた細菌検査で連続3回陰性である場合（検出部位によっては1回で可） ②主治医が治癒と判断した場合 ③主治医，感染対策チームにて感染性が低いと判断した場合
多剤耐性緑膿菌（MDRP） メタロβラクタマーゼ産生菌（MBL） カルバペネム耐性腸内細菌科細菌（CRE） 多剤耐性アシネトバクター（MDRA） バンコマイシン耐性腸球菌（VRE）	基本的には検出された場合すべて隔離とする． ※保菌状態については，他への感染リスクを考慮し，感染対策チームが判断する．	上記①〜③に準じる．
ディフィシル菌	①頻回な下痢がある患者 ②排泄介助を要する患者 ③便失禁のある患者	患者の状態により主治医，感染対策チームで判断する． 基本的には陰性化の確認は必要ない

G　バイオセーフティ

　バイオセーフティーレベル（biosafety level：BSL）は細菌・ウイルスなどの微生物・病原体を取り扱う実験室・施設の格付けであり，病原体のリスクグループに対応する．たとえばリスクグループ2の病原体は，BSL-2以上の実験室で扱うが，高濃度のエアロゾルを発生する場合はBSL-3の実験室で行わないと危険である．リスクグループ4が最も高リスクである．

　グループ1はヒトあるいは動物に病気を起こす可能性の低い微生物を扱い，微生物を取り扱う者は，病原体の取り扱いの教育訓練を受けた者でなければならない．

　グループ2はヒトあるいは動物に病気を起こすが，取扱者および属する集団や家畜・環境に対して重大な災害を起こす可能性はほとんどないもので，有効な治療法・予防法がある．感染の拡大も限られており，インフルエンザウイルスなどが含まれる．施設の条件として，オートクレーブ，生物学的安全キャビネットを設置し，そのなかで作業を行うことなどが求められる．

　グループ3はヒトあるいは動物に生死にかかわる程度の重篤な病気を起こすが，有効な治療法・予防法があるもので，黄熱ウイルスなどが含まれる．廊下の立ち入り制限，前室の整備，排気して実験室を陰圧に保つ高性能フィルターを通して除菌する，作業員名簿に記載された者以外の立ち入りが禁じられることなどが施設の条件となる．

　グループ4はヒトあるいは動物に生死にかかわる程度の重篤な病気を起こし，容易にヒトからヒトへ直接・間接の感染を起こす病原体で，有効な治療法・予防法は確立されておらず，毒性や感染性が最強クラスの病原体で，エボラウイルスなどが含まれる．リスクグループ4の病原体を扱うBSL-4施設を有する国は限られており，日本には1ヵ所だけ設置されている．

H 感染症法（1〜5類感染症）

感染症法の正式名称
感染症の予防及び感染症の患者に対する医療に関する法律

　「感染症法」では，症状の重さや病原体の感染力などから，感染症を1類〜五類の5種の感染症と指定感染症，新感染症の7種類に分類し，2005年に「新型インフルエンザ等感染症」が分類に加わった（**表12-2**）．感染症の種類により医療機関の対処法も異なり，それぞれの危険度に対応した対策が必要となる．1類感染症（エボラ出血熱など）は感染力や罹患した場合の重篤性などに基づく総合的な観点からみた危険性がきわめて高い感染症であり，2類感染症（結核，MERSなど）は感染力や罹患した場合の重篤性などに基づく総合的な観点からみた危険性が高い感染症である．3類感染症（コレラ，細菌性赤痢，腸管出血性大腸菌感染症，腸チフス，パラチフス）は感染力や罹患した場合の重篤性などに基づく総合的な観点からみた危険性は高くないものの，特定の職業に就業することにより感染症の集団発生を起こしうる感染症で，4類感染症（デング熱，狂犬病など）はヒトからヒトへの感染はほとんどないが，動物，飲食物などを介してヒトに感染し，国民の健康に影響を与えるおそれのある感染症をいい，4類までは診断したらただちに届け出が必要である．5類感染症は侵襲性髄膜炎菌感染症，風疹および麻疹はただちに届け出が必要だが，他は7日以内の届け出が必要である．またこれらを診断した場合に全数報告する必要のある疾患と定点医療機関にのみ報告が求められる疾患に分けられる．

　感染症法は，将来起こりうる新興・再興感染症にも迅速に対応できるよう，新感染症，指定感染症という2つの疾患類型も規定している．新感染症は，未知の病原体による新興感染症であって，感染力や重症度から危険性がきわめて高いものとされ，感染者は原則として特定感染症指定医療機関に入院となる．指定感染症は，既知の感染症であるが1〜3類感染症に分類されていないもので，1年に限り1〜3類感染症に準じた対応が必要となる感染症について，政令で指定するものである．2020年，新型コロナウイルス感染症が指定感染症に指定され，2類感染症に準じて扱うこととなった．

表 12-2 感染症法による感染症の類型

類型	感染症	対応・措置など
1 類感染症	エボラ出血熱，クリミア・コンゴ出血熱，南米出血熱，マールブルグ病，ラッサ熱，痘瘡，ペスト	・原則として入院（特定または第一種感染症指定医療機関），医療費は原則公費負担 ・消毒などの措置，交通の遮断，建物の封鎖なども可能
2 類感染症	急性灰白髄炎（ポリオ），結核，ジフテリア，重症急性呼吸器症候群（SARS），鳥インフルエンザ（H5N1，H7N9），中東呼吸器症候群（MERS）	・状況に応じて入院（特定，第一種，第二種感染症指定医療機関．結核の通院治療は結核指定医療機関．），入院した場合医療費は原則公費負担 ・消毒などの措置
3 類感染症	コレラ，細菌性赤痢，腸管出血性大腸菌感染症，腸チフス，パラチフス	・特定職種への就業制限 ・一般医療機関で医療保険を用いて治療（自己負担あり）
4 類感染症	A 型・E 型肝炎，日本脳炎，マラリア，つつが虫病，デング熱，ジカ熱，チクングニア熱，レジオネラ症，重症熱性血小板減少症候群（SFTS）など	・消毒，媒介動物に対する処置など
5 類感染症	（全数把握対症疾患） B 型・C 型・D 型肝炎，アメーバ赤痢，カルバペネム耐性腸内細菌科細菌（CRE）感染症，後天性免疫不全症候群（AIDS），侵襲性髄膜炎菌感染症，風疹，麻疹，百日咳など	・7 日以内に届出（麻疹・風疹・侵襲性髄膜炎菌感染症はただちに届出） ・発生動向の調査（サーベイランス）
	（定点把握対症疾患） ・小児科：感染性胃腸炎，水痘，手足口病，流行性耳下腺炎など ・インフルエンザ：季節性インフルエンザ ・眼科：流行性角結膜炎など ・基幹：メチシリン耐性黄色ブドウ球菌（MRSA）感染症，薬剤耐性緑膿菌（MDRP）感染症，ペニシリン耐性肺炎球菌感染症など ・疑似症：直ちに特定の感染症と診断できないもの，発熱疾患，呼吸器疾患など	・定点医療機関のみが集計して届出 ・発生動向の調査（サーベイランス）
新感染症	既知の感染症と明らかに異なる新興感染症であって，感染力・重症度から危険性が高いとして指定するもの	・原則として入院（特定感染症指定医療機関），医療費は全額公費負担 ・1 類感染症に準じた対応
指定感染症	既知の感染症のなかで 1～3 類感染症に分類されていないが，1～3 類感染症に準じた対応が必要となった感染症であって，政令で 1 年に限って指定するもの	・1～3 類感染症に準じた対応

・特定感染症指定医療機関：新感染症の患者の入院医療を担当できる基準に合致する病床を有するものとして，厚生労働大臣が指定するもの．全国に数箇所．（2019 年 4 月現在で千葉県，東京都，愛知県，大阪府に各 1 個所ずつ）指定されている．
・第一種感染症指定医療機関：1 類感染症の患者の入院医療を担当できる基準に合致する病床を有するものとして，都道府県知事が指定するもの．原則として各都道府県に 1 個所．（2019 年 4 月現在で 55 個所が指定されている．）
・第二種感染症指定医療機関：2 類感染症の患者の入院医療を担当できる基準に合致する病床を有するものとして，都道府県知事が指定するもの．原則として 2 次医療圏ごとに 1 個所．

［厚生労働省：感染症法に基づく医師の届出のお願い〔https://www.mhlw.go.jp/stf/seisakunitsuite/bunya/kenkou_iryou/kenkou/kekkaku-kansenshou/kekkaku-kansenshou11/01.html〕（最終確認：2020 年 10 月 27 日）を参考に作成〕

2 | 消毒と滅菌

滅菌（sterilization）とは，すべての微生物を殺滅するか，あるいは除去することをいう．一方，消毒（disinfection）とは，病原菌を死滅させ，対象物の病原性をなくすことをいう．これらとよく似た言葉に殺菌（germicidal process）というものがあるが，単に微生物を殺すことであってその程度は問わない．

臨床現場ではすべての医療器具を滅菌して使用する必要性は必ずしもなく，適切な方法を用いればよい．その原則はスポルディング（Spaulding）の分類による（**表12-3**）.

滅菌には物理的な方法，すなわち熱や電離線を使う，フィルターを用いて濾過するなどの方法が主に用いられ，消毒には物理的な方法とともに化学的な方法，すなわち化学物質である消毒薬を用いる方法が一般的である．

A | 主な滅菌法

1 | 熱を使う物理的な方法

栄養型の細菌やウイルスは一般的には100℃未満の加熱を一定時間加えると感染性がなくなることを利用している．ただし，細菌芽胞の場合，100℃でも感染性はなくならないため，それ以上の温度を加えることが必要になる．

a 火炎滅菌と焼却

*白金耳

細菌を培地に塗抹したりする際に用いる，先が輪状になった針金のこと．

白金耳＊などの滅菌にはバーナーの炎で赤熱する（赤くなるまで熱する）火炎滅菌法が用いられる．再利用する必要がないものを滅菌する場合は焼却することで滅菌できる．

表12-3 スポルディングの分類

医療器具	例	求められる消毒水準
クリティカル器具 無菌組織・血管に挿入するもの，皮膚や粘膜を貫通するもの	外科手術に用いる器具，カテーテル類など	滅菌
セミクリティカル器具 粘膜や損傷皮膚と接触するもの	軟性内視鏡など 直腸体温計など	高水準消毒 中水準消毒
ノンクリティカル器具 損傷のない皮膚とのみ接触するもの，患者と直接接触しないもの	膿盆，聴診器，環境表面など	低水準消毒または洗浄・清拭

b 乾熱滅菌法

乾熱滅菌器（オーブン）を用いて，160℃で60〜120分，あるいは180℃で30分処理する方法である．湿熱（水蒸気を用いる加熱法）を用いた高圧蒸気滅菌法と異なり，水蒸気を用いず空気をそのまま熱するため，圧がかからず用いる器具の構造が単純である．対象物は耐熱性の素材でできているものに限られるため，ほとんどのプラスチック器具には適応できず，金属器具，ガラス器具の滅菌に適する（**図12-1a**）．

c 高圧蒸気滅菌法

水蒸気（湿熱）を用いる方法である．121℃で15〜20分処理する．自動化された機械は**オートクレーブ**とよばれ，ひろく高圧蒸気滅菌することを「オートクレーブする」という．安全・確実に滅菌できることから，医療現場では「オートクレーブできるものはオートクレーブで滅菌する」のが原則である．一部のプラスチック器具は変形するため使用できない．水分を嫌う電気器具や精密機器にも適応できない．布製品，ガラス器具，金属器具，熱で変性しない液体試薬などの滅菌に適する（**図12-1b**）．

2 濾過を原理とする方法

a 濾過滅菌法

微生物はきわめて小さいが，それでも大きさがあるため，それより小さいポア（孔）径のフィルターは通過できないことを利用した方法である．液体に対してはセラミックフィルター，メンブレンフィルターなどを用いる．限外濾過法，逆浸透法（RO法）も濾過滅菌の1種と考えることができる．滅菌水の生成に用いる（**図12-2**）．

b HEPA フィルターを用いる方法

空気中の浮遊粒子状物質に含まれる微生物を除去するためには，高性能微粒子フィルター（HEPA [high-efficiency particulate air] フィルター）を使

a.

b.

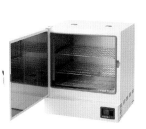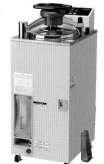

図12-1　乾熱滅菌器（a）とオートクレーブ（b）
a：KM-600V［写真提供：アズワン株式会社］
b：MLS-3030-PJ［写真提供：PHC株式会社］

＊クリーンベンチ
HEPAフィルターを通したバイオクリーンな空気を対象物に当てることで，薬品などを微生物の汚染から防ぐために用いる器具．抗がん薬を点滴ボトルに充填するときなどに用いる．

＊安全キャビネット
微生物含有検体を取り扱う際に，実験者の感染を防ぐためのキャビネット．

用する．手術室や無菌室などのバイオクリーンルーム，クリーンベンチ＊や安全キャビネット＊などに用いられる．

3 化学物質を用いる方法

a エチレンオキサイド（酸化エチレン：EO）ガス滅菌法

　アルキル化薬であるエチレンオキサイド（酸化エチレン）ガスを用いる方法である．同ガスは引火性なので二酸化炭素と混合したガスがカートリッジに入れられており，自動化したチャンバー内で被滅菌物と接触させる機械が実用化されている．滅菌には37〜60℃程度に温度を上げる必要があるが，高圧蒸気滅菌に比べて低いため，熱に弱いプラスチック器具，水分を嫌う精密機器などを滅菌する際に適している．プラスチック膜を透過するため，包装したままで滅菌することができるが，残留ガスは粘膜刺激性があるため，空気置換（エアレーション）が必要で，そのために滅菌時間以上の時間が必要となる．また，ガス自体に毒性や発がん性があるため，作業者の健康にも注意が必要である（図12-3）．

b 過酸化水素ガスプラズマ滅菌法

　高真空中で過酸化水素を噴霧し電離させることで過酸化水素ガスプラズマを発生させる方法である．専用の機械が実用化されている．EOガス法に比べて残留毒性が問題にならないという長所があるが，繊維に付着すると不活化されるため覆布などの滅菌に用いることができないこと，チューブ状の器具の滅菌ができないことなど，独特の注意が必要である．（図12-4）

c 高水準消毒薬を用いる方法（化学滅菌法）

[1] p.336, アルキル化薬

　エチレンオキサイド（EO）と同様，アルキル化薬である．後述[1]する．

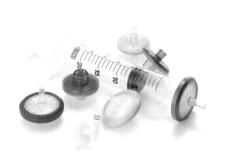

図12-2　メンブレンフィルター

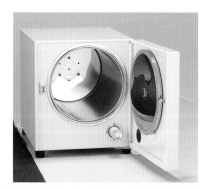

図12-3　エチレンオキサイドガス滅菌器
矢印：カートリッジ．
SA-H160
［写真提供：キヤノンライフケアソリューションズ株式会社］

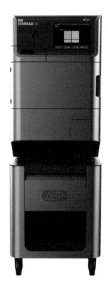

図 12-4　過酸化水素ガスプラズマ滅菌器
ステラッド NX with ALLClea™ テクノロジー
［写真提供：ASP Japan 合同会社］

B 主な消毒法

1 抗微生物スペクトルと消毒薬

　一般に細菌芽胞は最も強い消毒薬抵抗性を示す．次いで抵抗性が強いのは結核菌である．細菌芽胞を確実に殺菌できる消毒薬を高水準消毒薬，次いで結核菌に有効なものを中水準消毒薬，一般細菌のみ有効なものを低水準消毒薬といい，スポルディングの分類（**表 12-3**）に対応している．

2 熱を使う物理的な方法

a 煮沸消毒と平圧蒸気消毒

　100℃の蒸気に接触させるか熱水に浸漬（しんせき）する方法である．細菌芽胞の滅菌はできない消毒法の一種である．かつて一部の医療器具の消毒に用いられていた．

b ウォッシャーディスインフェクター

　80℃程度の熱水を用いる洗浄器であり，食器や医療器具，リネン（シーツやタオルなど）の消毒に用いられる．細菌芽胞を形成しない通常の栄養型細菌は消毒できる．

3　化学物質を用いる方法

いわゆる「消毒薬」を用いる方法が含まれる（**表12-3, 12-4**）．一般的に抗微生物スペクトルの広い消毒薬ほどヒトへの毒性も強く適用できる消毒対象が限られるため，予想される対象微生物と対象物との関係から適切な消毒薬を選択することが重要である．

ⓐ　消毒薬の種類

現在使用されている主な消毒薬について述べる．

1）アルキル化薬

グルタラール（グルタルアルデヒド），ホルマリン（ホルムアルデヒド），エチレンオキサイドガス．ほぼすべての微生物に有効であり，グルタラールは医療器具の消毒に汎用されていた．とくにB型肝炎ウイルス感染性の不活化をチンパンジーによる動物実験で証明されている唯一の消毒薬である．しかしながら粘膜刺激性，変異原性のため使用が制限されている．オルトフタルアルデヒド（フタラール）や過酢酸などの代替物質が医療器具の消毒に使用されている．

2）塩素系薬剤

次亜塩素酸ナトリウムなど．市販の台所用漂白剤（キッチンハイター®など）を流用することもできる．濃度・接触時間の条件が適切であれば広範囲の微生物に有効であり，とくにウイルスの消毒に汎用される．有機物（とくに便，吐物など）によって不活化されやすいことと，金属を腐蝕させることが欠点である．

3）ヨウ素系薬剤

かつてヨードチンキなどが用いられていたが，現在ではヨードの徐放製剤（iodophore：ヨードホール／イオドフォア）が汎用されている．ポリビニルピロリドンを用いたポビドンヨード（イソジン®など）などがある．徐放製剤であるため，ある程度の反応時間が必要なこと，着色するため環境に用いられないこと，ヨード中毒などに注意が必要であるが，抗微生物スペクトルは比較的広い．

4）アルコール類

炭素数が多いほど殺菌力は強くなるが水に溶けにくくなるため，炭素数が多すぎないエタノールまたはイソプロパノールが一般に用いられている．タンパク変性作用と界面活性作用によって殺菌効果を発揮する．100％では逆に消毒効果が落ち，エタノールでは75〜80％程度，イソプロパノールでは50〜70％程度の濃度で用いられる．エンベロープをもつウイルスには界面活性作用により効果が高いが，エンベロープをもたないノロウイルス，アデノウイルスなどには効果が限定的である．細菌芽胞には無効であるが，結核菌に有効である．手指や皮膚，環境の消毒に用いられるが一部のプラスチック

表12-4　**消毒薬の種類**

a）抗微生物スペクトルからみた消毒薬

| 水準 | 消毒薬 | グラム陽性菌 | グラム陰性菌 | 真菌 | | 結核菌 | 芽胞 | ウイルス | | | |
				酵母	糸状菌			エンベロープ有	エンベロープ無	HIV	HBV
高	グルタラール	◯	◯	◯	◯	◯	◯	◯	◯	◯	◯
中	次亜塩素酸ナトリウム	◯	◯	◯	◯	◯	△	◯	◯	◯	◯
	ポビドンヨード	◯	◯	◯	◯	◯	△	◯	◯	◯	◯
	エタノール	◯	◯	◯	△	◯	×	◯	△	◯	△
	イソプロパノール	◯	◯	◯	△	◯	×	◯	△	◯	△
	フェノール	◯	◯	◯	△	◯	×	△	×	－	－
	クレゾール	◯	◯	◯	△	◯	×	◯	×	－	－
低	ベンザルコニウム塩化物	◯	◯	◯	△	×	×	△	×	－	－
	ベンゼトニウム塩化物	◯	◯	◯	△	×	×	△	×	－	－
	アルキルジアミノエチルグリシン塩酸塩	◯	◯	◯	△	△	×	△	×	－	－
	クロルヘキシジングルコン酸塩	◯	◯	◯	△	×	×	△	×	－	－

◯：有効，△：十分な効果が得られない場合がある，×：無効，－：効果を確認した報告がない

b）消毒対象からみた消毒薬

| 水準 | 消毒薬 | 消毒適応部位 | | | | | | | | | | | | |
| | | 人体 | | | | | | | | | 医療器材 | | 環境*1 | 排泄物*2 |
		手指	術野皮膚	術野粘膜	皮膚創傷部位	粘膜創傷部位	膣洗浄	外性器皮膚	結膜嚢	口腔粘膜	金属	非金属		
高	グルタラール	×	×	×	×	×	×	×	×	×	◯	◯	×	×
中	次亜塩素酸ナトリウム	×	×	×	×	×	×	×	×	×	×	◯	◯	◯
	ポビドンヨード	◯	◯	◯	◯	◯	◯	◯	×	◯	×	×	×	×
	エタノール	◯	◯	×	×	×	×	◯	×	×	◯	△	◯	×
	イソプロパノール	◯	×	×	×	×	×	◯	×	×	◯	△	◯	×
	フェノール	△	×	×	×	×	×	◯	×	×	△	△	◯	◯
	クレゾール	△	△	×	×	×	△	◯	×	×	△	△	◯	◯
低	ベンザルコニウム塩化物	◯	△	◯	△	◯	◯	◯	×	◯	◯	◯	◯	△
	ベンゼトニウム塩化物	◯	△	◯	△	◯	◯	◯	×	◯	◯	◯	◯	△
	アルキルジアミノエチルグリシン塩酸塩	△	△	△	△	△	×	◯	×	×	◯	◯	◯	△
	クロルヘキシジングルコン酸塩	◯	◯	×	◯	×	×	◯	◯	×	◯	◯	△	×

◯：有効，△：一般的には使用しないが場合により使用することもできる，×：適応外
*1：日常的に手が触れる部位などの狭い領域としての環境を指す.
*2：排泄物そのものではなく，排泄物で汚染された可能性のある部位を指す.

を変質させる. 刺激性があるため粘膜や損傷皮膚には使えない. 速乾性擦り込み式手指消毒薬の主たる成分でもある.

5) 逆性石けん

通常の石けんは陰性に荷電しているが, 第4級アンモニウムイオンなどで陽性に荷電した化合物である. ベンザルコニウム塩化物 (オスバン® など), ベンゼトニウム塩化物 (ハイアミン® など) などがある. 無色・無臭で低毒性であり, 金属腐食性がないため安全に用いることができる. 普通石けんや有機物と混じると効果がなくなる. 抗微生物スペクトルが狭い (エンベロープのないウイルス, 結核菌, 一部の緑膿菌株に対しては無効) ことに注意を要する.

6) 両性界面活性剤

同一分子に陽イオン部分と陰イオン部分の両者が存在する化合物である. アルキルジアミノエチルグリシン塩酸塩がある. 結核菌に有効であるが, 十分な作用時間を確保する必要がある.

7) ビグアナイド系薬

クロルヘキシジングルコン酸塩 (ヒビテン®など) が用いられる. 毒性・粘膜刺激性・金属腐食性がいずれも少ないため臨床現場で汎用されている. 細菌芽胞, 結核菌, ウイルスには無効である. 一般細菌であっても緑膿菌やバークホルデリア・セパシア[2] では抵抗性を示す株がある. アナフィラキシーの可能性があり粘膜への使用が制限される.

[2] p.49, バークホルデリア・セパシア

8) フェノール, クレゾール

かつて消毒薬として用いられ, とくにフェノール (石炭酸) は消毒効果の基準として用いられた(石炭酸係数). 現在では下水道への排出規制があり, ほとんど用いられなくなっている.

3 | 院内感染対策

A 院内感染対策に必要な組織と人材

1 院内感染対策に関する組織と体制の確保

　医療法上の医療安全のために病院などの管理者（多くは病院長）は以下に示す院内感染対策の体制づくりが必要とされる．①院内感染対策のための指針の策定，②院内感染対策のための委員会の開催（病院長，看護部長，各部門責任者，感染症診療の経験を有する医師などで構成され，月1回程度開催する），③従業者に対する院内感染対策のための研修の実施，④感染情報レポートの作成．

　さらに院内感染の代表的な原因であるMRSAについては「MRSAの感染を防止するための十分な設備を有していること，MRSAの感染を防止するための十分な体制が整備されていること」が求められている．そのため各病室に水道または速乾性擦り込み式手指消毒薬などの消毒液を設置し，職員に流水による手洗いの励行を徹底させるなど，院内感染対策の推進を目的に改善策を実施しなければならない．管理者は院内感染対策の有効な実施のために，感染管理者に対して感染対策チーム（ICT）の機能と一定の権限を委譲し，院内感染対策に関する財政的措置を行わなければいけない．

2 感染防止対策加算と地域のネットワーク

　感染対策に関する専門家や予算が医療機関においては必ずしも十分ではないため，地域の医療機関などでネットワークを構築し，院内感染発生時にも各医療機関が適切に対応できるよう相互に支援する体制の構築が必要と考えられた．そこで平成24年度の診療報酬の改定において，「感染防止対策加算1・2」および「感染防止対策地域連携加算」が新設された．この改定以降，日本全国で多くの地域感染対策ネットワークが構築されることとなった．

　加算1施設は加算2施設より多くの加算を得られるが，加算2施設を指導すること，他の加算1施設と相互ラウンドを行うこと，専従者をおくことなど，より厳格な条件が求められる．またその後の改定で，AMR対策アクションプランに基づき抗菌薬適正使用を推進するために，抗菌薬適正使用支援加算も加算1施設にのみ新設された．

　加算施設は感染制御チームをおき，チームには4職種（医師，看護師，薬剤師，臨床検査技師）が属し，加算1施設においては，医師あるいは感染管

理認定看護師(ICN)の少なくとも1人が専従であることが求められている.
また加算1施設だけでなく,加算2施設においても,医師,看護師,薬剤師,
臨床検査技師の専任（50%以上は感染対策業務を行う）が義務付けられている.

　また感染制御チームは以下に示す具体的な対策を実施しなくてはいけない.
①院内感染対策マニュアルを作成し,職員研修を行い,マニュアルの遵守確
　認を行う.
②週に1回,院内ラウンドを実施し,感染防止対策の実施状況を把握し,指
　導する.
③院内サーベイランスを実施・分析・評価して感染対策に生かし,アウトブ
　レイク対応を行い,これらを記録する.
④感染制御チームは広域スペクトル抗菌薬の届け出制などを実施し,抗菌薬
　の適正使用を推進する.感染制御チームは職員の感染防止対策を実施する.
　しかし,現実には加算2施設の取得も行っていない病院が存在し,このよ
うな病院やそもそも連携の対象外である診療所などは,地域の感染対策を考
えるうえで大きな課題である.そこで大きなネットワークの構想がつくら
れ,地域ネットワークのモデルは薬剤耐性（AMR）アクションプランにも**図
12-5**のごとく示されている.

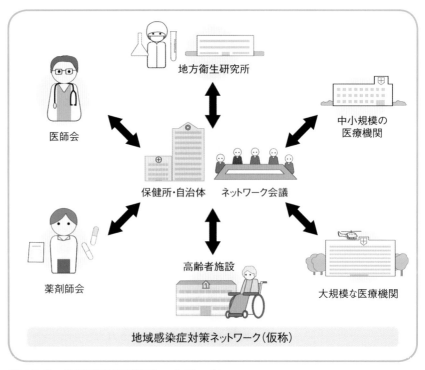

図12-5　**地域感染症対策ネットワーク**

3 感染対策チーム（ICT）・抗菌薬適正使用推進チーム（AST）

感染管理者あるいは感染対策チーム（infection control team：ICT）の構成員は，医師，看護師，薬剤師，臨床検査技師などとし，感染制御医師（infection control doctor：ICD），感染管理認定看護師（infection control nurse：ICN），および感染制御専門薬剤師（board certified infection control pharmacy specialist：ICP），感染制御認定臨床微生物検査技師（infection control microbiological technologist：ICMT）などの認定を取得するほうがよいとされている．そして感染管理者あるいはICTは，院内感染対策として職員の健康管理・教育，感染対策相談（コンサルテーション），発生動向監視（サーベイランス），対策実施の適正化（レギュレーション），および介入（インターベンション）を行うこととされている．

また薬剤耐性菌の問題に対応するために，医療機関において医師，看護師，薬剤師，臨床検査技師および事務員の属するICTに加えて，独立した組織として抗菌薬適正使用推進チーム（antimicrobial stewardship team：AST）を設置することが目標として示されている（**図12-6**）．ASTの構成員もできれば専門的な資格を有していることが望ましい．ICTにおいては看護師の役割が，ASTにおいては医師や薬剤師の役割がより大きいと考えられる．

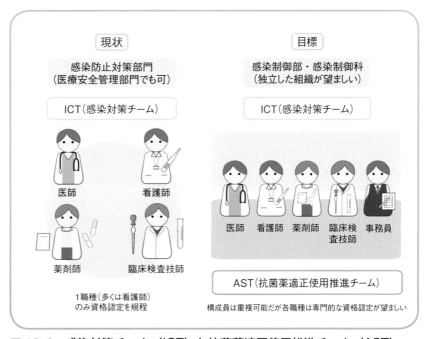

図12-6 感染対策チーム（ICT）と抗菌薬適正使用推進チーム（AST）

4 リンクナース・リンクスタッフ

　リンクナース，リンクスタッフとは，患者や医療従事者を感染から守るために，ICTと協力して感染防止活動を各部署で実践する医療スタッフのことをいう．リンクナース，リンクスタッフの役割としては，各部署の感染対策上の問題の抽出，ICTとの連携・情報交換，院内感染に関するよりレベルの高い知識の修得，他のスタッフに対しての感染防止教育の実施，ICTと協力し院内サーベイランスの実施，病棟スタッフの職業感染防止の相談窓口，現場での感染対策のモデルとなること，現場へ感染対策の方針を周知するための啓発活動の実施など，多岐にわたる．リンクナース制度が確立し機能している医療機関はあるが，ICT，AST活動のためにはリンクドクター制度など他の職種のリンクスタッフ制度が存在し機能することが必要と考えられ，今後の課題である．

B サーベイランス

1 サーベイランスとは

　サーベイランスとは注意深く観察するという意味である．感染対策のサーベイランスとしては，感染症の動向を把握し対策の効果を判定するために，耐性菌の検出状況や感染症の発生状況，手術部位感染症（SSI），特定の医療器具に関連した感染症や，その対策に使用される手指消毒薬，個人防護具の使用状況などの監視が継続的に行われる．これらの情報を収集し，検証し，分析してその結果を解釈し，解析結果を対象者にフィードバックして感染対策に生かすことが必要とされる．

　全国的なサーベイランスとしては，感染症法に基づく感染症発生動向調査，院内感染対策サーベイランス（JANIS）事業，日本環境感染学会の行っているサーベイランス（JHAIS）などが代表的なものである．サーベイランスは，まず「問題になりそうな場所の，問題になりそうな感染症」に着目して行い，その結果を院内感染の防止につなげることが重要で，部分的な参加が合理的な場合もある．

　その他のサーベイランスには，地域の感染対策ネットワークでのサーベイランスや国公立大学附属病院や私立大学附属病院で行われているサーベイランスなどさまざまなものがある．前述の感染防止対策加算1施設はJANISなどのサーベイランスに参加しているが，加算2施設は必ずしもサーベイランスに参加しているわけではない．したがって地域の感染対策ネットワーク内のローカルサーベイランスを行い，自施設とその地域の他施設，各都道府県や全国のサーベイランス結果と比較・検討して院内感染の防止に生かしてい

くことが望ましい.

2 │ サーベイランスが行われる主な感染症

　感染リスクの高い医療行為として，手術，人工呼吸器の使用や各種カテーテルなどの人工デバイスの挿入などがあげられる．これらについては手術部位感染症（SSI），人工呼吸器関連肺炎（VAP），カテーテル関連血流感染症（CRBSI），カテーテル関連尿路感染症（CAUTI）として重点的にサーベイランスを行うことが求められる.

a 手術部位感染症 surgical site infection（**SSI**）

　手術は侵襲的医療行為であり，感染を100%防ぐことは不可能である．手術部位感染症（SSI）は術後30日以内（人工デバイスでは1年以内）に発生する手術操作のおよぶ部位の感染と定義される．また消化器外科手術後の肺炎や尿路感染などは遠隔部位感染とよぶ．SSIはその感染の部位により，表層切開部SSI，深層切開部SSI，臓器・体腔SSIに分類される.

　また汚染の程度によって，①清潔手術：心臓血管外科や整形外科領域などの手術で，炎症がなく気道・消化器・生殖器・未感染尿路に達しない手術，②準清潔手術：呼吸器外科や消化器外科領域などの手術で，管理された状態で気道・消化器・生殖器・未感染尿路に達する手術，③不潔手術：偶発的新鮮切開創，無菌手技に重大な過失のある切開創，あるいは胃や腸管などからの著しい胃液・腸液の漏れ，内部に非化膿性の急性炎症のある手術，④汚染手術：壊死組織が残る古い外傷，感染状態または内臓穿孔のある切開創のある手術，に分けられ，SSI発生率は大きく異なる.

　SSIの減少を目的として，周術期予防抗菌薬の投与のみならず，消毒，手術室環境の整備，医療従事者の消毒・感染管理，血糖コントロールなど患者の全身状態のコントロールなど，さまざまな術後感染予防対策が行われる.

b 人工呼吸器関連肺炎 ventilator-associated pneumonia（**VAP**）

　VAPは，人工呼吸器管理開始前には肺炎がないことが条件となり，人工呼吸開始48時間以降に発症する肺炎と定義される．気管挿管4日以内に発症した肺炎を早期VAP，気管挿管5日以降に発症した肺炎を晩期VAPと分類する．早期VAPの起炎菌は，肺炎レンサ球菌，インフルエンザ菌など市中肺炎の起炎菌と大きな差はないが，晩期VAPは，緑膿菌，MRSA，アシネトバクターなど耐性度の高い細菌が起炎菌であることが多い．また口腔内の常在細菌も重要な起炎菌と考えられVAP予防には口腔ケアが重要とされている.

c カテーテル関連血流感染症 catheter related blood stream infection（**CRBSI**）

　中心静脈カテーテルに起因するCRBSIが重要である．CRBSIはカテーテル局所の感染にとどまらず，全身の血流感染症に発展し，ときに致死的となる．起炎菌としては，MRSA[1]やコアグラーゼ陰性ブドウ球菌（CNS）[2]な

[1] p.40, MRSA
[2] p.40, CNS

滅菌手袋の装着法

①滅菌手袋の種類，有効期限，破損の有無を確認する．
②滅菌パックを開き，手袋の手首側が手前になるように置く．
③袋を左右に開き，上下の折り返し部分をもち全体を開く．
④手袋を装着する手と反対の手で，手袋の折り返し部分をつかみ外側に触れないようにしながら手袋を装着する．
⑤手袋を装着した手を手袋の折り返し部分に差し込み，すくいあげるようにもち上げ装着する．
⑥指先が密着するように手を組みたるまないようにフィットさせる．

＊高度バリアプリコーション

帽子・マスク・滅菌ガウン・滅菌手袋・大型滅菌全身用覆布（ドレープ）を用いて無菌操作で施行し患者を細菌感染などから守ること．

＊ドレッシング

創傷被覆材を用いて創を覆う行為．

どの細菌に加え，カンジダ属などの真菌が重要で，真菌性眼内炎を合併し失明にいたることもある．

　予防としては，まず中心静脈カテーテル挿入時の適切な消毒に加え，医療従事者はマスク，帽子，滅菌手袋，滅菌ガウンの着用，広い清潔覆布を用いた高度バリアプリコーション*を行う．またカテーテル皮膚挿入部のドレッシング*を用いる．また輸液はクリーンベンチで専門の薬剤師が調製することが望ましい．

> **コラム　血管留置カテーテル管理**
>
> 重大な血管留置カテーテル感染は中心静脈カテーテルに関連するとされ，十分な感染対策が必要であり，挿入時には高度バリアプリコーションが行われる．血管留置カテーテル関連感染起因菌の侵入経路としては，①血管留置カテーテル挿入部位からの侵入，②ルート接合部からの侵入，③輸液自体の汚染，が考えられる．感染防止の観点から原則として不必要なカテーテルは抜去し，安易なヘパリン生食ロックを行わないことが必要である．また感染が起こったときには 2 セットの血液培養検査の実施とカテーテルの抜去を行う．CRBSI の診断は発熱などの臨床症状，血液検査で白血球数増多や CRP 上昇などの炎症反応，血液培養検査結果，他の感染源の検索などの結果から総合的に行う．

d　カテーテル関連尿路感染症 catheter associated urinary tract infection **（CAUTI）**

　CAUTI は，尿道留置カテーテルに関連して発生する尿路感染症をいう．尿路感染症は院内感染の約 1/3 を占めており，そのうち多くが尿道留置カテーテルなどの医療器具が原因で，尿道留置カテーテル患者の約 5% が 1 日の留置で感染を起こすとされる．一般的に CAUTI は重症化することなく，全身状態の良好な患者では無症状に経過し，カテーテルの抜去で改善するが，免疫能低下患者では膀胱炎，腎盂炎，敗血症の原因となる．症候性尿路感染症は，発熱，尿意急迫，頻尿，排尿困難，恥骨上の圧痛などの症状，1 mL あたりの細菌数が $\geqq 10^5$ 以上であるなどの条件で診断される．無症候性細菌尿は治療対象にならない．

C　アウトブレイク

　アウトブレイクとは「ある一定期間内にある特定の場所において，通常発生している以上に多くの患者が発生すること」をいう．その病原体の抗微生物薬に対する耐性度や発生頻度から，①特定の種類の感染症が通常より高い頻度で発生した場合，②互いに関連する感染症が 2 例以上発生した場合，③

通常は発生しない感染症が1例以上発生した場合，に分けて考える.

　アウトブレイクの介入基準は，通常「1例目の発見から4週間以内に，同一病棟において新規に同一菌種による感染症の発病症例が計3例以上特定された場合，または同一医療機関内で同一菌株と思われる感染症の発病症例（抗菌薬感受性パターンが類似した症例等）が計3例以上特定された場合」である. ただしCRE，VRSA，MDRP，VRE，MDRAは保菌者も発症者に含む. また院内感染対策を実施後に，同一医療機関内で同一菌種による感染症の発病症例が10名以上発生した場合や，死亡者が確認された場合は保健所に報告する.

　アウトブレイク対応の基本は，早期発見・早期対応である. したがって通常時の発生データを継続的に収集・集積することにより，ベースライン（定常時の発生頻度）を把握することが必要である. その医療機関におけるベースラインを把握することで，通常より発生が多いことが探知できる. ただし検査回数の増加，新しい検査方法の導入，血液培養時の汚染など，偽の発生数増加には注意する必要がある.

もう少しくわしく
カルバペネム耐性腸内細菌科細菌（CRE）

CREに関しては，「悪夢の耐性菌」として米国のCDCが警告を発している. 2014年9月に感染症法施行規則が改正され，「カルバペネム耐性腸内細菌科細菌感染症」が，5類感染症の全数把握対象疾患に指定され，すべての医療機関で該当する患者を診断した場合には保健所に届け出ることが義務付けられた. 腸内でカルバペネマーゼ遺伝子がプラスミドにより他の菌種にも伝播するため，保菌であっても保健所に相談・連絡する基準に「同一医療機関内又は同一病棟内で，同一菌種の細菌又は共通する薬剤耐性遺伝子を含有するプラスミドを有すると考えられる細菌による感染症の集積が見られ，疫学的にアウトブレイクと判断した場合」が追加された. 日本ではカルバペネム耐性遺伝子であるIMPを有するCREの感染拡大が起こっており，おむつ使用などADLの低下した患者，ストーマ管理を要する患者などでは注意が必要である. このIMP遺伝子を有するCREは，実際にはカルバペネム耐性なのに薬剤感受性試験では感性という結果が出る場合や，同一患者の腸内でたとえばIMP遺伝子が大腸菌から肺炎桿菌に伝播する場合があり，患者Aから検出されたCREは大腸菌で，患者Bから検出されたCREは肺炎桿菌であっても水平伝播の可能性があるため，感染対策が難しい.

D 感染症法にかかわる届け出

　感染症法では，病気の重症度や病原体の感染力の強さなどから1類感染症（エボラ出血熱など），2類感染症（結核やMERSなど），3類感染症（コレラや細菌性赤痢など），4類感染症（デング熱など），5類感染症（アメーバ赤痢やCRE感染症など），指定感染症や疑似症に分類している. これらの感染症は，さらに全数把握対象感染症と定点把握対象感染症に区別されている.

1 | 全数把握対象感染症

すべての医療機関は，1類感染症，2類感染症，3類感染症および4類感染症の患者を診断した場合や，5類感染症のうち法律（感染症法）で定められたもの（全数把握対象感染症）に該当する患者を診断した場合は，最寄りの保健所に届け出ることとしている．

2 | 定点把握対象感染症

各地域の人口の割合に応じて指定された定点（指定届出機関）から定点把握対象感染症の患者を診断した場合は，毎週（または毎月），週単位（または月単位）で当該患者数を保健所に届け出ることが決められており，地域の感染症の流行状況が迅速に把握できる体制になっている．

E トリアージ

外来では，潜在的な感染症患者が来院することで感染症の二次感染を起こす危険性が高いと考えられる．そのため，平時においても感染症を疑った場合には，標準予防策，感染経路別予防策を遵守し速やかに優先順位を定めて診療（トリアージ）することが院内感染防止上重要となる．

外来トリアージ対象疾患としては，結核（空気感染），麻疹（空気感染と飛沫感染），水痘（空気感染と接触感染），風疹（飛沫感染），ムンプス（飛沫感染），季節性インフルエンザ（飛沫感染，ときに空気感染，接触感染），感染性胃腸炎（経口感染，接触感染，飛沫感染）などがあげられる．

また新型インフルエンザ（飛沫感染，ときに空気感染，接触感染），SARS（空気感染，飛沫感染，接触感染），MERS（空気感染，接触感染），エボラ出血熱（接触感染，ときに飛沫感染，空気感染）に対するトリアージを平時からそれぞれ定めておく必要がある．これらの多くはいわゆる新興・再興感染症であり，また輸入感染症の性格をもつ．したがってWHOや厚生労働省からの流行情報に十分注意し，適切な対応を行うことが求められる．

トリアージにおいてはそれを行う場所と人員，使用すべき個人防護具，患者と家族の動線と待機場所，ならびに診療する場所と診療にあたる担当医師や看護師，必要な検査に対応する臨床検査技師と検査材料の移動や検査方法などを，各医療機関の事情を十二分に考えたうえであらかじめマニュアルに定めておく必要がある．詳しいマニュアルだけでなく，多くの場合，患者やその家族とまっさきに接触するのは医療知識の比較的乏しい事務員であることに留意し，フローチャートのような理解しやすい形でも作成しておくことが望ましい．

標準予防策と感染経路別予防策

1 標準予防策（スタンダードプリコーション）

　標準予防策とは，感染症の有無や病態にかかわらずすべての患者に対して標準的に行う疾患非特異的な感染予防策のことである．すべての患者由来の湿性生体物質*（①血液，②汗を除くすべての体液，分泌物，排泄物），損傷した皮膚，粘膜を感染の可能性がある対象として対応することで，以下を目的とする．

> ①医療従事者の手を介した患者間の交叉感染を予防する．
> ②患者が保菌しているかもしれない未同定の病原体から医療従事者を保護する．
> ③針刺し事故または血液・体液への曝露事故のリスクを軽減する．

　具体的には次の方法が含まれる．手洗い，個人防護具の使用，医療器具・リネンの取り扱い，患者配置，患者移送，環境対策，針刺し事故防止．

a 手指衛生

　適切な手指衛生の実施は，医療現場における患者や医療従事者への病原体伝播のリスクを減少させる．現在は手洗いの方法として効果および遵守率の点からアルコール性速乾性擦り込み式手指消毒薬の使用が推奨されている．しかし目に見える汚れがあるときは流水と液体石けんで手を洗う．目に見える汚れがなければ速乾性擦り込み式手指消毒薬による手指消毒を行う．どちらの方法でも，指先，指と指の間，母指，手背，手首に汚れが残る傾向にあるため，これらの部分に重点をおいた方法（衛生的手洗い）が推奨されている．ノロウイルスや有芽胞菌はアルコールのみでは除菌することができないため，流水と液体石けんによる十分な手洗いが必要となる．

1）5つのタイミング

　手指消毒に関してはWHOが5つのタイミングを推奨している（図12-7）．医療現場を「患者ゾーン」と「患者ゾーンの外」に分け，患者ゾーンに入る前と後，すなわち患者に触れる前（①），患者に触れた後（④），患者環境に触れた後（⑤）には手指消毒が必要であり，それに加えて，患者ゾーン内では無菌的操作の前（②），患者体液などに触れた後（③）にも手指消毒が必要とされている．とくに患者ゾーンに入るときと出るときの2つのタイミングの遵守は必須である．これらを実施するためには，医療従事者が手指消毒薬を携帯する，あるいは手指消毒薬を患者ゾーン内にもち込む必要がある．なお，消毒の際は医療従事者の手の大きさにあわせた量の消毒薬を使用する必要がある．湿性生体物質や創部，汚染物品（以下，汚染物）に触った後は手指消毒する．

＊湿性生体物質
人からの汗を除く排泄物，分泌物のことで血液・体液，喀痰，尿便，膿を指す．

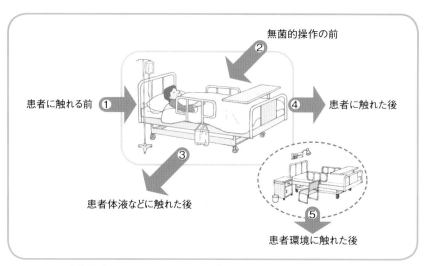

図12-7　手指消毒の5つのタイミング（WHO）
手洗いを行う場面は5つある.

処置・ケア	採血,注射,血管確保,点滴抜針,坐薬挿入など	飛沫感染（インフルエンザ,百日咳,風疹,流行性耳下腺炎,RSウイルス）対策が必要な患者のケア,外来診療時など	空気感染（麻疹,水痘,結核,免疫不全者の帯状疱疹）対策が必要な患者と同じ空間（部屋）を有する時	胃瘻・腸瘻管理,尿・便破棄,おむつ交換,陰部洗浄など 多剤耐性菌などの接触感染対策が必要な患者（一般処置・ケア）	多剤耐性菌（MRSA,MDRP,ESBL産生菌など）,A型肝炎,ヘルペス,疥癬,偽膜性腸炎,EHEC感染症,感染性胃腸炎などの接触感染対策必要時の強化対策	ストーマ装具の交換,ドレーン管理,感染性胃腸炎患者の嘔吐物・便処理（おむつ交換も含む）,創傷洗浄など	口腔内・気管内吸引,気管カニューレ交換,人工呼吸器取り扱い,透析時の穿刺・抜針など	血液が飛散する処置,飛沫感染対策が必要な患者の高密度接触時,医療機具の洗浄・消毒など
手袋	○	△	△	○	○	○	○	○
マスク	△	○	○（N95）	△	△	○	○	○
エプロン		△		○	○	○	○	○
ガウン					△	△		○
ゴーグル				△		△	○	○
必須								

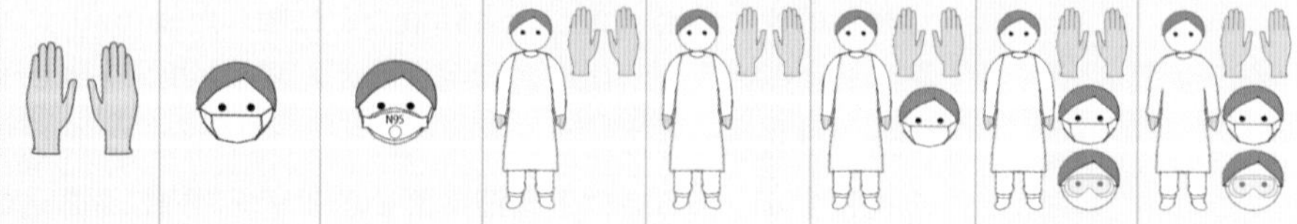

図12-8　標準予防策として処置・ケア時に必要な個人防護具
○は必須，△は行う医療行為や患者の症状により必要となるものを示している.
［CDC：病院における隔離予防策のためのガイドライン（1996）を参考に作成］

b 個人防護具（PPE）の使用

すべての医療現場で，患者の湿性生体物質や創部に触れる可能性があるときにはその医療行為にあわせた個人防護具（personal protective equipment：PPE）の使用が推奨される（**図12-8**）.

汚染物（患者の湿性生体物質や創部）に触れるときは事前に手袋を着用する．手袋を外した後はただちに手指消毒する．汚染物の飛散が予想されるときはマスク，ゴーグルを着用する．呼吸器症状を有する患者を診療する場合はサージカルマスクを着用する．また患者の喀痰採取時には院内感染リスクを考慮して陰圧の採痰ブース（**図12-9**）にて喀痰を採取する．手袋は手洗いの代用にはならないので，外した後は必ず手洗いを行う．血液の入った採血管の運搬時には採血時の手袋を外し，素手で採血管をもたず専用の運搬容器に入れて運ぶ（**図12-10**）．個人防護具の装着法，装着順，脱着法，脱着順を学んでおく必要がある．とくに処置後に医療従事者が汚染されないように脱着することが大切である．

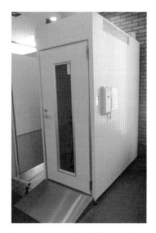

図12-9　採痰ブースの例
外来には本図のような採痰ブースが設置され，喀痰採取時の診察室や処置室の周辺環境の汚染や結核などの空気感染リスクを減じることが望ましい.

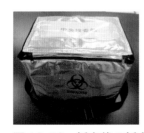 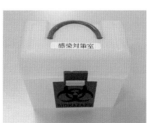 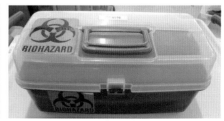

図12-10　採血後の採血管の運搬時に使用すべき運搬容器
採血時に使用した手袋は外し，本図のような運搬容器に入れ素手では運搬しない.

c 針刺し事故，切創，血液・体液曝露事故

職業感染とは職業曝露による感染症のことである．血液・体液曝露，結核，各種ウイルス性疾患（麻疹，水痘，インフルエンザなど）について予防が必要である．医療従事者が感染すると，医療従事者自身の健康問題のみならず，院内感染を拡大することにもつながるため，感染の有無の診断とワクチンなどによる予防が必要である．

針刺し事故時にはまず受傷部を十分水洗いする．針刺し事故や粘膜曝露事故発生時は必ず各医療機関で定められた診療科を受診し検査を受けることが重要である．万が一感染した場合は労働災害による補償（労災保険）が受けられる．針刺し事故のサーベイランスシステムとして EPINet™（エピネット）* がある．事故発生時は，血液媒介病原体による活動性感染症がわかっている場合はそれぞれの病原体に応じた対応をとる．不明な場合には対象患者の同意をとって採血を行い，HBs 抗原，HCV 抗体，HIV 抗体の有無で感染症を評価する．

針刺し事故，切創，血液・体液曝露事故による感染率はおおよそ B 型肝炎で 30%，C 型肝炎で 3%，HIV 感染症で 0.3% と考えておくとよい．予防が有効なのは B 型肝炎と HIV 感染症であり，医療従事者は必ず B 型肝炎ワクチン[3] を接種する．HIV 陽性患者の針刺し事故時には一定時間以内に抗 HIV 薬を服薬することにより感染を防ぐことができる．C 型肝炎は感染しても治療薬の進歩により治癒が可能となった．

d 医療器具やリネンの取り扱い，患者配置，患者移送，環境対策

医療器具やリネンの取り扱いについては，清潔器具・清潔リネンと汚染器具・汚染リネンを区別し，医療器具取り扱い業者やリネン取り扱い業者にも感染対策教育を行うことが求められる．清潔なものは覆いやふたのある清潔カートで，汚染されたものとは別に，別ルートで運搬することが必要である．医療器具を 1 個ずつ包装することも有効である．清潔なものは上棚に，不潔なものは下棚に置くなど配置にも注意する．患者の湿性生体物質が付着したものや感染経路別予防策の必要な患者のリネンは感染性リネンとして，個人防護具を装着したうえで別に取り扱い，定められた場所に一時保管する．汚染リネンに混入した異物による針刺し事故にも注意する．汚染リネンの洗濯においては洗濯洗剤と 80℃ 以上 10 分間の熱水処理が求められるが，セレウス菌などの芽胞形成菌による汚染が発生するリスクが残る．

患者配置は感染性微生物の伝播の可能性を考慮して決定する．とくに，環境を汚染するような患者，また適切な衛生環境を維持することに協力が得られない患者は，個室への収容を検討する．患者移送においては標準予防策を遵守する．

環境管理においては患者周囲の高頻度接触表面（ドアノブやベッド柵などよく触れる部分）を日常的に清掃する．壁や床などの環境表面は血液や喀痰

*EPINet™
（エピネット）
血液・体液曝露の予防に活用できる優れた報告書式として，米国，カナダ，イタリア，スペイン，日本，英国，台湾，韓国などで広く用いられている．

[3] p.174, 医療従事者に必要なワクチン

セレウス菌
汚染された湯の再利用により多数のセレウス菌芽胞で汚染されたタオルやリネンの使用によるカテーテル関連感染症の報告がある．

などの特別な汚染がない限り消毒は不要である.

2 │ 感染経路別予防策

a 接触感染予防策

感染源が感受性宿主に触れることによって感染が成立する.患者の皮膚に触れる処置,患者体位変換,入浴介助時など,皮膚と皮膚が直接接触することで微生物が伝播する直接接触感染と,汚染された環境表面,物品に接触することにより伝播する間接接触感染がある.

黄色ブドウ球菌や緑膿菌,ノロウイルス,流行性角結膜炎,腸管出血性大腸菌(O157など)感染症,ディフィシル菌感染症などの他に,飛沫感染するインフルエンザウイルスやアデノウイルス感染症なども接触感染する.たとえばインフルエンザ患者の感染性を有する飛沫が付着したドアノブなどは感染性を有するため手指消毒による接触感染予防が必要である.以下に接触感染予防策で予防すべき代表的な疾患を取り上げる.

[4] p.306, 抗菌薬起因性腸炎

1)ディフィシル菌 *C.difficile*(CD)感染症[4]

抗菌薬の投与により発生する偽膜性腸炎で,日本では米国より死亡例は少ない.便検体を用いたCD抗原およびCDトキシン産生の有無を判定し診断する迅速診断法が有用である.CDトキシン陽性で下痢があれば個室隔離をし,メトロニダゾールあるいは内服のバンコマイシンで治療する.ディフィシル菌は有芽胞菌であるためアルコール消毒は無効であり,流水と液体石けんで手洗いを行う.バンコマイシンは分子量が大きく,経口投与では腸から吸収されないため便中のディフィシル菌を殺菌できる.治療後にディフィシル菌陰性化の確認は必要なく,再燃時には再度検査を行う.

[5] p.245, ノロウイルス

2)ノロウイルス感染症[5]

ノロウイルスにはアルコール消毒が無効であり,液体石けんと流水による手洗いを行うとともにガウンや手袋などの装着が重要となる(**図12-11**).嘔吐物や環境の消毒には塩素系消毒薬が有効である.

[6] p.279, EKC

3)流行性角結膜炎(EKC)[6]

EKCは,アデノウイルス8型,19型,37型の感染により発症するウイルス性結膜炎で,5類感染症の定点把握対象疾患である.眼の充血,眼脂,眼瞼や耳前リンパ節の腫脹を伴うこともある.感染期間は発症3日前から治癒までの約2週間で,感染力が強い.感染経路は眼科医療器具,点眼薬のビン,医療従事者の手指,手の触れる医療環境を介しての接触感染であり,接触感染予防策をとる.流行期には疑わしい患者のトリアージを行い,EKC患者への十分な説明と二次感染防止のための患者隔離を行う.アデノウイルスには熱,紫外線が有効であるが,アルコールには比較的抵抗性である.

[7] p.293, 疥癬

4)疥癬[7]

ダニの1種であるヒゼンダニが皮膚角質層に寄生して起こる皮膚疾患であ

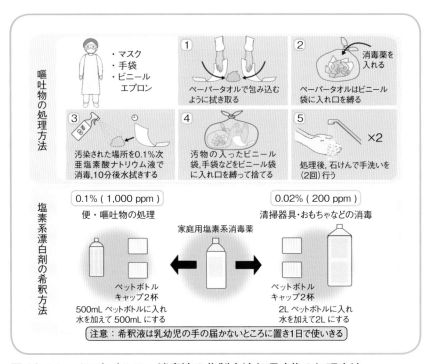

図12-11　ノロウイルス：消毒液の作製方法と嘔吐物の処理方法
本図では1,000 ppmと200 ppmの濃度の消毒液の作製方法を示している．用途により濃度を変えることと手指で直接触れないようにすることが大切である．

る．通常疥癬では疥癬虫は，1,000匹程度だが，角化型疥癬では100〜200万匹に達する．通常疥癬では患者移動時にはベッドごと行い，個人防護具を使用し，角化型疥癬では隔離を行う．近年高齢者施設で集団発生がみられており，発疹や瘙痒を訴える患者を診たときは皮膚科に紹介する．皮膚に疥癬トンネルがみられるのが特徴であるが，必ず認められる所見ではなく，疑わしい皮膚病巣からヒゼンダニを検出することで診断する．潜伏期は約1ヵ月あり，ヒトからヒトへの直接感染とリネン，医療機具を介した間接感染があり，再発するので注意が必要である．イベルメクチン内服により治療する．

b 飛沫感染予防策

　咳・くしゃみ，会話などによって飛散した飛沫（1m以内に落下）が，鼻腔・口腔粘膜などに接触することによって感染が成立する．水分を含んでいる大飛沫粒子（5 μm以上）は地面に落下するのが早く，1m程度の距離しか飛散しない．くしゃみや咳をしている感染者にマスクを装着させるのは，感染者が呼吸器分泌物を空気中に拡散させないようにするためである．感染力のある飛沫と気道粘膜との接触を避けるために，医療従事者はサージカルマスクの装着と患者との距離を取ることで防御できる．マスク装着により手に付いたウイルスの鼻粘膜への接触感染も予防できる．百日咳や軽度の上気道感染ではしばしば無熱であるので，発熱がないことで飛沫感染する疾患を除

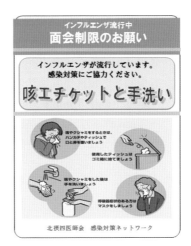

図 12-12　咳エチケットと面会制限のための啓発ポスターの例
［提供：北摂四医師会］

外することは必ずしもできない.

1）咳エチケット

　救急外来や病院受付の段階での標準予防策として，未診断で感染力のある呼吸器疾患患者，同伴者，面会者などで鼻汁，呼吸器分泌物の増加などの症状がある者が医療機関に入るときに次のような「咳エチケット」が適用される.

　①咳をしている人にはサージカルマスクを着用させる. 咳をするときにはティッシュペーパーで口と鼻を覆い，使用後はすぐに廃棄する. ②呼吸器分泌物に触れた後は手指衛生を行う. ③一般待合室では呼吸器症状を有する人から1 m以上の距離をあける. 咳エチケットが求められる患者，同伴者への啓発ポスターの例を**図 12-12**に示す.

2）季節性インフルエンザ [8]

[8] p.224, インフルエンザ

　インフルエンザの主な感染経路は飛沫感染，接触感染であり，ときに空気感染も起こりうる. 潜伏期は通常1～3日で，発症直前から発症後3日間くらいはとくに感染力が強い. 医療従事者には流行期前のワクチン接種が推奨される. 医療従事者がインフルエンザを発症したら，診断日から5日を経過し，かつ解熱後2日を経過するまでの就業禁止を行うべきである. 外来では咳エチケットの遵守を呼びかけ，入院患者で38℃以上の発熱と上気道症状がある場合にはインフルエンザ迅速診断キットを用いる.

　入院患者がもち込みあるいは院内感染でインフルエンザを発症した場合，病状が許せば第一選択はいったん退院である. 退院できないときは個室隔離し，飛沫感染予防策を実施する. 同室者などの接触者に関しては抗インフルエンザウイルス薬による予防投与を考慮する.

c 空気感染（飛沫核感染）予防策

　飛沫核または微生物を含む微粒子が空気中に浮遊し，それを吸入することによって感染が成立する．代表疾患は結核，麻疹，水痘である．麻疹，水痘に関して医療従事者はワクチン接種を受け，抗体を獲得しておくことが求められる．直径5 μm未満の飛沫核は長時間空中を浮遊しつづける（1秒に0.5〜1 cm落下）．標準予防策に加えてN95マスクによる空気の濾過，および病室の換気など，空調設備による予防が重要である．N95とは，非撥水性であり，0.3 μm以上の空気中の微粒子を95%以上カットできることを表す．これはフィルターの性能であり，フィットテスト（**図12-13a**）を事前に行い，漏れのないことを確認しておく．フィットテストとは医療従事者がいろいろなタイプやサイズのN95マスクのなかから，自分に合ったN95マスクを選び出す手段である．また使用時にユーザーシールテスト（**図12-13b**）を行い，正しく装着されていることを確認する．

1）小児流行性ウイルス性疾患

　小児流行性ウイルス性疾患に関しては，麻疹，水痘が空気感染を起こす．医療従事者はワクチン接種により感染防御のために必要な抗体を獲得していることが求められる．求められる抗体価は一般人よりも高い．しかしワクチン接種を行っても抗体を獲得できない場合もあり，必要な感染防止対策，接触者への発症予防策と接触職員の就業について**表12-5**に示す．

2）結核[9]

　結核菌がヒト–ヒト感染する感染経路は飛沫核の吸入による空気感染である．結核は結核菌を含む患者呼吸器分泌物の飛沫核や乾燥した喀痰の小粒子

飛沫感染予防

通常は飛沫感染するインフルエンザなどにおいても気管内挿管，吸引行為，高流量酸素投与時には感染性の飛沫核ができることによる空気感染リスクが生じるので，N95マスクの使用を考慮する．

医療従事者に求められる予防接種

医療従事者が受けておくべき予防接種は麻疹，水痘，風疹，おたふくかぜに加えB型肝炎，インフルエンザがある．

[9] p.233，結核

---

a.　**b.**

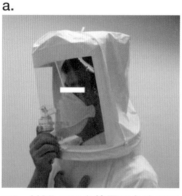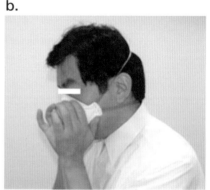

図12-13　N95マスク使用のためのフィットテストとユーザーシールテスト

a：定性式のフィットテストの例を示す．N95マスクとは0.3 μm未満の微粒子の透過が5%以下であると保証されているマスクである．N95マスクを装着し，頭全体をフードで覆い，サッカリン（甘味）や苦みのある微粒子の噴霧を行い，味がするか否かでN95マスクが医療従事者の顔にフィットしているかどうかを判定する．正しい方法で装着してもフィットしない場合は異なったN95マスクを使用して医療従事者それぞれに合ったN95マスクをあらかじめ知っておくことが必要である．大気中とマスクの内側の微粒子の密度を自動的に測定できる装置を用いれば定量的に評価できる．

b：医療従事者に合ったN95マスクを使用して医療行為を行う前に，手を当てて息を吸ったり吐いたりして隙間がないかチェックする．

表12-5　主な小児流行性ウイルス性疾患における感染対策の実例

a）感染者への対応

疾患名 （病原体）	迅速・確定診断検査	感染源	感染期間	潜伏期	〈患者配置〉 感染防止対策	隔離実施期間
麻疹 （麻疹ウイルス）	血清麻疹ウイルス IgM/IgG 抗体（IgM は発疹出現後3〜4日で陽性化） ＊既往歴は IgG 抗体価	鼻咽頭分泌物	発疹出現5日前から出現後4〜5日 （発症後3〜4日のカタル期から発疹出現後2〜3日の間が最も強い）	10〜12日	〈陰圧個室隔離〉 空気感染対策 飛沫感染対策 接触感染対策	発疹出現後4日間（解熱後3日間） 免疫不全患者では罹患期間
水痘 （水痘・帯状疱疹ウイルス：VZV）	1）血清 VZV IgM/IgG 抗体 2）病変部の VZV 抗原検出 ＊既往歴は IgG 抗体価	水痘患者の気道分泌物あるいは水痘内液，帯状疱疹患者の水疱分泌物	発疹出現2日前から全水疱の痂皮形成まで（約7日）	10〜21日 不顕性感染は5%と少ない	〈陰圧個室隔離〉 空気感染対策 飛沫感染対策 接触感染対策	すべての水痘が痂皮化するまで
帯状疱疹 （水痘・帯状疱疹ウイルス：VZV）	1）病変部の VZV 抗原検出 2）再活性化のため VZV IgG 抗体陽性		水疱出現から約7日間(すべての水疱が痂皮化するまで)	10〜21日	〈被覆できる：大部屋でもよい ＊ただし免疫低下者との同室は禁止 〈被覆できない：個室隔離〉 接触感染対策	
風疹 （風疹ウイルス）	血清風疹ウイルス IgM/IgG 抗体 ＊既往歴は HI 抗体価	鼻咽頭分泌物および飛沫 （CRS 患児では咽頭分泌物および尿）	発疹出現7日前から出現後7日まで（14日間）	14〜21日 （平均16〜18日） 不顕性感染が30%にみられる	〈個室隔離〉 飛沫感染対策 接触感染対策	発疹出現後7日間
ムンプス （ムンプスウイルス）	血清ムンプスウイルス IgM/IgG 抗体 ＊既往歴は IgG 抗体価	気道分泌物（唾液など）	発疹出現7日前から耳下腺炎後5日	16〜18日 （平均18日） 不顕性感染が30〜40%と多い	〈個室隔離〉 飛沫感染対策 接触感染対策	発症後9日間

b）接触者への対応

疾患名 （病原体）	接触者の発症予防	接触職員の就業		その他
		発症者	抗体陰性医療従事者および委託・派遣職員	
麻疹 （麻疹ウイルス）	麻疹は発症数日前から空気感染する可能性があり，接触者の免疫が未獲得であれば，接触後72時間以内のワクチン緊急接種が発症予防に有効とされている．また，接触後6日以内のγグロブリン投与も発症予防または軽症化に有効とされている． ※妊婦（流早産）と免疫低下者（感染・発症）はワクチン禁忌である．	発疹出現後7日間は就業停止	最初の曝露から7日，最終の曝露から13日目までは就業しない．	成人麻疹：肺炎や脳炎の合併など．小児に比べて重症化しやすい．
水痘 （水痘・帯状疱疹ウイルス：VZV）	既往歴がなく抗体陰性の接触者には，接触後72時間以内であればワクチン緊急接種を，接触後6日以内であれば水痘高力価免疫グロブリン投与（100 mg/kg，1回点滴静注）を行う． ※妊婦（流早産）と免疫低下者（感染・発症）はワクチン禁忌である．両予防策ともに不可能な場合にはアシクロビル予防内服（20 mg/kg×1日4回，接触7日目から連続5日間）をさせる．	すべての発疹が痂皮化する（発疹出現後7日目ころ）まで就業停止	最初の曝露から11日目，最終の曝露から21日目までは就業しないことが望ましい．やむをえず就業する場合には，患者との接触を減らし，サージカルマスクを着用する．	成人水痘：成人や妊婦は重症化しやすく，脳炎や肺炎が合併することがある． 先天性水痘症候群：妊娠初期（8〜20週目）の初感染で2%の児に多彩な障害が現れる．
帯状疱疹 （水痘・帯状疱疹ウイルス：VZV）	なし			病変部位は被覆する．
風疹 （風疹ウイルス）	既往歴がない抗体陰性の接触者への，ワクチン緊急接種や免疫グロブリン投与の有効性は確認されていない．	発疹出現後5日間は就業停止	最初の曝露から7日，最終の曝露から21日目までは就業しない．	できるだけ室内で過ごし，室外に出る際はサージカルマスク着用する．また手洗いを徹底し，妊婦との接触を避ける．リンパ節腫脹などがあれば専門機関を受診する．
ムンプス （ムンプスウイルス）	既往歴がない抗体陰性の接触者への，ワクチン緊急接種や免疫グロブリン投与の有効性は確認されていない．	耳下腺炎発症後9日間は就業停止	最初の曝露から11日目，最終の曝露から21日目までは就業しない．	できるだけ室内で過ごし，室外に出る際はサージカルマスク着用する．感染力が強く，ムンプス患者が石けんやアルコールを用いての手指衛生が十分でないと，おもちゃ・ドアノブ・テーブル・カウンターを汚染して感染を伝播させることが指摘されている．

の吸入により感染する．結核に感染しても，発症するのは10%前後であり，感染して2年以内に6～7%が発症する（一次結核）が残り3～4%は加齢や免疫能が低下したときに発症（二次結核）し，幼児や高齢者はとりわけ危険である．結核の発症には初感染発症と再燃，再感染の3つのパターンがあるが，現在の多くの新規患者は潜在している結核菌の再燃である．感染しても発症しない状態を潜在性結核（latent tuberculosis infection：LTBI）とよぶ．

　結核の検査として喀痰塗抹鏡検（チール・ネールゼン染色），培養検査，PCRが行われる．結核菌はきわめて長い世代時間を有しており（多くの細菌が20～30分なのに対し16～24時間である），培養に長い時間（8週間）を要する．そのため院内感染対策のためにはPCRが有用である．喀痰検査は1回では不十分で3回行い塗抹鏡検と培養検査を同時に行う．日本は人口10万人当たりの新規結核患者数が約15人と中程度蔓延国であり，結核感染予防策は重要である．そのため日本では幼児期にBCGワクチンというウシ型結核菌を用いた生ワクチン接種を行っている．

　結核の排菌患者が確認された場合は陰圧個室に隔離し，医療従事者が入室する場合はN95マスクを着用する．検査などで患者が施設内を移動する際はサージカルマスクを着用させる．

　喀痰塗抹鏡検陽性患者の発生に伴い院内感染が生じた可能性があるときには感染対策チームは病院長に報告し，保健所にも届け出て接触者検診を行う．日本では多くの人がBCGワクチン接種を受けており，結核の診断に用いられるツベルクリン反応が偽陽性となる確率が高い．そこで接触者検診にはツベルクリン反応ではなく，胸部X線検査に加えて結核菌特異的インターフェロンγ遊離試験（IGRA）を行うことが推奨される．もしもIGRAが陽転化し，LTBIと診断されたときはイソニアジド9ヵ月投与，あるいはリファンピシン4ヵ月投与による治療を行う．

結核患者の届け出

感染症法では新たな結核患者を診断した際，直ちに保健所に届け出なければいけない．

G　新興・再興感染症対策

　グローバル時代においては，高病原性鳥インフルエンザのトリ-ヒト感染，新型インフルエンザやMERSなどの新興・再興感染症患者が輸入感染して受診することも考えられ，これらへの対策が必要となる場合がある．これら疾患の確定患者は原則，感染症指定医療機関で入院診療を行う．しかしそれ以外の医療機関でも疑似症患者が外来を受診することは想定される．これらの疾患の確定患者あるいは疑似症患者の診療においては，陰圧空調設備を備え，患者や同伴者と医療従事者の動線が異なる診察室を用い，それぞれの感染症の感染様式に対応した個人防護具の使用が必要と考えられる．**図12-14**にはこれらの条件を満たし，もしも医療従事者が汚染した場合，シャワーも使用できる診察室のモデルを示す．

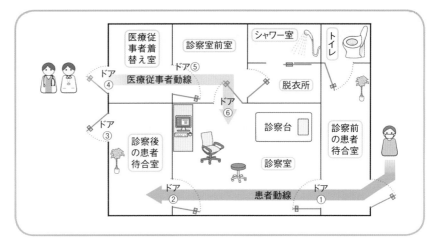

図12-14　空気感染する病原体や新興・再興感染症に対応するための診察室の例
陰圧空調装置が設置され，医療従事者動線と患者動線が異なっている．

コラム **新型コロナウイルス感染症の感染対策**

●感染経路と臨床症状

くしゃみや喀痰などの飛沫が眼，鼻，口などに付着したり，呼吸器に入ることによる飛沫感染が主な感染経路である．また喀痰，鼻汁，唾液などの体液およびそれらによって汚染された環境に触れた手で粘膜に触れる接触感染も重要である．発症者の一部で発症から7～10日後に肺炎を合併し，さらに肺炎患者の一部では肺炎発症後10日目前後に重症化し，集中治療室に入室するという経過をたどる傾向がある．

●感染対策

COVID-19患者（疑い患者で検体採取などの手技を行う場合を含む）の診療ケアにあたる医療従事者は，接触感染予防策および飛沫感染予防策として，ゴーグル，マスク，手袋，長袖ガウン，帽子などを着用する．マスクは基本的にサージカルマスクでよいが，気道吸引や気管挿管などエアロゾルが発生しやすい場面においてはN95マスクの着用が推奨される．検査などのための患者移動は最小限とし，患者が病室外に出る場合はサージカルマスクを着用させる．患者（疑い患者を含む）に用いる診察室および入院病床などは，陰圧室が望ましいが必須ではなく十分な換気ができればよく，ゾーニング*と個人防護具（PPE）の脱着場所の徹底がより重要である．患者の診療ケアにあたった医療従事者の健康管理は重要である．適切にPPEを着用していた場合は濃厚接触者に該当せず，就業を控える必要はないが，医療従事者の体調に変化があった場合は，速やかに感染管理担当者に報告する体制を作っておく．

COVID-19患者（疑い患者を含む）から排出された医療廃棄物は感染性医療廃棄物として排出する．患者が使用した食器類は，必ずしも他の患者と分ける必要はなく，中性洗剤による洗浄に加え，80℃5分以上の熱水による消毒を行った後よく乾燥させる．

COVID-19の感染対策は通常の感染症対策と大きく変わるところはないため，日ごろから感染対策の基本，とくに標準予防策の実践に努めておくことが大切である．

＊ゾーニング

清潔な区域とウイルスによって汚染されている区域を区分けすることをいう．患者は汚染区域でのみ生活し，職員は極力清潔区域内で活動し，汚染区域に入る前に必要な個人防護具を着用する．汚染区域から出るときには個人防護具脱衣区域で個人防護具の脱衣を行い，脱いだ個人防護具は感染性医療廃棄物容器に入れる．

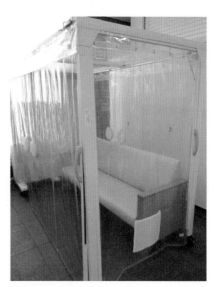

図12-15　陰圧ブース
感染患者および感染疑いの患者を診療するブース．ブース内の空気はHEPAフィルターを
通じて清浄化され排出される．医療従事者はブース側面から手のみをブース内に入れ，鼻
腔や咽頭ぬぐい液を採取できる．

Ⓗ　医療機関の工事に伴う真菌症の発症

　アスペルギルス属は壁や天井のほこりなどに常在する真菌であるので，医
療機関の改築や取り壊しでは，とくに骨髄移植時などの免疫不全患者におい
てアスペルギルス症（真菌症）などの感染リスクがある．改築時には計画段
階から感染対策担当者が関与し，工事エリアを隔壁で囲い，排気ダクトを使
用して工事エリア内を陰圧に保つなどの対策を考慮しなくてはいけない．

Ⓘ　医療廃棄物

　感染性廃棄物は他の医療廃棄物や一般廃棄物と区別した取り扱いが必要と
される．廃棄物が発生した場所（病棟など）で，感染性医療廃棄物と非感染
性医療廃棄物とを区別する必要がある．感染性医療廃棄物を安全に移動でき
るように，破損や漏出のない保管容器を使用する．感染性医療廃棄物の保管
容器には，形状や材質，汚染状況によって，バイオハザードマークなどを添
付し，マークの色で区別する（**図12-16**）．血液などの液状または泥状の医
療廃棄物は赤色のマークまたは「液状・泥状」と表示する．固形状（血液な
どが付着したガーゼなど）は橙色のマークまたは「固形状」と表示する．注

射針などの鋭利な医療廃棄物には黄色のマークまたは「鋭利状」と表示する.

　いったん保管容器に入れた医療廃棄物は，素手で触れたり，取り出したりしない.感染性医療廃棄物は，他の医療廃棄物と区別して安全な場所に一時保管する.一時保管は，極力短期間とし，関係者以外が立ち入れないように，鍵のかかる場所などに保管する.保管した感染性医療廃棄物は，委託した特別管理産業廃棄物収集運搬業者が収集し，処理施設まで搬送する.

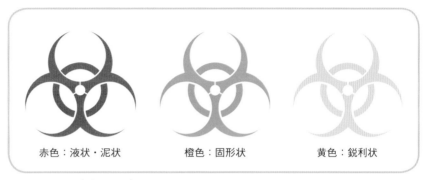

赤色：液状・泥状　　　橙色：固形状　　　黄色：鋭利状

図12-16　バイオハザードマーク

付録　本書で扱う微生物と感染症の対応表

斜体：本書では解説していないが，押さえておきたい感染症や特徴
*感染症法における1類感染症，**感染症法における2類感染症 ☞ p.331 参照

頁	本書で扱う微生物名	引き起こされる感染症，耐性菌，特徴	解説項目	頁
細 菌				
	グラム陽性球菌			
39	黄色ブドウ球菌	癤，癰疽，急性爪囲炎，蜂窩織炎，伝染性膿痂疹	皮膚	265-271
		麦粒腫，感染性眼内炎	眼	281
		細菌性食中毒	消化器	243
		敗血症	敗血症	308
		腸腰筋膿瘍	敗血症	312
		メチシリン耐性黄色ブドウ球菌（MRSA）	耐性菌	303
40	表皮ブドウ球菌	ブドウ球菌感染症	日和見	299
		カテーテル関連血流感染症（CRBSI）	院内感染	249
42	化膿レンサ球菌（A群β溶血性レンサ球菌）	細菌性咽頭炎（急性糸球体腎炎，リウマチ熱）	呼吸器	228
		癤疽，急性爪囲炎，丹毒，蜂窩織炎，壊死性筋膜炎，伝染性膿痂疹，劇症型溶血性レンサ球菌感染症（STSS）	皮膚	270-272
43	肺炎レンサ球菌	肺炎	呼吸器	231
		細菌性髄膜炎	神経系	262
		敗血症	敗血症	308
		ペニシリン耐性肺炎レンサ球菌	耐性菌	304
43	アガラクチア菌（B群レンサ球菌）	膀胱炎	尿路	259
		新生児髄膜炎	母子感染	290
43	口腔レンサ球菌（緑色レンサ球菌，ビリダンスレンサ球菌）	感染性心内膜炎	敗血症	311
44	腸球菌	膀胱炎	尿路	259
		バンコマイシン耐性腸球菌（VRE）	耐性菌	304
	グラム陰性球菌			
45	淋 菌	淋菌感染症	性感染症	285
		尿道炎	尿路	259
46	髄膜炎菌	細菌性髄膜炎	神経系	262
47	モラクセラ・カタラリス	*中耳炎，副鼻腔炎*		
	グラム陰性好気性桿菌			
48	緑膿菌	緑膿菌感染症	日和見	297
		肺炎	呼吸器	231
		細菌性髄膜炎	神経系	262
		膀胱炎	尿路	259
		コンタクトレンズ角膜炎	眼	281
		多剤耐性緑膿菌（MDRP）	耐性菌	304
49	シュードモナス・フルオレッセンス	日和見感染症	日和見	298
49	シュードモナス・プチダ	日和見感染症	日和見	298
49	ステノトロホモナス・マルトフィリア	日和見感染症	日和見	298
49	バークホルデリア・セパシア	日和見感染症	日和見	298
50	アシネトバクター・バウマニ	アシネトバクター感染症	日和見	299
		多剤耐性アシネトバクター（MDRA）	耐性菌	305
50	百日咳菌	百日咳	呼吸器	226
50	レジオネラ・ニューモフィラ	肺炎（レジオネラ肺炎）	呼吸器	222,231
		ポンティアック熱	呼吸器	222
50	コクシエラ・バーネッティ	Q熱	人獣	313
50	ブルセラ属	ブルセラ症	人獣	313
50	フランシセラ属	野兎病	人獣	313
50	バルトネラ・ヘンゼレ	ネコひっかき病	皮膚	273
			人獣	313
	グラム陰性通性嫌気性桿菌			
51	大腸菌	膀胱炎	尿路	259
		細菌性髄膜炎	神経系	262

頁	本書で扱う微生物名	引き起こされる感染症，耐性菌，特徴	解説項目	頁
51	大腸菌	腸管出血性大腸菌感染症	消化器	240
		細菌性食中毒	消化器	243
		敗血症		
		カルバペネム耐性腸内細菌科細菌（CRE）	耐性菌	305
53	サルモネラ属	細菌性食中毒	消化器	243
		サルモネラ症	人獣	313
53	腸チフス菌	腸チフス	消化器	241
53	パラチフスA菌	パラチフス	消化器	241
54	赤痢菌	細菌性赤痢	消化器	238
54	肺炎桿菌	肺炎桿菌感染症	日和見	298
		カルバペネム耐性腸内細菌科細菌（CRE）	耐性菌	305
54	ペスト菌	ペスト*	人獣	313
55	腸炎エルシニア	細菌性食中毒	消化器	239
55	偽結核菌	*細菌性食中毒*		
55	霊菌（セラチア・マルセッセンス）	膀胱炎	尿路	259
		セラチア感染症	日和見	299
55	エンテロバクター属	*日和見感染症*		
55	プロテウス属	*日和見感染症*		
55	コレラ菌	コレラ	消化器	242
56	腸炎ビブリオ	細菌性食中毒	消化器	244
56	ビブリオ・フルビアリス	*細菌性食中毒*		
56	ビブリオ・ミミカス	*細菌性食中毒*		
56	ビブリオ・バルニフィカス	創感染症	皮膚	272
56	インフルエンザ菌	肺炎	呼吸器	231
		クループ・急性喉頭蓋炎	呼吸器	229
		細菌性髄膜炎	神経系	262
		βラクタマーゼ非産生アンピシリン耐性（BLNAR）インフルエンザ菌	耐性菌	305
56・	軟性下疳菌	*軟性下疳*		
	グラム陽性桿菌			
57	炭疽菌	皮膚炭疽	皮膚	272
		炭疽	人獣	313
58	セレウス菌	細菌性食中毒	消化器	243
58	枯草菌			
58	破傷風菌	破傷風	神経系	266
58	ボツリヌス菌	細菌性食中毒（乳児ボツリヌス症）	消化器	244
58	ウェルシュ菌	細菌性食中毒	消化器	243
		ガス壊疽	皮膚	272
58	ディフィシル菌	抗菌薬起因性腸炎（偽膜性腸炎）	耐性菌	306
		ディフィシル菌感染症	院内感染	351
59	ジフテリア菌	細菌性咽頭炎（ジフテリア**）	呼吸器	228
		クループ・急性喉頭蓋炎	呼吸器	229
59	ウルセランス菌			
59	偽ジフテリア菌	常在菌		
59	ノカルジア属	*日和見感染症*		
59	アクチノミセス属	*日和見感染症*		
60	ラクトバシラス属（デーデルライン桿菌）	*常在菌*		
60	ビフィドバクテリウム属	*常在菌*		
60	アクネ菌	*常在菌*		
60	リステリア・モノサイトゲネス	細菌性髄膜炎	神経系	262
		細菌性食中毒		
		リステリア症	人獣	313
	抗酸菌			
61	ヒト型結核菌	結核**	呼吸器	233
			院内感染	354
		結核性髄膜炎	神経系	263
		薬剤耐性結核	耐性菌	305

頁	本書で扱う微生物名	引き起こされる感染症, 耐性菌, 特徴	解説項目	頁
62	ウシ型結核菌			
62	非結核性抗酸菌	非結核性抗酸菌感染症	呼吸器	235
62	らい菌	ハンセン病	皮膚	278
	嫌気性菌			
64	ペプトストレプトコッカス属	*日和見感染症, 歯周病*		
64	ペプトコッカス属	*日和見感染症, 歯周病*		
64	アナエロコッカス属	*日和見感染症, 歯周病*		
64	バクテロイデス属	脳膿瘍	神経系	266
		日和見感染症		
64	プレボテラ属			
65	フソバクテリウム属	*歯周病*		
	らせん菌			
67	カンピロバクター属	細菌性食中毒	消化器	243
		ギラン・バレー症候群	神経系	267
67	ヘリコバクター属(ヘリコバクター・ピロリ)	ピロリ菌感染症	消化器	246
68	梅毒トレポネーマ	梅毒	性感染症	287
68	ボレリア・ブルグドルフェリ	*ライム病*		
68	回帰熱ボレリア	*回帰熱*		
68	ボレリア・デュトニイ			
68	ワイル病レプトスピラ	レプトスピラ症(ワイル病)	人獣	313
	特殊な細菌[注1]			
72	発疹チフスリケッチア	発疹チフス	特殊な細菌[注2]	72
72	日本紅斑熱リケッチア	日本紅斑熱	発熱	219
73	つつが虫病リケッチア	つつが虫病	発熱	218
75	トラコーマクラミジア	尿道炎	尿路	259
		性器クラミジア感染症	性感染症	285
75	オウム病クラミジア	オウム病	呼吸器	233
			人獣	313
75	肺炎クラミジア	肺炎	呼吸器	231
75	肺炎マイコプラズマ	肺炎	呼吸器	231
ウイルス				
	DNA ウイルス			
	ポックスウイルス科			
92	痘瘡ウイルス	天然痘(痘瘡)*	新興・再興	322
94	サル痘ウイルス	*人獣共通感染症*		
95	伝染性軟属腫ウイルス	伝染性軟属腫	皮膚	274
	ヘルペスウイルス科			
94	単純ヘルペスウイルス(HSV)	ウイルス性髄膜炎	神経系	263
		ヘルペス脳炎	神経系	264
		単純ヘルペスウイルス感染症	皮膚	273
		性器ヘルペス	性感染・母子感染	289
95	水痘・帯状疱疹ウイルス(VZV)	水痘	全身性	211
			院内感染	355
		帯状疱疹	皮膚	274
			院内感染	355
96	EB ウイルス(EBV)	伝染性単核症	全身性	215
		ウイルス性肝炎	ウイルス性肝炎	255
96	サイトメガロウイルス(CMV)	伝染性単核症	全身性	215
		サイトメガロウイルス脳炎	神経系	264
		サイトメガロウイルス感染症	日和見	301
			母子感染	289
		ウイルス性肝炎	ウイルス性肝炎	255
96	ヒトヘルペスウイルス6(HHV-6)	突発性発疹	全身性	214
		HHV-6 脳炎	神経系	264
96	ヒトヘルペスウイルス7(HHV-7)	突発性発疹	全身性	214
97	ヒトヘルペスウイルス8(HHV-8)	カポジ肉腫	日和見	300

頁	本書で扱う微生物名	引き起こされる感染症，耐性菌，特徴	解説項目	頁
	アデノウイルス科			
97	アデノウイルス	流行性角結膜炎（EKC）	眼	279
			院内感染	351
		咽頭結膜熱（PCF）	眼	280
		普通かぜ症候群（感冒）	呼吸器	222
		出血性膀胱炎（小児）	尿路	259
		急性胃腸炎		
	パピローマウイルス科			
97	ヒトパピローマウイルス（HPV）	ウイルス性疣贅，尖圭コンジローマ	皮膚	275
		尖圭コンジローマ	性感染症	288
		子宮頸がん	性感染症	288
	ポリオーマウイルス科			
98	JC ポリオーマウイルス（JC ウイルス）	進行性多巣性白質脳症（PML）	神経系	268
98	BK ポリオーマウイルス（BK ウイルス）	*尿道炎，膀胱炎*		
	パルボウイルス科			
99	ヒトパルボウイルス B19	伝染性紅斑	全身性	216
		骨髄無形成発作	血液	253
		胎児水腫	血液	253
99	ヒトボカウイルス			
	RNA ウイルス			
	ピコルナウイルス科			
100	ポリオウイルス	ポリオ（急性灰白髄炎）**	神経系	265
101	コクサッキーウイルス	手足口病，ヘルパンギーナ	全身性	216
		ウイルス性髄膜炎	神経系	263
		急性出血性結膜炎（AHC）	眼	280
101	エコーウイルス	ヘルパンギーナ	全身性	216
		ウイルス性髄膜炎	神経系	263
		普通かぜ症候群（感冒）	呼吸器	222
101	エンテロウイルス	手足口病，ヘルパンギーナ	全身性	216
		ウイルス性髄膜炎	神経系	263
		急性出血性結膜炎（AHC）	眼	280
		普通かぜ症候群（感冒）	呼吸器	222
101	ライノウイルス	普通かぜ症候群（感冒）	呼吸器	222
		クループ・急性喉頭蓋炎	呼吸器	229
	オルソミクソウイルス科			
101	インフルエンザウイルス	インフルエンザ	呼吸器	224
			高齢者	294
			院内感染	353
		鳥インフルエンザ**	感染対策	331
		クループ・急性喉頭蓋炎	呼吸器	229
	パラミクソウイルス科			
104	麻疹ウイルス	麻疹	全身性	208
			院内感染	355
		亜急性硬化性全脳炎（SSPE）	全身性	209
		クループ・急性喉頭蓋炎	呼吸器	229
104	ムンプスウイルス	ムンプス	全身性	213
			院内感染	355
105	ヒトレスピロウイルス	クループ・急性喉頭蓋炎	呼吸器	229
		細気管支炎	呼吸器	230
105	ヒトルブラウイルス	クループ・急性喉頭蓋炎	呼吸器	229
		細気管支炎	呼吸器	230
		普通かぜ症候群（感冒）	呼吸器	222
105	ヘンドラウイルス	*人獣共通感染症*		
105	ニパウイルス	*人獣共通感染症*		
	ニューモウイルス科			
105	ヒトオルソニューモウイルス（RS ウイルス）	細気管支炎	呼吸器	230
		クループ・急性喉頭蓋炎	呼吸器	229

頁	本書で扱う微生物名	引き起こされる感染症，耐性菌，特徴	解説項目	頁
105	ヒトオルソニューモウイルス（RS ウイルス）	普通かぜ症候群（感冒）	呼吸器	222
105	ヒトメタニューモウイルス	上気道炎，下気道炎		
	コロナウイルス科			
106	ヒトコロナウイルス	普通かぜ症候群（感冒）	呼吸器	222
106	SARS コロナウイルス	SARS（重症急性呼吸器症候群）**	新興・再興	320
106	MERS コロナウイルス	MERS（中東呼吸器症候群）**	人獣	314
			新興・再興	320
106	SARS–CoV–2	新型コロナウイルス感染症（COVID-19）	新興・再興	321
			院内感染	357
	フラビウイルス科			
108	日本脳炎ウイルス	ウイルス性髄膜炎	神経系	263
		日本脳炎	神経系	264
			人獣	314
108	黄熱ウイルス	黄熱	新興・再興	316
108	デングウイルス	デング熱・デング出血熱	新興・再興	315
108	ジカウイルス	ジカウイルス感染症（ジカウイルス病/ジカ熱）	新興・再興	316
			母子感染	289
108	ウエストナイルウイルス	ウイルス性髄膜炎	神経系	263
		ウエストナイル脳炎	新興・再興	317
108	ダニ媒介性脳炎ウイルス	ダニ媒介脳炎	新興・再興	317
	トガウイルス科			
109	風疹ウイルス	風疹	全身性	210
			院内感染	355
		先天性風疹症候群（CRS）	全身性	210
			母子感染	290
		進行性風疹全脳炎（PRP）	神経系	268
109	チクングニアウイルス	チクングニア熱	新興・再興	316
	レオウイルス科			
110	ロタウイルス	感染性胃腸炎	消化器	245
	カリシウイルス科			
110	ノロウイルス	ウイルス性食中毒，感染性胃腸炎	消化器	245
			高齢者	295
			院内感染	351
110	サポウイルス	ウイルス性食中毒，感染性胃腸炎	消化器	245
	ラブドウイルス科			
111	狂犬病ウイルス	狂犬病	神経系	265
			人獣	314
	フィロウイルス科			
112	エボラウイルス	エボラ出血熱*	新興・再興	319
112	マールブルグウイルス	マールブルグ病*	新興・再興	319
	ブニヤウイルス目			
112	ハンタウイルス	ハンタウイルス肺症候群（HPS），腎症候性出血熱（HFRS）	新興・再興	321
113	クリミア・コンゴ出血熱ウイルス	クリミア・コンゴ出血熱*	新興・再興	319
113	重症熱性血小板減少症候群ウイルス（SFTSウイルス）	重症熱性血小板減少症候群（SFTS）	人獣	314
			新興・再興	320
	アレナウイルス科	南米出血熱*	新興・再興	318
113	ラッサウイルス	ラッサ熱*	新興・再興	319
	レトロウイルス科			
114	ヒトT細胞白血病ウイルス（HTLV）	成人T細胞白血病（ATL）	血液	252
			母子感染	290
		HAM（HTLV-1関連脊髄症）	神経系	266
115	ヒト免疫不全ウイルス（HIV）	HIV感染症	血液	250
			性感染・母子感染	284,289
		HIV脳症	血液	250
117	肝炎ウイルス	ウイルス性肝炎	ウイルス性肝炎	254

頁	本書で扱う微生物名	引き起こされる感染症，耐性菌，特徴	解説項目	頁
		B型肝炎	性感染・母子感染	284,289
		E型肝炎	人獣	314
121	プリオン注3	プリオン病	神経系	268
真 菌				
	酵母（酵母様真菌）			
127	カンジダ属	皮膚カンジダ症	皮膚	277
		感染性眼内炎	眼	281
		カンジダ症	日和見	300
129	クリプトコッカス属	クリプトコッカス髄膜炎	神経系	263
		クリプトコッカス症	人獣	314
130	トリコスポロン属			
	糸状菌			
131	アスペルギルス属	肺アスペルギルス症	日和見	300
131	ムーコル（ケカビ）	*日和見感染症*		
132	トリコフィトン・ルブルム	白癬	皮膚	276
132	マラセチア・フルフル	*癜風*		
132	トンスランス菌	*皮膚感染症*		
132	コクシジオイデス・イミチス	*コクシジオイデス症*		
132	ヒストプラズマ・カプスラーツム	*ヒストプラズマ症*		
132	ニューモシスチス・イロベチ	ニューモシスチス肺炎	血液	251
			日和見	300
原虫・蠕虫				
	原 虫			
	病原性アメーバ			
134	赤痢アメーバ	アメーバ赤痢	消化器	240
			性感染症	284
134	アカントアメーバ（自由生活アメーバ）	コンタクトレンズ角膜炎	眼	281
	鞭毛虫亜門			
136	ランブル鞭毛虫	食中毒	消化器	239
136	腟トリコモナス	腟トリコモナス症	性感染症	284
	アピコンプレックス門			
136	トキソプラズマ	トキソプラズマ症	神経系	267
			母子感染	289
			人獣	314
137	マラリア原虫（熱帯熱マラリア原虫）	マラリア	血液	253
	蠕 虫			
	線 虫			
141	蟯虫	*蟯虫症*		
141	糞線虫	*日和見感染症*		
141	トキソカラ（イヌ回虫/ネコ回虫）	*幼虫移行症*		
142	アニサキス	食中毒	消化器	239
	吸 虫			
142	横川吸虫	食中毒	消化器	239
142	ウェステルマン肺吸虫	食中毒	消化器	239
142	住血吸虫科			
	条 虫			
142	日本海裂頭条虫			
143	テニア科条虫（有鉤条虫/無鉤条虫）			
143	エキノコックス	*幼虫移行症*		

注1)「第1部3章10　特殊な細菌」で取り上げている微生物は，疾患の病態・治療・予防についても主に第1部で解説している.
注2)「第1部3章10　特殊な細菌」で「リケッチア症」としてまとめ，病態・治療を解説している.
注3)「プリオン病」の病態・治療については「第1部5章4プリオン」で解説している.

索引

看護学テキスト NiCE

微生物学・感染症学

2020 年 11 月 30 日　　第 1 刷発行	編集者　中野隆史
2022 年 9 月 15 日　　第 2 刷発行	発行者　小立健太
	発行所　株式会社 南 江 堂
	〒113-8410 東京都文京区本郷三丁目 42 番 6 号
	☎(出版)03-3811-7189　(営業)03-3811-7239
	ホームページ https://www.nankodo.co.jp/
	印刷・製本 日経印刷

© Nankodo Co., Ltd., 2020